身の回りの電磁波被曝

その危険性と対策

荻野 晃也

緑風出版

目　次

身の回りの電磁波被曝
——その危険性と対策——

【第1章】はじめに

私たちの身のまわりには数多くの電気を利用した「電化製品」がありますが、それらから放射されているはずの「電磁波」の被曝によって人々がどの様な悪影響を受けているのか……を真剣に考える人は少ないように思います。「便利」なものには何らかの問題も隠されていることも多いはずなのですが、電磁波のことが議論されるようになったのはつい最近のことです。

それらの「電化製品」を始めとして、今では「携帯電話」「スマートフォン」などの電子機器（通信機器）も広く普及しています。特に最近では、送電線・配電線や携帯電話・基地局からも放射されてくる「いわゆる電磁波」に対して、欧米では特に「子どもの健康をむしばんでいる」ことを心配する人々が増えているのですが、この日本ではその問題はほとんど知られていません。「便利だ」との宣伝がされるばかりで、何が問題なのかが「知らされていない」こともありますから、「重大に考える人が少ない」のも当然なのかもしれませんが、それでも、以前よりはインターネットなどで紹介されることが多くなり、気にする人が増えてきている様に私は思います。「YouTube」などを利用している人々も増えていますから、外国報道の「電磁波の危険性」をみたり読んだりしている人も多くなっているのではないでしょうか？

長年、電磁波問題に取り組んできた私は、以前に『健康を脅かす電磁波』（緑風出版」二〇〇七年）と題する本を出版しました。そこでは放射線（能）のことには触れなかったのですが、二〇一一年の福島原発事故以降になって、「放射線も電磁波なのですね」という方が多くなってきました。放射性物質から放射される放射線の内の「ガンマ線」が「電磁波の仲間」なのですが、そのことを知らない人の多いことに、逆に私の方が驚いたのでした。放射線と電磁波は「全く別物」と考えている人が多いことが、「放射線は危険だが、電磁波は安全だろう」と思う人を増やしていた様に思えるのです。

私は日本の国立大学に最初に設置された原発推進教育機関である京都大学工学部原子核工学教室に一九六四年から勤務して、原子核物理学・原子力工学・放射線計測学などを専門に研究してきました。しかし、大学紛争の起きた一九六八年頃から原子力発電に疑問を感じて、反原発運動を始めたのです。そして一九七三年から始まった伊方原子力発電所の認可取り消しの住民訴訟では住民側の特別弁護補佐人（三人の内の一人）になり、一九七六年には「地震の危険性」に関する住民側の証人にまでなったのでした。「地震学」の専門家でもない原子核物理学者である私が、「地震の危険性を証言する」ことになったのには、理由があります。「地震大国の日本に原発は建設すべきではない」というのが私の信念だったのですが、伊方原発・予定地のすぐ近くには世界最大の活断層である「中央構造線」が走っていることにも危機感を持ったのです。特別補佐人でしたので、「活断層・地震の証人」になって頂ける地震学者を訪ねて歩いたのですが、ある研究者から「あなたは私の学者生命を絶つ気ですか」と言われたことにショックを受けて、自ら「活断層地震による伊方原発の危険性」を証言する決心をしたのでした。その頃は、この日本の地震学者の多くは「地震の原因は活断層である」との活断層説を取っていなかったのですが、伊方原発訴訟では「住民側が地震活断層説」に立脚して最初から闘ったのです。米国を中心に主張されている「活断層説の方が正しい」と私も確信したからでした。

「原発は夢のエネルギーだ」として研究者の多くは「原発建設に賛成」でしたが、建設予定住民には反対が多かったのです。一九九二年には原発の危険性を主張する伊方住民の訴えが最高裁で敗訴確定しました。それ以来、私は放射線も仲間である電磁波問題を中心に関わることになったのです。そんな私ですが、送電線の建設に反対する米国住民のデモの写真を見て驚いたことがありました。そのデモ隊の持つプラカードには「Radiation に反対」と書かれていたからです。「Radiation」とは「放射線」のことなのですが、米国では「電磁波は放射線」と思われていることをその写真で実感したのでした。日本語の翻訳によって、両者が全く別物のように誤解を生んでいたのではないか……と思うとともに、日本との相違に驚いたのでした。

放射性物質から「放射線」を放出する能力を「放射能」と呼びますから、放射性物質そのものを「放射能」と考えても良いでしょう。今では常識になっていることですが、福島原発事故で周辺地域を広く汚染している代表的な「放射能」が「セシウム137」と「ストロンチウム90」です。「セシウム137」から外部に放出される「放射線」には「ベータ線」と「ガンマ線」とがあります。まず「ベータ線」を放出した後で、即座に「ガンマ線」を放出するのです。また「ストロンチウム90」からは「ベータ線」しか放出されていません。この「ベータ線」は「電子」そのものですから「電磁波ではない」のですが、「ガンマ線」の方はまさに「電磁波の仲間」なのです。

【第2章】電磁波とは何か

「電磁波」とは「電気」と「磁気」が「波」として存在していることを、省略して「電磁波」と呼んでいるわけです。「電気」と「磁気」はお互いに深く関連し合っていて、例えば『広辞苑』では、

「電磁波：電磁場の周期的な変化が真空中や物質中を伝わる横波。マクスウェルの電磁理論によって、光やX線が電磁波にほかならないことが示された」

「電磁場：相互転化する電場と磁場を、統一的にとらえたもの」

と書かれています。

『三省堂・国語辞典』では「電磁波：電気・磁気の原因によって起こる波動。電波」となっていて、まだしもわかり易いのですが、この本では「電気と磁気とが相互に関連しながら伝搬している波のことを電磁波という」程度にしておくことにします。しかし、この定義では「静磁界」や「静電界」を説明することが難しくなりますので、「波」の状態を示す「波の山（谷）と山（谷）」の間の長さである「波長」とその波長が一秒間に「何回通過するか」という「周波数（単位はヘルツ：Hz）」をも考える必要があります。つまり「周波数が○Hz」の場合が「静磁界」「静電界」だと考えると良いでしょう。ですから、電磁波と

図1　電磁波の種類

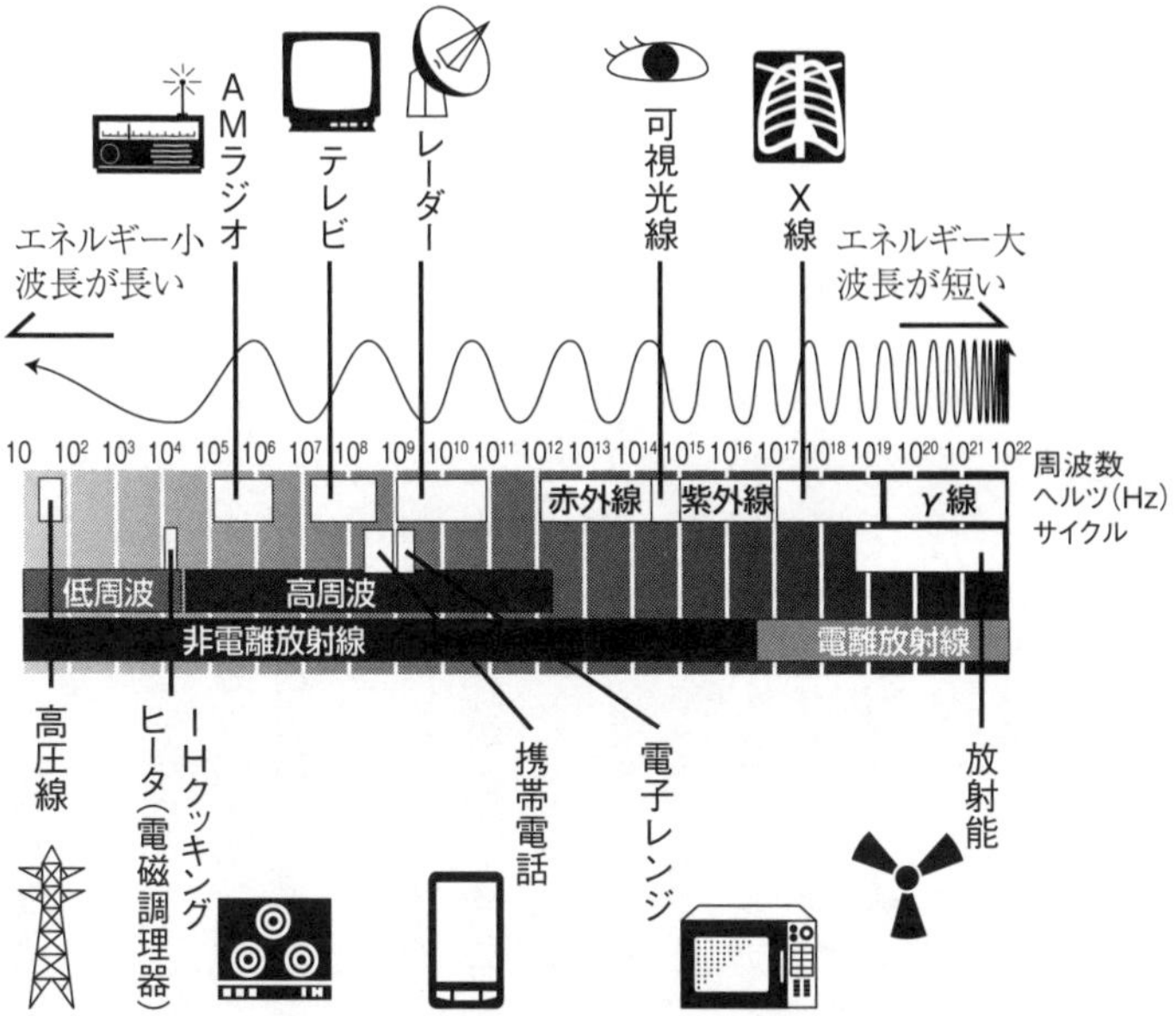

は「太陽光線の仲間」で、エネルギーの高いのが原発や原爆で知られる「ガンマ線」やレントゲン撮影の「エックス線」などの「(電離)放射線」で粒子性が極めて強く、一方でエネルギーの弱いのが「電波」と呼ばれたりする「(非電離)放射線」だといえるでしょう。図1のように、「電離」とは原子や分子を構成する電子が原子核や分子などから離れてしまうような大きなエネルギーを貫う現象を意味していて、「非電離」とは電子が電離するほどのエネルギーがなくて(電子の振動はありますが)、バラバラに原子核や分子から離れることが出来ないような場合を意味します。そこで前者を「電離放射線(放射能)」、後者を「非電離放射線(電磁波)」と呼べばよいのですが、日本では「放射線」は「電離放射線」のこ

とのみを意味することが多いので、ここでは「非電離放射線」のことを「電磁波」ということにして、「放射線」と区別することにします。

「電離」と「非電離」の境界は、紫外線の範囲でエネルギーの高い領域のあたりにあります。勿論、紫外線も赤外線も電磁波の仲間であり、粒子と波との両方の性質があります。電磁波の影響には、これら全ての電磁波を対象にするべきで、全ての電磁波が「遺伝的毒性」を示すと考える必要があって、それぞれで影響効果は違うのですが「エネルギーのみで危険性を分類するべきではない」と思います。勿論「電離放射線」はエネルギーが高く、細胞などに対して、電離などの「直接的な効果」を示しますが、それ以外にも「間接的な効果」も重要であり、それが「非電離放射線」である「電磁波の影響」と類似の悪影響を与えると考えることも出来ます。

家庭内の電気は五〇（または六〇）ヘルツ（Hz）の極低周波であり、エネルギーが極めて弱く、波長は六〇〇〇（五〇〇〇）kmもの長さです。日本では東日本では五〇Hz、西日本では六〇Hzが使用されています。

携帯電話や基地局タワーや放送タワーの送信アンテナから放射される電磁波は、高周波と低周波が変調（混ぜ合わせ）されたり圧縮されたりしたアナログ波やデジタル（パルス）波ですから、高周波と低周波の双方の悪影響の可能性があります。この様に「変調・波形・周波数・波長・エネルギー・強度」などによって電磁波の性質や影響が複雑に変化します。

全ての電磁波のエネルギーは「その周波数」に比例しますから、「ガンマ線」ではとても強く、何と「一〇の二三乗」Hzにも相当しますから、極低周波の「五〇／六〇Hz」とは大きな相違です。当然のことですが、波長もエネルギーも大きな相違になります。

私達の身のまわりにある電磁波の多くは極低周波で、高周波は電子レンジと携帯電話（スマートフォンを含む）などです。電子レンジには二・四五ギガヘルツ（GHz）（二四五〇メガヘルツ（MHz）＝二四・五億Hz）のマイクロ波と呼ばれる高周波の電磁波のみが使用されていて、物を温める効果があります。また人の頭のような球形の場合では、その頭の中にまで入り込んできて、「熱集中（ホット・スポット）効果」を示すことが知られていて、携帯電話の場合には、このような効果が分散するように設計することが大切です。

更にエネルギーの高い紫外線になると皮膚の中まで侵入しますが、ガンマ線であれば身体深くまで透過します。極低周波の電界に比べると磁界の方が透過力が強いのですが、その理由は身体には水分が多く、水がアースの様な役割をするからです。しかし電界であれ磁界であれ、最近の技術の進歩で身のまわりに充満してきたことが問題なのです。

ここで、日本の電波法による電磁波の種類について説明しておきましょう。海外の短波放送を聞いたことがあるという経験をした人もいるでしょうし、電子レンジはマイクロ波の利用であることも知っておられると思いますが、電波法での分類「名称」は「周波数と波長」のみに関係していて、「マイクロ波」という分類はありません。この「分類」を簡単に説明しますが、あくまで「電波」としての説明です。

① **ミリ波**

波長がミリの程度であることから「ミリ波」と分類されています。直進性が高くレーダーなどに利用したり、空港での身体や荷物の検査などにも使用されています。

② **センチメートル波**

波長から分類されていて、電離層を突き抜けるほどの直進性もあり、衛星放送・衛星通信に使用されていますが、雨で吸収され易いことからBS放送が見えにくくなる原因です。無線LANや電子料金収受システムなどに使用されています。

③　**極超短波**

地上デジタルTV放送や携帯電話で使用されています。電離層での反射も少なく、送信情報量も多いので、現在では一番過密に使用されている電波です。

④　**超短波**

VHSと呼ばれていて、FMラジオ放送や船舶無線・タクシー無線などに使用されています。電離層での反射が少ないので、遠方の通信には不向きです。

⑤　**短波**

国際放送や船舶無線に使用されています。電離層の一番上部にあるF層で強く反射され、地表とも反射するため、繰り返し反射効果があることから遠方まで伝わり、短波ラジオ放送に使用されます。

⑥　**中波**

昼に現れる下層の電離層D層に吸収され易いので、AMラジオ放送に使用されています。

⑦　**長波**

主に電離層E層で反射するのですが、減衰も多いので航空機の標識電波や電波時計の標準電波に利用する程度です。

⑧　**極超長波**

波長があまりにも長いので、ほとんど利用はされていません。極低周波の家電・電化製品からもでています。変調電波として、鉱山の中や潜水艦との通信に使用されることがあります。

電磁波の単位は、全て「電界・磁界・電流」の強度で示すことが出来ますが、極低周波では電界（V／m）や磁界（マイクロ・テスラ：μTやミリガウス：mG）の単位が使用されます。一μT＝一〇mGです。

「電界」とは「電気の電圧が空間でどれだけあるのか」を示す単位で、「一ｍあたり何ボルト（V）の電圧がかかっているのか（V／m）」で表します。雷などがあると、その場所の空間の電界は一〇〇V／m近くにもなることがあります。送電線の下では髪の毛が立ちあがる様な場所もあり、電力会社が上に金網を張っている所もあります。

「磁界」とは「磁石の強度単位」で、地球には静磁界がありますから、コンパスを使用して南北がわかるわけですが、その地球磁界の周波数は〇Hzで強度は約五〇〇ミリガウス（mG）＝五〇μTですが、電磁波問題で大論争が行われている極低周波の周波数は五〇／六〇Hzなどの商用周波数が中心です。

高周波では「電力（束）密度」と「エネルギー吸収比（SAR値）」が使用されます。前者の単位は「μW／㎠で、一平方cmあたりにやってくるマイクロ・ワット（一ワットの一〇〇万分の一）の熱量に相当」しています。後者の単位は「W／kgで、その電力（束）密度の電波が身体などに吸収されて熱になる単位」で、「組織一〇グラム又は一グラムあたりに吸収されて発生する熱（ワット）」の単位ですから、換算して考える必要があります。

米国や韓国では「組織　一グラムあたり一・六W／kg」で考えていますが、日本や国際非電離放射線防護委員会（ＩＣＮＩＲＰ）などは「組織一〇グラムあたり二Ｗ／kg」ですから、米国や韓国の方が二分の一ほどの厳しいＳＡＲ規制値に相当します。組織への部分的な吸収効果は「熱集中効果などを考慮すると一〇グラムでは平均化されて低くなる」からです。

特に韓国は、子どもの携帯使用が「注意欠陥多動症（ＡＤＨＤ）の原因」と考えて、二〇一四年から日本の約四分の一ほどの厳しいＳＡＲ規制をしています。この様に電磁波は「悪影響がある」と考えられ始めており、特に感受性の高い子どもや胎児や妊婦は出来る限り被曝することを避けて欲しいものです。その様な考えもあり、私はこの本を書くことにしたのです。電磁波の単位に関しては、これ以外にも「放射線（能）」「太陽光線」の場合がありますが、ここでは説明しないことにします。

【第3章】放射線（能）と電磁波の相違と類似性

今では、福島原発事故による「セシウム134とセシウム137（寿命が長い放射性セシウム、図2）」という「放射能」から放出される「ガンマ線」という電磁波の仲間である「放射線」のことが広く知られるようになりましたが、同じ電磁波であっても「電波」や「極低周波」などの電磁波のことは知られていないので、ここでは、まず「放射線（能）」と「電磁波」のことを比較しながら考えることにします。ここでは「放射線（能）」と書きましたが、「放射線」と「放射能」との相違も検討しておく必要があります。

「放射能」は名の通り「放射線を出す能力」のことで、その能力を持つ物質のことを「放射性物質」と呼ぶのですが、一般には「放射性物質＝放射能」といっていると考えて良いでしょう。医療用に良く使用されるエックス線（レントゲン線）は放射能から放射される放射線ではなく、高い電圧の電子を物質に照射させることで、その物質（一般には銅を使用しています）から発生する特性X線である「エックス線」を使用しているわけで、病院の「放射線科」では、その様な放射線を使用していることが多いのです。ＣＴ（コンピュータ・トモグラフィー：コンピュータ断層撮影法のことでX線を細かく照射してコンピュータを使用して断層図を得る装置）やＭＲＩ（マグネティック・レゾナンス・イメージング：核磁気共鳴画像法のことで、強磁界を使用し人体内の原子に共鳴現象を起こさせて、その信号を外部でキャッチすることで断層図を得る装置）もエックス線や強磁界や高周波などの電磁波を使用しています。ＰＥＴ（ポジトロン・エミッション・トモグラフィー：陽電子放射断層法のことで、陽電子を放射する短寿命の放射性物質を体内に注射し、それが蓄積しやすい組織の画像を得る装置）もガンマ線を検出していますから電磁波応用といえるでしょう。

放射線（能）の影響で、ガンが増えたり自殺が増えたりすることは広島・長崎の被爆者やチェルノブイリ事故でも良く知られていますが、特に発ガンに関心が集まっています。福島原発事故でもそうなのですが、チェルノブイリ事故では子どもの「甲状腺ガン」が問題になりました。「甲状腺ガン」の原因は、原発事故によって放出された「ヨウ素１３１」と呼ばれる放射能が甲状腺に蓄積（体内濃縮効果です）し易いからです。その「ヨウ素１３１」も「セシウム１３７（半減期が長い放射性セシウム、図２）」と同じように「ベータ線」という放射線を放出した直後に「ガンマ線」を放出するのですが、それらの放射線が甲状腺にガンを発生させる原因になるのです。

このようなエネルギーが高くて「電離効果」と呼ばれる現象が「ガンを発生させる原因」であることは、広島・長崎の被爆（曝）者を対象とした「疫学研究」で明らかになってきているのですが、それと「非電離効果」しか示さないはずの「電磁波」とでは多くの相違があるはずです。それが「電離効果のない電磁波は安全」との考えを生じる原因でもあったのですが、一九七九年三月に発表された「配電線周辺で小児白血病が増加する」との疫学研究であるワルトハイマー論文を契機として、エネルギーの極めて弱い電磁波にも発ガンの可能性があり得ることが注目されるようになってきたのでした。

それまでは、極低周波・電磁波では「刺激効果」のみが、高周波・電磁波では「熱効果」のみが人間

図２　放射性セシウム濃度の減衰

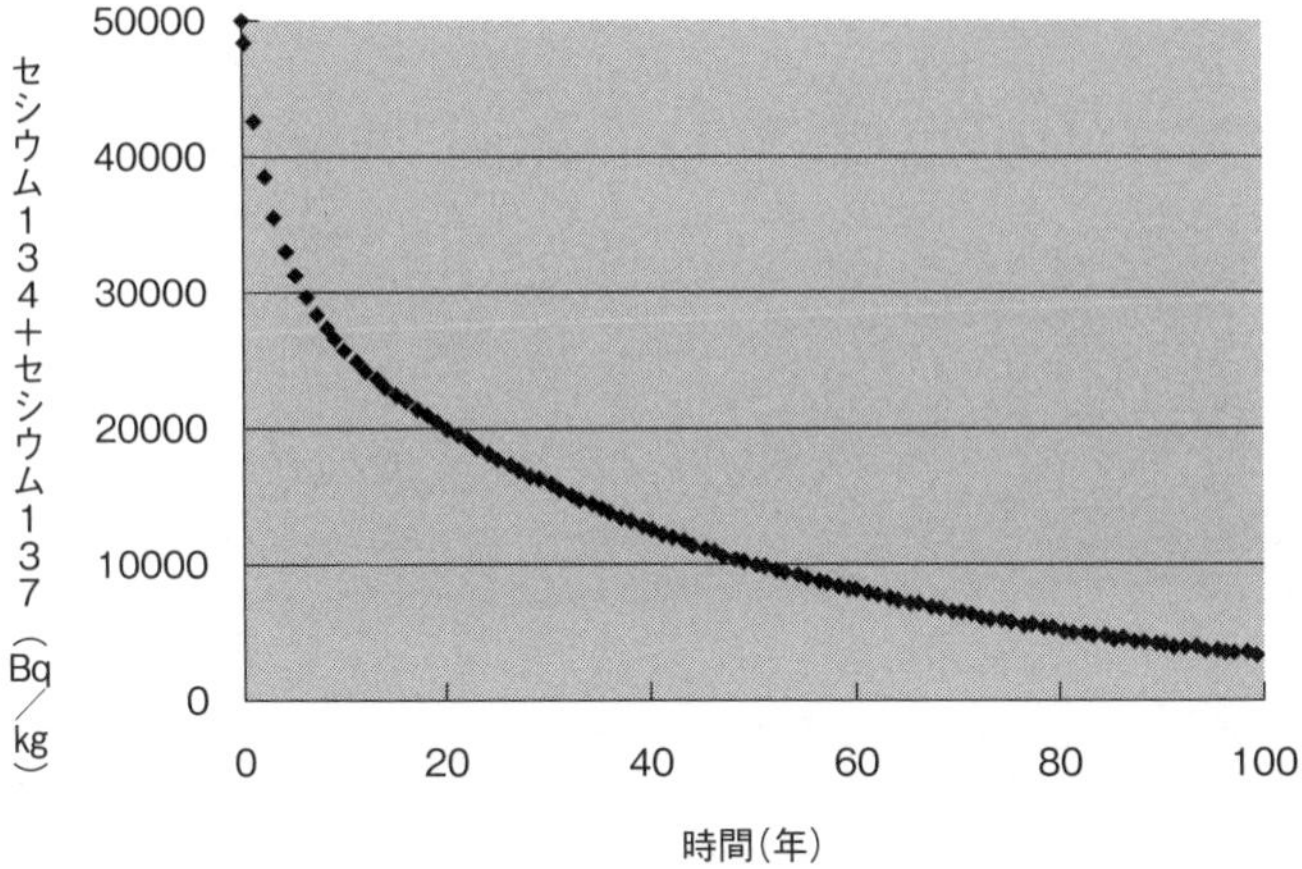

出典：環境省「最終処分場等の構造・維持管理に関する安全性の確保について」

に悪い影響を与えるとして、規制がなされてきたのですが、そのような弱いエネルギーの電磁波被曝での「電離効果ではない影響」が問題になって来たのです。

色々と研究が進んでいるのですが、その際に浮上したのが「フリーラジカル」「活性酸素」などによる「酸化ストレス」の影響でした。つまり、電離効果のみではなくて非電離効果も含めて放射線を含む全ての「電磁波」には共通の悪影響効果がありうることが指摘されるようになってきたのです。「全ての電磁波には遺伝的な毒性がある」と考えられるようになったのが「電磁波問題の本質だ」といえるでしょう。

二〇一四年六月、国際非電離放射線防護委員会（ＩＣＮＩＲＰ）・国際放射線防護委員会（ＩＣＲＰ）・世界保健機関（ＷＨＯ）などの機関がジュネーブで「非電離放射線と電離放射線との相違性と類似性に関しての防護指針に関する国際会議」を開催しました。今までは「非電離放射線」と「電離放射線」とは、全く別々に取り扱われてきたのですが、世界で初めて、このような国際会議が開催されたのです。

　勿論、相違性には電離効果や放射線（能）などの摂取・濃縮要因などがあることは明らかですが、それ以外の影響効果に多くの類似性が指摘され始めてきたのです。その共通項の一つが「フリーラジカル」「活性酸素」「酸化ストレス」や「イオン・チャンネル」「遺伝子損傷」などの問題ですし、二〇一六年には大隅良典・博士のノーベル賞受賞で有名になった「オートファジー」の影響も関係していることでしょう。その上で防護思想の統一が必要になって来たというわけです。

　放射線（能）に関しては、ＩＣＲＰのガイドラインが世界的に重視されているのですが、一方で、電磁波に関するＩＣＮＩＲＰのガイドラインに関しても議論が高まってきています。化学物質などの規制は、主にＷＨＯが決めているのですが、放射線（能）と電磁波のみはＩＣＲＰやＩＣＮＩＲＰという別の組織を作ってガイドラインを作成することにしているのです。つまり、各国間での調整が必要だからなのですが、それだけ「政治・経済的な要因」が深く入り込んでいるためだともいえるでしょう。ＩＣＲＰもＩＣＮＩＲＰも事務局だけがあって、特に研究などをする機関ではないのです。

　二〇一〇年にはＩＣＮＩＲＰから「極低周波・電磁波」に関するガイドラインが発表されました。そのガイドラインの規制値は、以前の一九九八年に発表されたガイドラインよりも二倍も高い値に変更になりました。その理由は「人体への発ガンなどの影響研究である疫学研究を認めない」方針にしたからでした。放射線（能）に関する規制値ではＩＣＲＰとしては「疫学研究結果」をも重視していて、いわゆる「影響は被曝量とリニアな関係（直線関係）」を前提として認めた上での対策をしているのですが、二〇一〇年の

ICNIRPガイドラインでは「ある値までは影響は無い」とする「シュレッシュホルド（閾）値」説を取ったといえましょう。

いずれにしろ、放射線（能）と電磁波の人体影響が極めて似ていることが問題点として浮上してきたことだけは明らかです。この国際会議で「どの様な議論がなされたのか」を知りたいと思っているのですが、何故か議論の内容が公表されていないようなのが残念です。それでも、二〇一四年には「高周波のガイドライン」のドラフトが出来たのだそうですが秘密のままであり、内密に議論が行われていたのでしょう。二〇一七年末に「二〇一八年の中頃に正式に発表される」とのアナウンスがなされました。その発表が二〇一八年七月十一日になされたのですが、正式なガイドラインではなく、「公開ドラフト」（ガイドラインの案を事前に発表して意見を求めること）でした。そこで、その内容を点検した結果を「第29章」としました。

「電磁波の種類」はエネルギーで分類することもできますし、周波数・波長でも分類できます。エネルギーは周波数に比例しますし、波長は周波数の逆数です。エネルギーの一番高いのが「ガンマ線という放射線」であり、エネルギーの一番低いのが「地球磁界」である静磁界ですから、それらの「電磁波」がどのように「生物」と関連しているかを考えることも重要な事のように思えます。また「もし地球磁界が存在しなくなれば、地球上の生物はどうなるのだろうか」という問いかけも必要なはずです。そんなことをも考えながら、私なりに知っていることを書いてみることにしました。

日本では、科学的な論争に関しては、科学者も裁判官もメディアも極めて保守的です。日本経済の重要な技術的問題に関しては、客観的・中立的な科学的主張をすることには相当な「勇気」が必要です。その例を、小生の経験した原発問題や電磁波問題からもいうことが出来ます。諸外国で「具体的な対策」が取られ始めたことが広く明らかになるまでは、日本では「悪影響はない」ことにさせられてしまうのです。インターネット・ゲーム障害に関しても総務省などから報告書が出ていますが、基本的には「大した問題ではない」との結論であり、欧米や中国・韓国などと大きく異なります。

日本のメディアも「放射線や電磁波の危険性には触れたがらなかった」のはメディア自身が電磁波発生源ですし、広告などの大スポンサーが電力会社やＮＴＴなどの巨大企業であることも原因でしょう。原発事故と同じように「重大事故が発生したり、危険性が確定するまでは報道しない」方針では困ります。

二〇二〇年の「東京オリンピック」を前にして、「タバコ規制」が進められ、先進国で最もルーズな国である日本の評判を覆したい……と政府は考えているようですが、その規制案は「自民党のタバコ議員の圧力」が大きいようで骨抜きになってしまいそうです。色々な公害問題でも経験したことですが、国民の健康問題を真剣に考えるという土壌が不足しているのではないでしょうか。

【第4章】電気・磁気・電磁波を巡る歴史的な背景

電磁波は磁気と電気の流れであり、磁気は磁石から発生していますし、古くからの電気の代表例は静電気でしょう。エジプト・サッカラにある王妃ティィの墓の壁画（紀元前二七五〇年）に電気魚のことが「ナイル川の雷神」として描かれているといいますし、電気ナマズなどによる感電の例なども古くから記載されています。電気の語源が「琥珀（エレクトロン）」なのは、紀元前六世紀にタレス（ギリシャ）が琥珀を布でこすると「ものを引き付ける力」のあることを発見したことで命名されました。

日本で最も古い記録は、七一三年（和銅六年）の記述に「近江は慈石を……献ぜしむ」とあり、近江の国（滋賀県）で磁鉄鉱が発見されて天皇に献上されたのですが、その後、近江は製鉄の一大拠点になります。中国では「磁石」ではなく、「慈石」と呼ばれていたようですから、物を引き付ける不思議な力が「母親と子供」のような慈愛に満ちた石のイメージがあったのでしょうか。

一方、磁気（磁石）の発見は良くわかりませんが、古代ギリシャ時代に、トルコのマグネシア地方に奇妙な石が見つかりました。磁鉄鉱の石だったのでしょうが、鉄を引き付ける作用があったのです。マグネット（磁石）という語源は「マグネシア」からきているようです。紀元前二〇〇〇～三〇〇〇年には、すでに鉄の首飾りなどもあるようですが、鉄器が作られるようになったのはトルコなどであり，紀元前一〇〇〇年頃と考えられていますので、磁石の発見もそれ以降なのでしょう。中国でも紀元前から磁石のことが知られていたそうで、紀元一世紀にはそのような磁石を魚のようにして水に浮かべることが行われていたそうです。目に見えない不思議な力なのですが、地球にも磁界があることから、船の航行に欠かせない羅針盤が中国で発明されたのが一一世紀だといわれており、それが西洋につたわったことで「大航海時代」が始まったことは有名です。

しかし、その磁石や電気の研究が飛躍的進展したのは、一六〇〇年にギルバート（英）が「磁石」という本を出版し、一六六〇年にゲーリッケ（独）が摩擦発電機を発明して高電圧を得ることが出来るようになってからでしょう。ギルバートは英国王立医学学校の教授で、エリザベス一世の主治医をもしながら電磁気学に興味を持って研究をしていました。「磁石を細かく切ってもN・S極になること」や「地球は巨大な磁石であること」なども明らかにした先駆者だといえましょう。

その後、電気・磁気の研究が飛躍的に進むことになったのは、一七九一年のガルバニー（伊）の生物電気の発見とそれに続くボルタ（伊）の「ボルタ電池」の発明でしょう。ボルタが希硫酸の液に銅と亜鉛を浸すことで電気が流れることを発見したのは一七九九年のことでした。ボルタ電池が発明されたことで高電圧・高電流を得ることが出来るようになり、現在に至る電気・磁気・電磁波の基礎が発展することになったのです。一八二一年にはデービー（英）が二〇〇〇個ものボルタ電池を使用して、アーク放電による「アーク燈」を点灯させる実験に成功しています。一八三一年にはファラデー（英）が「電磁誘導現象」を明らかにしました。「電磁誘導」とは「磁界と金属導体とがお互いに動いていると、導体側に電気が生じる」ことをいうのですが、この現象があるからこそ発電などが可能になったのです。

このような続々と続く発見を総合して、一八六四年にマクスウェル（独）が「マクスウェルの方程式」を作成し「電磁波」を予言しました。つまり電気と磁気の流れが空間を伝播することを理論的に明らかにしたのですが、その後一八八八年にヘルツ（独）が電磁波の測定に成功しました。電気をためる「ライデン瓶」を使用して放電させると、離れた場所にある「導線のループ」にその放電が伝播したのでした。一八九九年にはマルコニー（伊）によって「仏・英間の無線通信」が行われ、一九〇一年には「英・カナダ」間の無線通信に成功し現在に至るのです。動物や植物の体内にも電気作用のあることが明らかになってきたのは一九世紀後半からです。英国のカートンが脳に電気現象を見出したのが一八七五年で、脳波の測定が行われたのは一九二九年のベルガー（ドイツ）論文が最初であり、生命との関係が議論されるようになってきました。

一九〇〇年前後には電気の利用も大々的に伸びました。そのシンボルといって良い人物が有名なエジソン（米国：一八四七〜一九三一年）でしょう。傑出した発明王として、約一三〇〇もの発明や技術改良をなしとげ、電気利用による便利さの追求に貢献したことは間違いありません。一八八二年にはニューヨーク市パール街に最初の「中央発電所」を設置し、配電システムを完備させることで、電気の利用を広く家庭に入り込ませたといえましょう。一九〇四年にはその功績をたたえた「エジソン・メタル」が始まっており、電子電気工学のノーベル賞ともいわれています。日本人では西澤潤一（二〇〇〇年）・赤崎勇（二〇一一年）の二人が受賞しています。

また、エジソンは一八八四年には「エジソン効果：高温の金属表面から電子が放出される効果」の特許も獲得していたのですが、その効果を利用して「真空管（二極管）」を発明したのが一九〇四年のフレミング（英）で、真空管による「整流作用」が行われるようになり、一九〇七年にはフォレスト（米）の「三極管」の発明によって増幅作用が得られ、真空管・技術が進展することになるのです。

電磁波利用技術が飛躍的に進展したのは、やはり戦争との関係でしょう。第一次世界大戦では、それまでは伝書鳩などが通信手段だったのが無線通信に切り替わりましたし、電磁波の仲間であるエックス線は手術に大活躍をしました。更に第二次世界大戦での進展は驚異的なものでした。レーダ技術により夜間飛行が出来るようになりましたし、船舶の夜間航行と戦闘も可能になりました。それに対応する機器の開発も高周波に対応できるようになり、マイクロ波の利用が拡大してきました。真空管から半導体へと変わり始め、小型化と高性能化とともに、記憶容量も増大しています。そのシンボルが「スマートフォン」なのではないでしょうか。

現在は「第四次産業革命」に直面しているといわれています。「第一次産業革命」は「蒸気機関による工業化」で、「第二次産業革命」は「電力・機械による大量生産」で、「第三次産業革命」は「情報・通信による技術革新」で「第四次産業革命」は「ビック・データ」「IoT（Internet of Things：モノのインターネット）」「AI（Artificial Intelligence：人工知能）」などの技術革新の進展によって、ロボット化や自動車・自動運転化や医療革新などが急激に進むと予想されているからです。「第三次」も「第四次」も電磁波と深い関連があるのですが、便利さや企業利益ばかりが囃《はや》されていて、電磁波の危険性が議論されることがないように思えてなりません。

【第5章】電磁波の影響について：歴史的経過を中心として

この章では、電磁波の影響に関する歴史的な経過を簡単に見て行くことにします。歴史的には電気ナマズの記載が最も古いようで、最大三五〇Vの電圧を発生させるそうです。発生電圧の高いのはアマゾン川などに住む電気ウナギで約八〇〇Vとか。医療用などに利用されたのは「磁石」で、紀元前二〇〇〇年頃のエジプトで「天然磁石で治療した」との記録があるそうです。紀元前一〇〇年頃に医師ガレン（ギリシャ）が磁石（磁鉄鉱）の粉末を下剤として使用したそうですが、伝説の部類かもしれません。二〇〇年頃に出来たと思われる中国の「神農本草経」に磁気療法が書かれています。紀元一〇〇〇年頃にはアラビアの医師アビスナが肝臓病に使用したとか、一五〇〇年頃にはパラセルサス（ドイツの医師）が「むくみや黄疸」の治療に使用した記録があるそうです。

一七七五年には天然磁石を利用してのメスマー（オーストリア）の磁気治療法なども有名になりました。「雷が電気であることを明らかにする実験を行い、避雷針を発明した」ことで知られるフランクリン（米）などを委員とする調査委員会が「メスマー治療法はインチキだ」と報告したのですが、メスマーの名は「催眠術（メスメリズム）」として残されたように、電磁波の人体への不思議な影響は今なお世界中で話題になって続いている様に思われます。当時、フランクリンは「米国全権公使」としてパリにいたので、委員にさせられたのです。

電気と生物との関係が最初に明らかになったのは一七九一年のガルバニー（伊）の生体電気の発見だといって良いでしょう。カエルを解剖していて神経に触った時のことでした。カエルの足がピクンと動いたことから、生物電気のことが明らかになって来たと言われています。その生物電気の現象に興味を持ったボルタ（伊）が研究の末に「ボルタ電池」を発明して、一九世紀の前半には電気研究が盛んになり、後半には電気工学と言えるような技術が花開くようになったのです。

それにつけても、ガルバニーとボルタの生きざまが逆転していたら、電磁波の危険性は当初から問題になったのではないかと思うのです。丁度、ナポレオンのイタリア征服の時だったのですが、生物電気説を主張していた愛国者であるガルバニーは大学を追われ、ナポレオンを歓迎したボルタは伯爵にまで昇進し、そのナポレオンのおかげで電池技術が改良され、欧州全般に電気研究が広がることになったのでした。日本でもエレキテルで知られる佐久間象山が一八六〇年に電気治療器を発表しています。

人体が良導体であることを発見したのは一七三〇年のグレイ（英）ですが、感電などの危険性も知られ始め、一八七八年にチャルコット（ロシア）が磁石の悪影響に関する論文を発表しています。一八九六年にはダルソバール（仏）が「閃光現象」を発見し、一八九九年には高周波の発熱効果も明らかになっています。頭に交流磁界をかけると、目を閉じていても光を感じるという「閃光現象」は二〇Hzあたりで最も感度が高く、五〇ガウス（五mT）でも感ずる人がいるといわれ、この現象が今なお交流磁界で人間の知覚を計る現象として、安全基準作成の基礎現象とされています。

その様な中での最初の電気影響論争はエジソン（米）と弟子テスラ（クロアチア→米）との間の「交流・直流論争」でしょう。エジソンは「交流は危険」と主張してテスラと争ったのですが、交流の方が便利だったために、エジソンは敗北して晩年は倒産状態でした。交流の危険性を証明するために、エジソンは実験をして多くの動物を殺し、その結果として「電気イス」まで発明しました。交流電気の方が身体の中へ入り易く一〇〇Vでも危険性が高いのです。特に有名なのが「殺人象：トプシーの公開処刑」でした。一九〇三年一月四日にニューヨークで毒殺も出来ない「二八歳で六トン・三mの大きな象」が公衆の前で六〇〇〇Vの交流で処刑されたのですが、エジソンはこの処刑を自らの発明した映画で撮影をして、各地で上映し「交流の危険性を宣伝」したほどです。

このような「交流・直流論争」は日本にも波及していました。一八八七年（明治二十年）から直流送電を行っていた「東京電燈・会社」に対して、一八八八年に設立された「大阪電燈・会社」は米国・GE社製の六〇Hzの交流送電でした。結局、交流の方が良いというので、その後「東京電燈」はドイツ・AEC社製の五〇Hz交流に切り替えたのでした。この時にメンツを捨てて、同じ周波数にしておくべきだったのですが、残念に思います。

一八九七年には日本で最初の感電死が東京・神田で起きていて、電線に触った少女が犠牲になりました。二〇一五年七月二十日に静岡県西伊豆で痛ましい事件が起こりました。川遊びをしていた家族ずれが電気柵の電線が水面に垂れ下がっていたことで、大人二人が死亡、子どもを含む五人が重軽傷を負ったのです。電気柵を設置した七十九歳の男性もその後で自殺しました。危険なのは電圧よりも身体に流れる電流であり、身体が濡れていると電流が流れやすくなります。川魚を取るために、昔は「電気を流す漁法」

もあったそうですが、危険性が高いことから現在では法律で禁止されています。

次に問題になった電磁波は放射線を放出するラジウムという放射性物質とエックス線でしょう。マリー・キューリ夫人（ポーランド）の発見したラジウムを夫人から貰った放射能の発見者である先生のベクレル（独）は、それを大切にしてズボンのポケットに入れていたのですが、そのポケットの下の皮膚が赤くはれてきたのです。最初の放射線障害例なのですが、そのことを知った夫であるピエール・キューリ（仏）は「皮膚ガンの治療法」の特許を申請したほどでした。またレントゲン（独）の発見したエックス線を使用すれば弾丸摘出・手術が容易になることから第一次世界大戦で大活躍したのですが、当初は悪影響があるとは考えられてはいなかったのでした。しかし、エジソンはエックス線を研究させていた弟子が皮膚ガンで死亡したことから危険性を感じて研究を中止しています。

そのエックス線の多用で多くの医師・技師が皮膚ガン・白血病などで死亡しました。エックス線は電磁波エネルギーが高く、細胞や遺伝子を電離効果でバラバラにして発ガンさせると考えられたのです。人類がエックス線を使用し続けることで「いつかは人類が滅びるのではないか」と予言したのは、エックス線照射で突然変異を起こすことに成功したマラー（米：一九二七年ノーベル賞）でした。

一九二七年にはベルガー（独）が脳波を発見し、一九三五年にはアルヴァス（米）・ダル（スウェーデン）らが地球磁気と人の健康に関する論文を発表しています。地磁気と健康の問題は今なお関心深いテーマなのです。

次に登場した電磁波は通信に使用される高周波の電波でした。それの応用として一九〇一年のマルコニー（伊）による大西洋横断通信の成功に繋がり、現在にいたる通信技術の元となったのです。

一九二〇年には米国KDKA局（ピッツバーク）がラジオ放送を開始し、一九二七年には米国・GE（ジェネラル・エレクトリック）社も二七MHzの短波放送を開始したのですが、被曝労働者の体温上昇が明らかになり、逆にこの現象を利用した高周波治療（ジアテルミー）が盛んになりました。また、それらの技術が戦争などにも有益であることもあって悪影響問題が話題になることは少なかったのですが、エックス線も通信やレーダなどの電磁波も、危険な可能性のあることが少しずつ判って来たのでした。その点は放射線（能）の場合と良く似ています。

レントゲンが発見したエックス線は、まず医療用に使用され始めたのですが、エックス線技師や医師に皮膚ガンや白血病が多発しているとして、国際放射線防護委員会（ICRP）の前身である「国際X線とラジウム委員会」が一九二八年に始めて放射線・被曝の規制値を決めたのですが、その値は作業者に「年間で約一〇〇〇ミリ・シーベルト」という高い値でした。その値は放射線の危険性が明らかになるとともに低減して行ったことも有名な事実で、福島原発事故の後で良く話題になる一般人の「年間に一ミリシーベルト」は実に当初の一〇〇〇分の一に相当するのです。それでも安全値ではなく「我慢値なのだ」ということを忘れないで欲しいものです。ところで、米国の土壌（地面）の基準値は、ユッカ・マウンテンの訴訟判決もあり、永久処分の場合は法律で年間「〇・一五ミリシーベルト」が確定しているはずですが、日本ではその値が話題にならないのは何故なのでしょうか。

いずれにしろエックス線を医療用としてもっとも多用しているのがこの日本であり、日本の発ガン死の三・二%が「医療用エックス線被曝が原因だろう」と推定されていて（英国オックスフォード大・論文、二〇〇四年）、先進国でもダントツの多さです。勿論、「医療用エックス線」も安全なわけではなく病気の危険性とのバランスで使用されていることを忘れないようにしたいものです。この点に関しては、先進国でも日本は特にルーズなように思います。

一九七三年だったと思いますが、微量放射線の影響研究で有名なタンプリン博士（米国）の講演会を京大で開催したことがあるのですが、その頃は「学生の健康管理のために、年に二回もエックス線検査をしている女子大学」があったほどでした。その講演会以降ですが、「妊娠の可能性のある方は申し出てください」との診療所や病院などの掲示が京大周辺では増えたようなので喜んだのでした。

その頃は、小学生から始まって、学生は毎年のように健康診断で「間接X線撮影」をしていました。「間接撮影」という言葉が、いかにも「間接的であり被曝が少ない」ようなイメージを与えますが、そうではありません。「X線照射による透過像を後ろにある蛍光版」に写したうえで「その映像を更にカメラで撮影する」のが「間接撮影」です。当然のことですが、「直接撮影」の方が「直接的に印画紙に写す」のですから、被曝量は大幅に少ないのです。私が計算しましたら、この「間接X線撮影」での「ガン発生の危険性」は子どもほど多いことがわかり、私一人で看護婦出身の社会党の国会議員にまで議員会館へ陳情に行ったこともあるのですが、「健康診断はX線撮影が目玉です」といわれて、追い返されたことを思い出します。その陳情の後で、厚生省が「学生の健康診断でのX線撮影」を大幅に減らしたのでした。このように、特に危険性の高いのが子どもや妊婦の被曝です。

第二次世界大戦以降で問題になった放射線にはガンマ線・放射線とレーダー・電磁波があります。前者では広島・長崎の被爆（曝）者に白血病などが多発していることが明らかになっています。発熱もしないような放射線被曝で「何故死んでしまうのか」は、今なお理由も確定しておらず治療方法も判りません。

そのことは日本で一九九九年九月三十日に発生した「JCO事故」での死亡例を見ても明らかなように、以前から良く知られている放射線（能）であっても「影響メカニズム」は確定していないのです。

また「レーダー・電磁波」に関しては、一九四四年には白内障の危険性から米国の戦艦などでのレーダー操作員には使用に時間制限が課されていたほどです。目の蛋白質が白濁する危険性が指摘され「マイクロ波照射による白内障の増加」報告の最初は一九四八年のリチャードソン（米）論文ですが、一九五二年には「マイクロ波障害」に関するヒルシュ論文（米）も発表されました。これらの米軍から発表される影響論文は、いずれも温度上昇による影響だと考えられていて、「高周波被曝に関しては熱効果を考えるだけで良い」との主張が主流となって行き、その流れが現在にまで続いているといえましょう。

一方、ソ連・東欧では「非熱効果」も重視されていて、一九五九年にはソ連で「非熱効果を考慮した規制」が開始されました。その頃は冷戦構造下ですから米ソ間での研究交流もなく、双方の規制値の大幅な相違のことは一九七〇年すぎになって初めて明らかになったのでした。米国は軍事的規制が優先されたのかもしれませんが、マイクロ波（二〇MHz〜一〇〇GHz）の規制値が「職業人で一〇mW／cm²」のみで一般人はなく、ソ連は一九七〇年では「職業人は一〇μW／cm²」で、「一般人は一μW／cm²」ですから、大きな相違でした。

ポーランドの一般人に対する規制値は一九七二年で「一〇μW／cm²」、チェコスロバキアの一九七〇年の一般人に対する規制値は「二μW／cm²」でした。「熱効果のみ」で考えるか、「非熱効果」をも考慮するかで、実に一〇〇〇倍以上もの相違になるのであり、このことは今なお問題になっているということが出来るでしょう。「熱効果」があることは間違いないのですが、本当にそれだけかどうかが問われているのです。最近になって急増加している電磁波の「非熱効果」影響研究が無視され続けている最大の理由の一つが「非熱効果のメカニズムがはっきりしない」ことですが、メカニズムがハッキリしない……ということが、熱効果だけで良いとする「安全な証拠ではない」のです。それでも「安全だ」として使用が急増していることが問題なのですが、そのことに多くの研究者が気付き始めているのが現状だと私は考えています。

欧米ではまず一九六〇年頃から原発関連施設の放射線（能）が、一九八〇年頃からは「送電線・配電線」から漏洩する電磁波が問題になり始めました。スリーマイル島原発事故（米国）と同じ月（一九七九年）に発表されたワルトハイマー（米）の「配電線からの磁界被曝による小児白血病の増加」論文が知られるようになったからでした。

一九七九年秋に、米国スリーマイル島原発事故の調査のために現地とワシントンへ行った私はワシントンの友人からワルトハイマー論文のことを教えられました。「ホワイトハウスで科学者が極低周波の磁界の危険性を議論している」としてその論文を紹介してくれたのでした。その友人は磁界の危険性に関する関心はなかったのですが、私は一九七五年頃から「身の回りの放射線の危険性」に関する講演依頼があると「VDTなどの電磁波の危険性」をも紹介していましたから、ワルトハイマー論文に驚いたのです。

それ以来、電磁波問題に関心を寄せていた私ですが、一九九二年に伊方原発訴訟が最高裁でも敗訴が確定したことから、それ以降は電磁波問題に力を注ぐことになったわけです。ワルトハイマー論文のことは日本では全く知られてはいませんでしたが、米国では大問題になり、それを追認する研究が増えて来たのでした。

また、地球環境問題と関連して「オゾンホール」が問題になり、紫外線による皮膚ガンも話題になり始めました。強い紫外線を受けると人間の皮膚は黒くなります。紫外線から皮膚を守る為に、メラトニンの指令で皮膚を黒くするメラニンが出来るのです。赤道付近の紫外線の強い所に住む人々は皮膚を黒くすることで身を守り、皮膚の白い人々は紫外線の弱い所で生き残ったともいえるでしょう。

つまり進化過程での電磁波の悪影響に対して克服できる手段を得てきた生物が生き残ってきたわけですが、過去に経験していないような電磁波（ここでは紫外線：UV—C）被曝には生体は対応できないのです。

現在、急増加している新しいタイプの電子機器からの電磁波に生物が対応できるかどうかが問われていて、それこそが電磁波問題の本質だといえるのではないでしょうか。

表１　シグナル事件の電磁波強度

モスクワ大使館への電磁波照射強度

期間	電力密度	照射時間
1953年～ 1977年5月	＜5μW/㎠	1日に 9時間
1975年6月 ～1976年2月	18μW/㎠	1日に 18時間
1976年2月7日～	～2μW/㎠	1日に 18時間

モスクワ大使館員の調査結果

死因	人数	増加率（SMR）
全ガン	49	0.47倍
悪性新生物	17	0.89倍
消化器系	3	0.65倍
膵臓ガン	1	1.0倍
肺ガン	5	0.86倍
白血病	2	2.5倍
乳ガン	2	4.0倍
子宮ガン	1	5.0倍
頸ガン	1	10.0倍

リリエンフェルド報告（1978）より

携帯電話の影響問題も関心が高くなっていますが、このような高周波・電磁波の危険性が話題になった最初は「モスクワ・シグナル事件」ではないでしょうか？　この事件のことは小生が「がんと電磁波」（技術と人間、一九九五）に詳しく書いていますので、ここでは要約して紹介することにします。

一九五二年のこと、冷戦激化に伴いモスクワの米国大使館がクレムリンの近くから移転しました。ところが一九五三年になり、その大使館の道路を隔てた向かいの三階建てのビルから大使館に向けての電磁波照射が始まったのです。窓には中が見えないように紙が貼られており、ある時からは屋上にアンテナが設置されました。その照射・強度は表1だったそうですが、当時の米国の基準値である五〇〇μW／㎠の約一〇〇分の一程度の弱い照射でした。一九五九年のニクソン米国副大統領の歴史的な訪問時には、大使館内の寝室に向けてかなりのレベルの照射があったそうです。「思考力が弱まった副大統領がソ連首脳に負けたのはその照射が原因だ」との説もあるほどです。長い間、秘密になっていた事件ですが、大使を始めとして館員に異変が多いことから、一九七六年一月に米政府は大使館にアルミニウム製のカーテンなどを設置するなどの対策を強化することにしたのですが、二月に内部告発をキャッチした『ロスアンゼルス・タイムス』のモスクワ駐在トス記者が「モスクワ大使館の放射線災害」との見出しの特ダネを報じたのでした。この事件は米国で広い関心を集めましたので、米国政府も調査を行ったのですが、ソ連政府の協力も得られず結局は曖昧なままで終わってしまいました。

その事件を含めて、一九七七年には人気週刊誌『ニューヨーカー』の環境担当のブローダ記者の書いた『ザッピング・オフ・アメリカ：米国の殺滅』がベストセラーとなり、マイクロ波などの危険性問題が広く知られるようになったのです。ブローダ記者は、それ以前にも「極低周波の危険性」や「アスベストの危険性」などを『ニューヨーカー』誌上で指摘しておられました。私たち全国の電磁波問題に取り組むグループが一九九五年の秋にブローダ記者を招待して日本各地で「電磁波の危険性」の講演をして頂いたのですが、神戸でのみ「アスベストの危険性」の講演をして頂いたことを思い出します。地震で崩壊した家々からのアスベストの問題が心配だったからです。尼崎でアスベスト公害が問題になる以前のことでしたが、話題にならなかったのが残念です。

電磁波の人体への影響研究はソ連などの東欧圏が盛んでした。研究の中心はウクライナのキエフで行われていたのですが、モスクワ・シグナル事件もソ連のそのような研究成果の利用だと思われます。

一九六〇年代末にはソ連で行われていた電磁波研究の色々な影響論文が西欧にも少しずつ知られるようになってきました。一九八〇年代になって電磁波問題が話題になるとともに、ソ連の古い研究結果の再確認の研究も行われるようになりましたが、この分野で遅れていた米国でも研究が進展して現在に至っているわけです。

米国では「アポロ計画」と関連して研究費が増加し、また「サングイン計画」や「ペーブ・ポウズ計画」などの変調・電磁波を利用した大規模軍事レーダー計画が予定されたことで、反対運動も盛んになってきました。「サングイン計画」は極低周波で変調させた電磁波であれば、潜水している潜水艦とも通信可能だとして計画されたのです。また「ペーブ・ポウズ計画」は原潜などからやってくるミサイルを早期に発見するためのレーダー計画で、ボストン郊外のコッド岬に建設が計画され、住民の反対運動が激しかったのですが、結局、建設されてしまいました。この「ペーブ・ポウズ施設」は米国で最初に建設された半導体使用の「イージス・アショア：陸の盾」であり、二〇一七年末に安倍首相が日本にも導入する計画を発表したことで問題になっています。この「イージス・アショア」の問題点に関しては第19章で紹介することにします。

このように、米国では一九七〇年代から、極低周波やマイクロ波被曝による色々な症候群が報告されてきていますので、そのリストを表2にしました。この全ての症候群が確定しているわけではありませんが、いわば電磁波影響の可能性の高い病気だと言えるでしょう。

いずれにしろ、電磁波の悪影響は遺伝子やタンパク質やホルモンなどが僅かに影響を受け、それが回りまわって色々な影響となって現れるのではないでしょうか。その背景には複雑な過程が存在しているわけですが、放射線（能）被曝でも注目されている「イオン・チャンネル」や「フリーラジカル」「活性酸素」「酸化ストレス」などの効果が電磁波でも重要なキーワードであり、免疫に関係していることは間違いないと私は考えています。

地球上に生き残っている生物には、長い進化過程で獲得した抵抗力がある為に、簡単には「メカニズムが見えない」のであって、決して「安全なのではない」といえるでしょう。三七億年間もの長い進化過程での変化を、僅かな期間での研究で「正体をつかむ」のは難しいのではないでしょうか。「個体発生は系統発生を繰り返す」という「ヘッケルの生物発生テーゼ」は良く知られていますが、どのような意味なのかをもう一度考えてみる必要があります。

ダーウィン進化論の影響を受けて、ヘッケル（ドイツ）が一八六六年に「反復説」として提唱したのですが、「ある動物の発生過程が、その動物の進化過程を繰り返す（反復する）ように行われる」ということで、ここでいう「個体発生」とは、その動物の「個々での発生過程」であり、「系統発生」はその動物の「進化過程」を意味しているわけです。卵から成長する初期の形は色々な動物でよく似ているのですが、成長とともに差が現れるようになります。この説は当時では大きな影響を与えました。勿論、ヘッケルはDNAのことも知りませんでしたし、現在では正しいといわれているわけではありませんが、電磁波影響を考えるときには植物も含めて全ての生物に影響を与えていると考えて良いように思います。

表２　電磁波症候群のリスト

症状・病例	超低周波	マイクロ波
眼		
かすみ眼（視線）	◎	◎
白内障		◎
網膜炎症	◎	◎
角膜上皮炎症	◎	
眼球の痛み		◎
催涙		◎
白が見にくい		◎
青が見にくい	◎	◎
閃光体験	◎	
耳		
耳鳴り		◎
目まい	◎	◎
吐き気	◎	◎
聴力低下		◎
鼻		
臭いの感覚低下		◎
循環器系		
心臓部の不快感	◎	◎
動悸	◎	◎
息切れ	◎	◎
不整脈	◎	◎
除脈	◎	◎
血圧低下		◎
血圧変化	◎	◎
心電図異常	◎	◎
心臓発作		◎
心筋梗塞	◎	
動脈硬化		◎
子供の突然死	◎	◎
貧血	◎	
血中ヒスタミン低下		◎
メラトニン低下	◎	◎
セロトニンの異常	◎	
ドーパミンの異常	◎	
ADHD	◎	
内分泌系		
甲状腺異常		◎
乳汁分泌不全		◎
月経パターン変化		◎
卵子形成減少	◎	◎
精子の減少	◎	◎
精力減退	◎	◎
免疫力の低下	◎	◎
脳血液関門の異常	◎	◎
その他		
アルツハイマー症	◎	
痴呆症	◎	
アトピー、アレルギー	◎	
ホジキンス症		◎
自殺	◎	
死亡率の増大	◎	◎
躁うつ病	◎	◎

症状・病例	超低周波	マイクロ波
自律神経		
頭痛・頭重	◎	◎
疲労・倦怠感	◎	◎
日中の眠気	◎	◎
夜間の不眠	◎	◎
士気の低下、消沈	◎	◎
神経衰弱、精神疲労	◎	◎
食欲減退		◎
体重減少		◎
興奮、感情不安定		◎
記憶力減退、部分消失	◎	◎
知的レベルの低下	◎	◎
集中力の欠如		◎
学習困難		◎
指などの震え		◎
まぶたの震え		◎
頭と耳のチック		◎
意識消失	◎	
てんかん	◎	
ストレス	◎	◎
筋肉・皮膚		
頭・前頭のつっぱり感	◎	◎
手足の硬直感		◎
筋肉痛		◎
皮膚の刺痛	◎	
ほてり感	◎	
多汗症	◎	
手足の血管拡張		◎
皮膚のしみ		◎
脱毛		◎
突然変異など		
染色体異常	◎	◎
睾丸の退行	◎	◎
女児出産率の増大	◎	◎
流産	◎	◎
不妊		◎
ダウン症		◎
先天性尿道異常	◎	
奇形児出産	◎	◎
腫瘍など		
白血病	◎	◎
脳腫瘍	◎	◎
リンパ腫瘍	◎	◎
乳ガン	◎	◎
睾丸ガン	◎	◎
肺ガン	◎	
聴神経ガン		◎
前立腺ガン	◎	
神経膠腫		◎
皮膚ガン	◎	

参考：ブルーバックス『電磁波は危なくないか』（講談社）に著者が追加

【第6章】電磁波の影響研究について

生物の体内は、細胞を中心として、ナトリウム（Na）・カリウム(K)・カルシウム（Ca）・水（H_2O）や微量元素などの物質やイオンの流れもあり、微弱な電気信号も作用していますから、電磁波と無関係ではないことは明らかです。生物の進化とも関係があると私は考えていますが、その電磁波の悪影響に関して関心が高まったのは、そんなに昔ではありません。

影響研究に関しては、東欧圏の方が先行していたのですが、米国でも行われるようになったのは「アポロ計画」の進展のおかげだといえるでしょう。初めて人類を月に送るわけですから、磁気や高周波や宇宙線などの広範囲の電磁波が研究対象となり、生体影響の報告もなされるようになってきたのですが、そのような研究の流れから、アポロ計画終了後も電磁波研究が続くことになりました。

多くの人々が関心を持ち始めたのは、一九七〇年代になってからの、「ニューヨーク・送電線プロジェクト」や「サングイン計画・ペーブポウズ計画」といった巨大プロジェクトに周辺住民が関心を持ち始めたからでした。前者はニューヨークの電力不足をまかなうために、五大湖あたりから何本もの高圧送電線を建設する計画で、後者は冷戦に備えて巨大なレーダー基地を建設する計画でした。

そのような時に、「極低周波・電磁波被曝と小児白血病」の関係を示した疫学研究が最初に発表されたのです。それが一九七九年のワルトハイマー論文（米）でした。その論文の正否を確かめることや、生物影響を調査するためもあって幾つもの研究が進められることになったのです。この第6章では、そのような研究の方法・進め方や問題点などを簡単に説明することにします。

(1) 動物・植物を使用した研究

何らかの外的な要因で「人に悪影響を与えているのではないか」と考えられた時には、その要因を動物に与えて様子を見ることをまず行うことになります。「人体実験」をするわけにはいかないからです。勿論、動物と人間とは異なる生物ですから、それで全てが理解できるわけではありませんが、動物に悪影響が見られるとすると、「要注意の信号」が灯ることになるわけです。動物も人間に近い猿やゴリラなどの動物が良いのですが大型の動物を多数匹も実験に使用するのは大変ですから、どうしても小動物で入手しやすい動物が便利だということになります。そのような理由から、生殖影響では鶏卵での実験が多いのですが、一般的な実験ではラットやマウスが使用されることが多いのです。特にマウスとヒトとは、約六五〇〇万年前に分離進化したと考えられているばかりでなく、良く似た遺伝子を持っていて、そのDNAやアミノ酸の並び方も良く似ているので実験動物として珍重されています。簡単に使用できるのは動物の卵ですから鶏卵の使用が多く、それ以外には果物ハエ（ショウジョウバエ）なども使用されます。

勿論、動物と人間とでは被曝による影響に差があって当然ですし、大きさも異なりますから、動物実験で得られた知見から人間への影響をどのように推定するかという研究も大切ですが、その判断がとても難しいわけです。しかも、動物実験を行う場合は、せいぜい数十匹程度であり、多くても百匹以内でしょう。発ガン研究の場合を考えると、例えば「小児白血病」の場合は子ども一〇万人あたりでせいぜい三〜四人（年間）ですから、動物実験で確認しようとすると、一〇万匹もの動物が必要になり、信頼性を考えると更なる数が必要でしょうから、そのような実験は事実上不可能だということがわかります。

また、人間の場合は自然状態での発ガンですから、そのような条件下で実験することも動物では困難です。動物実験では、被曝によって内分泌物質やホルモンや遺伝子や精子などの変化を見ることはできますから、発ガン研究ではなくてそのような研究が主流になります。それでも被曝によって全ての動物が同じ影響を受けるとの保証はありませんから、あくまで推定でしかいえないわけです。また、被曝強度に関しても、被曝メカニズムが異なる可能性がありえますから、その点でも困難に直面します。

動物実験で「影響がない」との結果が出たとしても、それだからといって「人間にも影響がない」とはいえないわけですが、一方で「影響あり」の場合には「人間にも影響がある可能性」を示唆することになります。そのような問題点を理解しながら、動物実験の結果を考える必要があります。それでも、最近になって「携帯電話」の影響を調べるために、五〇〇〇匹近くのラットを使用したイタリアの研究が発表されてきていますので、それは第29章で詳しく紹介することにします。

自然に生きている動物への影響を調べる研究も増えてきています。電磁波環境で「馬や鹿などがどのように生活しているのか」とか、携帯電話タワー周辺に住む「鳥に異変がないのか」といった研究などです。植物を対象にした研究では、若木の成長を調べたりしていますし、奇形植物の報告などもありますが、そのような研究はあっても「それで確認された」ということにはなかなかなりません。しかし、そのような研究が進めば「メカニズム」などが明らかになる可能性がありますから重要です。

(2) 人間への影響研究：疫学研究

人間への悪影響を調べようとすると、動物実験では無理で「人間を対象とする」ことが一番重要ですから、多数の人を調べる必要があります。例えば「小児白血病」のような発ガンを調べるとすると、色々な要因がありえますから、それらの要因を次々と調べるような「疫学研究」が重要になります。「疫学」を『広辞苑』で調べますと「疾病・事故・健康状態について、地域・職域などの多数集団を対象とし、その原因や発生条件を統計的に明らかにする。最初は疫病の流行様態を研究する学問として発足」と書かれています。煙草と肺ガンなどの関係もそのような疫学研究の成果の一つで、「煙草を良く吸う人の集団と吸わない人の集団とを比較して、肺ガンの増加を調べる」研究で明らかになってきたわけです。

「疫学の父」と呼ばれるのは英国のスノー医師です。一八五四年の夏のことですが、ロンドンで爆発的なコレラの流行がありました。スノー医師は「コレラ死亡者」を地図にプロットすると、多くの死者がブロード・ストリートにある共同井戸の使用者であることを発見し、その井戸を閉鎖することによってコレラの拡大を防いだのでした。コッホ（独）がコレラ菌の存在を証明したのは「ブロード・ストリート事件」から約三十年後の一八八三年のことでした。「原爆被爆者と発ガン」「有機水銀と水俣病」「キノホルムとスモン」「サリドマイド剤とサリドマイド児」など「疫学研究」が明らかにした疾病は多いのです。

そのような「疫学研究」には「ケース・コントロール研究：症例対照研究」「コホート研究：集団追跡研究」「地域相関研究」「断面研究」「介入研究」などがありますので、ここでは中心的な最初の二つの疫学研究を説明することにします。前者は、過去に遡って調べる研究であり、後者は未来へ追跡しながら行う研究が中心で、それぞれに一長一短があります。

①　ケース・コントロール（症例対照）研究 Case-Control Study

この研究の対象とするのは（人間であれば）どんな事象でも良いわけで、電磁波関連では「発ガン」「自殺」「流産」「頭痛」「過敏症」など色々な疫学研究が行われています。疾病に罹患した症例群に対して、性別・年齢などを同じくしたような健康な人からなる対照群を選び、相互に比較する方法です。疾病群として「ある要因によって疾病になったのではないか」と推察してその関連を調べるわけですが、患者を対象として比較的に簡単に調査が出来ることや追跡調査による長年の待機が不要であるといった長所があるので、疫学研究では中心的な研究になっています。

ここでは典型例として「極低周波・電磁波被曝」と「小児白血病」との関係を取り上げることにしましょう。まず「小児白血病」の原因（要因）としては「電磁波」以外にも「遺伝子・ウィルス・細菌・社会的・経済的・人種・年齢・男女別・農薬・食べ物・化学物質」などの沢山の候補があります。「小児白血病」は子どもに多い血液のガンで、子どもの死因としては無視できないのですが、その原因も治療法も確立されてはいませんが、最近では骨髄移植・化学治療なども進み死亡率が減少しています。子ども一〇万人あたりでの年間の発病率は「日本が約三・五人、米国が約五人」と国によっても異なりますが、その七〇%は「急性リンパ性白血病：ALL」です。大人の方が多く年間で約六・五人ですが、年齢の高い方が発病率が高く、八〇〜八四歳では一〇万人当たり男四二・八人、女一九・九人にもなります。男の方が二倍も多いのです。

要因としての「環境」に注目しますと「人工・電磁波」「地磁気」「太陽光線」「紫外線」「放射線（能）」「大気汚染」などが考えられます。まず「小児白血病の記録」から「何らかの要因」にもとづく患者数を求めますが、それが「ケース」に相当します。それと比較するために、一般の子どもたち集団とその患者数を求めるのですが、それが「コントロール」に相当します。病気の患者から逆に「要因を探す」わけですから、もし「三五人の小児白血病の年間発生患者」を対照にすれば、実に「一〇〇万人」もの子どもを一年間調べて、その中で白血病の子どもを調査することになるわけです。疫学研究では病院などから得られた子どもの患者を対象にして調べることが可能ですから、このような「症例対照研究」が多いのです。

そのような要因に「人工・電磁波」が入ってきた最初が「一九七九年のワルトハイマー論文（米）」でした。丁度、米国で発生した「スリーマイル島（TMI）原発事故」と同じ三月に発表されたこともあり、話題にされることが少なかったのですが、米国では「ニューヨーク送電線プロジェクト」に対する反対運動が盛んだったこともあり、ホワイトハウス内の科学者間で議論されたそうです。

疫学の研究者であったワルトハイマー博士は、子育ても終わり再び疫学研究に復帰しようと考えて取り組んだのが「小児白血病」でした。その結果が「配電線コードと呼ばれる分類方法」で「トランス近くで磁界強度が大きい家の子どもの小児白血病の増加率が約二・九八倍」にもなっていたのでした。このような疫学研究では「増加率」を「オッズ比」（OZ）といいます。絶対的な増加率ではなく、相対的な増加率ですが、ここでは解りやすく「増加率」で統一します。勿論、それ以外にも色々な増加率を示す方法があります。ある地域の疾病数を調べて、それよりも広い地域での疾病率とを比較するような増加率もありますが、ここでは疫学研究で最も多い「症例対照研究」の場合の数学的な取り扱い方法を表3で簡単に説明することにします。

対象集団が大きなときは、「暴露（要因）アリ」による「疾病アリの割合が（A／（A＋B））」であり、「暴露（要因）ナシ」による「疾病アリの割合が（C／（C＋D））」ですからRが決まりますが、OZの場合は集団を特に決めているわけではありませんので、目安としてOZを定義したといえるでしょう。数が少ない時にRを使用するのは問題ですが二つの式を見るとわかりますが、A＜＜BでC＜＜Dという暴露（要因）による「疾病アリ」に比べて、BやDが大きな数値の場合には両者は同じ値になるわけです。

そうではない場合の代表例が「サリドマイド剤とサリドマイド児」のケースです。その例で有名なのが、ドイツのレンツ博士の疫学結果による一九六一年の「レンツ警告」でしょう。サリドマイド剤（コンテルガン）の危険性を感じた米国は患者数が数人と少なかったのですが、特に西ドイツを中心として患者が多く、全世界では実に三九〇〇人にもなりました。

そのレンツ研究では「A＝九〇、B＝二、C＝二二、D＝一八六、A＋B＝九二、C＋D＝二〇八、A＋C＝一一二、B＋D＝一八八、T＝三〇〇」だったのですが、その場合に表3の式で、R＝九・二倍、OZ＝三八〇・五倍になりますから、実に四〇倍以上の大きな相違です。これらを統計的に扱うわけですから、その増加率には必ず誤差幅が付くことになります。

そのことを「九五％信頼区間（CI：Confidential Interval）」といいますが、とても重要な数値ですので、

表３　レンツによる症例対照研究

即ち奇形児の母親にコンテルガンを服用したか否かの割合と、奇形ではない児を生んだ母親のコンテルガン服用の有無の割合とを比較したものである。

	服用 暴露（要因）アリ	非服用 暴露（要因）ナシ	計
症例群（疾病アリ）	A=90 人	C=22 人	A+C=112 人
対照群（疾病ナシ）	B=2 人	D=186 人	B+D=188 人
計	A+B=92 人	C+D ＝ 208	T=300

$$R = \frac{\text{暴露（要因）アリによる疾病アリの割合}}{\text{暴露（要因）ナシによる疾病アリの割合}} = \frac{\frac{90}{92}}{\frac{22}{208}} = 9.2\text{倍}$$

$$\text{OZ（オッズ比）} = \frac{\frac{90}{22}}{\frac{2}{186}} = \frac{90}{2} \times \frac{186}{22} = 380.5\text{倍}$$

説明をすることにします。増加率が「二・〇倍」だとして、その統計上の誤差幅が「CI＝一・一〜二・九倍」だとしましょう。その場合の誤差幅が「統計上で九五％の確率で信頼できる範囲」を示すわけです。その下限の「一・一倍」が「影響なしの倍率を示す一・〇を上回る場合」を「統計的に有意」として重視されるわけです。「有意」とは「意味がある値」ということで、疫学では重要な意味を持っています。

逆に、増加率が一倍を下回っていて、その「九五％CI＝〇・三〜〇・九倍」の場合であれば「上限が〇・九倍」ですから、「統計的に低くて有意」ということになりますから、増加ではなく「良い影響がある」ことを示すわけです。医学の分野で「良い効果がある」という場合は、このように「上限が一・〇以下で有意であること」が重要なのです。

統計上で取り扱うわけですから、その対象数が大きくなれば信用できる可能性が増えますから「九五％CI値」の幅が小さくなります。また、影響が見られない場合には当然のことですが「一・〇倍」に限りなく近づくことになります。今までに研究された疫学研究をまとめて、取り扱われたデータをまとめることも行われていて「メタ・アナリシス」と言われたりするのですが、その結果として「誤差の小さな一・〇倍」になることもあります。統計的な扱いですから「一〇〇%CIはあり得ない」わけで、疫学研究では「一〇〇%確実な結果」ということは無いことになります。そのことから「九五%信頼区間」や「確率値：p＜〇・〇一」などで評価されることになります。

また「要因」として選ばれた事象が、「本当の要因なのかどうか」を「一〇〇%確実ではない」ことを盾にとって「メカニズムも明らかでない」として疫学研究結果に疑問を持つ人が多いのも事実です。確かに、疫学研究では「偶然」「バイアス」「交絡要因」の問題点があるからです。「偶然」は測定結果がたまたま変動していて研究結果に影響する可能性です。「バイアス」は曝露要因と疾病との実際の関連性を大きく評価したり、逆に過小に評価したりすることで、誤った結果を生じることです。大きく分けて「思い出したことが誤っていたり」「過剰に診断する」といった「情報に関するバイアス」や、「対象集団を選択する際の誤り」といった「選択バイアス」などがあります。

「交絡要因」は「曝露要因と疾病との関連性が、他の曝露要因によって過大か、または過小に想定された」場合であり、疫学研究では最も重要な問題点の一つです。「交絡要因」は「曝露要因」や「疾病結果」とも深くかかわっているからです。それらの「交絡要因」を取り除くために「補正」なども行われています。「補正項」としては「喫煙」「アルコール摂取」「年齢」「男女比」「人種」「収入」「学歴」「他の環境要因」などがありますから、慎重に対応する必要があるわけです。

送電線設置の多い場所には、「低所得者が多く住んでいる」と主張する論文も読んだことがあります。低所得者は、立地条件の悪い場所に住むことが多いし、食べ物などの生活条件も悪いだろうから、電磁波被曝以外の要因が多いはずであり、電磁波影響とは限らないというわけです。

勿論、疫学研究では色々な要因が考慮されるのですが、ある要因が確実だということは難しい側面もあります。現在、携帯電話が大普及していますから、その場合に「送電線が原因」と考えるのは難しいわけです。送電線周辺でのイランの研究論文に、「低所得者の多い地域であり、携帯電話の使用率が極めて低い」地域なので「携帯電話による小児白血病などの要因を考慮しなくて良い」と書かれていたように思います。この場合は、逆に低所得者層の多い地域を選択したのかもしれません。

いずれにしろ、人間の健康研究にとって疫学研究はとても重要なのですが、医学分野では「お金にならない分野」でもあるからなのか、この日本では疫学を軽視する傾向が強いように思います。今なお続く典型例が「タバコの害」の問題でしょう。タバコ業界のみならず、日本では公益事業だったこともあり、公益機関の巨額な収益源にもなっていますから、世界の先進国でも珍しいほどの野放しになっているわけです。東京オリンピックまでに「どのような禁煙対策が進むのか」に関心が持たれていますが、残念なことに恥ずかしいような規制になりそうです。自民党のタバコ族議員の力が強いようです。

一九七一年十一月に来日してサリドマイド裁判で証言されたレンツ博士が「サリドマイド剤が奇形の原因の可能性が高い」との警告を出したおかげで、サリドマイドの拡大が止められたのですが、その時に日本の医学者はどうしていたのでしょうか。そのことを思いながら、水俣病などの多くの公害事件や福島原発事故などでの「科学者の責任」を考えさせられたことでした。この日本も、科学技術の進展とともに、その悪影響の危険性が増大する可能性が高いのですから、疫学研究の重要性が認識されて欲しいものです。

② コホート（集団追跡）研究 Cohort Study

コホートとは「古代ローマの軍団（「旅団」でしょうか）」から取られた言葉だそうですが、「ある大きな集団」を意味しますから「コホート研究」はある集団を長い年月をかけて追跡し続けるような「疫学研究」のことです。「前向きコホート研究」「後ろ向きコホート研究」「コホート内の症例対照研究」があるそうですが、ここでは一般的に「コホート研究」といわれている「前向きコホート研究」を説明することにします。残りの二つは、「症例対照研究」とよく似ていますから、ここでは説明しないことにします。

「前向きコホート研究」では、「健康な大きな集団の日常的な生活を一定期間追跡して、疾病や死亡率や身体の変化を調べて相関関係を評価する」もので、「ケース・コントロール研究」よりも正しい評価結果を得ることが出来ます。疾病に罹患する以前からの曝露要因を調べるわけですから、曝露要因と疾病などの関係を正しく調べることが出来るのですが、数年から数十年の追跡期間が必要なことや、個々人の被曝要因を正確に把握できないこと、交絡要因の影響を十分に把握できないことなどの欠点もあります。

日本疫学会では、大規模「コホート研究」の定義として「疫学会会員が研究代表者に準ずる役割を果たしていること」「一万人以上についてベースライン調査をしていること」「五年以上の追跡を終了していること」をあげています。日本でも宮城県・愛知県・岐阜県・大阪府などの自治体を中心にして行われていますが、世界的に有名なのが「広島・長崎被爆者コホート（寿命調査）」でしょう。全被爆者一二万三三一人を対象にベースライン調査への回答率も一〇〇％であり、ベースライン調査年も一九五〇年から行われている世界でもただ一つの放射線被曝に関する長期間コホート研究です。

それ以外で大規模なのが文部科学省の一一万七九二人を対象とした生活習慣と発ガンを調査する「JACCスタディ」や国立がんセンターが中心となった六万一五九五人を対象とした「多目的コホート研究Ⅰ」と七万八八五二人を対象とした「多目的コホート研究Ⅱ」でしょう。厚生労働省も一〇万人規模の生活習慣病や病気を調べる「JPHCスタディ」を実施しています。古いコホート研究として知られているのが、勝木司馬乃助・九大教授が一九六一年から開始した「福岡県・久山町コホート研究」で、人口が約八四〇〇人と少ないですが追跡率が九九％以上であり、全住民の詳細な研究として世界的にも珍しい研究です。

最近の研究で注目されるのが、子どもを対象とした環境省・国立環境研究所の「エコチル調査」でしょう。「エコチル」とは「エコロジー」と「チルドレン」の合成語です。日本中で約一〇万組の子供と両親が参加する大規模なコホート疫学調査で、胎児のときから一三歳になるまで「環境要因が子供の成長・発達にどのような影響を与えるか」を二〇一一年から調べていますが、残念なことに、電磁波環境は除外されています。何故、含めなかったのか疑問なのですが、その理由を国立環境研究所が主催したポスター・セッションで「エコチル調査」の担当者に聞いたことがあるのですが、「他で行われているから」との曖昧な回答でした。電磁波問題のような重要な影響研究で、「兜報告」（第10章参照）のような結果が出ると大変だからテーマとして含めないようにしたのでなければ良いのですが、とにかく残念です。政治的・経済的に重要なテーマは取り扱いたくないのが日本の特徴のように思います。

コホート研究の利点は「危険な要因の寄与がわかる」「事象の発生順序がわかる」「複数の結果要因を同時に調べることが出来る」「予測要因の測定バイアスが少ない」などですが、欠点は「稀な疾病要因に不向きである」「研究の時間と費用がかかる」「頻繁に研究することが困難である」「多数の脱落がないように追跡する必要がある」というものです。「極低周波被曝による小児白血病」のような稀な疾病を調べるためには一〇万人の子どもを対象にするのでは、子どもの人数が少なく困難だといえるのかもしれません。

現在、日本で行われ始めているコホート研究の一つに、福島原発事故の作業者に関する研究があります。国立放射線影響研究所が中心になって進められていて、私も関心を持っている研究ですが、対象者の協力が得られているのは約三五％だということを、事故後七年を迎えるにあたってのNHK／TV特集（二〇一八・三・六）で知って驚きました。協力しないのは「休まねばならない」「会社の協力が得られない」「使い捨てされるだけだ」などと、支援がなされていないことが大きいようで、日本の疫学研究の現状を示しているように思ったことでした。

(3) 生殖や細胞レベルの研究

電磁波の危険性に関しては、人間では疫学研究が問題になることが多いのですが、疫学研究で疾病に関する要因などが指摘されても、「何故なのか」というメカニズムが明らかになるわけではありません。広島・長崎の被爆者が発ガンしやすいことは疫学ではっきりしているといって良いのですが、今なおメカニズムや治療方法が良くわからないのと同じことです。

そのためもあって、電磁波被曝でも生殖や細胞レベルでの研究が色々と進められています。生殖に関しては「人類の生存」にかかわる問題ですから、流産の増加や奇形児の誕生や精子の異常や子孫への影響などの研究が中心ですが、早くメカニズムを明らかにして対策する必要があることはいうまでもありません。電磁波被曝では、動物などの臓器を細胞レベルで調べたり、身体のホルモンや遺伝子などを調べることが最近になって加速しています。それが積み重なってメカニズムも明らかになると期待しているのですが、相変わらず五里霧中状態といって良いのが現状です。

それでも、色々な研究が進められていますので、この本では代表的な細胞レベルの研究として「ホメオスタシス・酸化ストレス」「ミトコンドリア・サイトカイン」「イオン・チャンネル」「オートファージ」などを取り上げることにしました。それらの研究では、「顕微鏡による観察」「ホルモンの測定」「遺伝子の観察」「タンパク質の測定」「化学イオンの測定」「電位変化の測定」「酸化ストレスの観察」などを通じて、複雑な身体内の動きが少しずつ解明されてきているように思います（第27、28章参照）。

(4) 世界保健機関や国際がん研究機構について

健康に関する機関として最大なのが世界保健機関（WHO）であることはいうまでもありません。それらの機関が「電磁波問題」にどのように対処しているのかも重要ですので、ここで説明することにします。WHOは化学物質などに関しては独自の規制値を発表しているのですが、電磁波に関しては「国際非電離放射線防護委員会（ICNIRP）」に今までは委託していたといって良いでしょう。それでも、電磁波に関する報告書は何度も発表しているのですが、一言でいえば「危険性が確定していない」との立場で、規制値に関してもICNIRPを支援していたといっても良いでしょう。

このような態度は、放射能やX線・放射線などの電離放射線に関して「国際電離放射線防護委員会（ICRP）に規制値などを委託している」のと良く似ています。このような委員会システムに任せているのは、この二件だけでしょう。このような委員会は各国の代表が集まって議論して決めるのですが、社会・経済的に問題の多い分野では、決して「安全優先で決められるわけではない」ことは、福島原発事故後の議論で明らかになったといえるでしょう。つまり各国の利害が対立するような分野では、どうしても巨大国である米国の言い分が通る傾向があります。特に原発や携帯電話などの軍事技術と深い関係のある問題に関しては、米国の力が強いのです。しかし、この関係に関しても変化が見られますので、第29章で紹介します。

二〇一一年五月三十一日に、WHOの機関でもある「国際がん研究機関：IARC」は一四カ国三一人の科学者（三人は招待）を集めて八日間にわたり検討していた「高周波・電磁波の発ガン」に関しての「IARCモノグラフ」の結論として「2B指定」の結果を発表しました。世界中で関心を持たれていたことだったこともあり、日本でも六月一日に大きく報道されました。携帯電話の普及率が高いからでしょうが、以前の二〇〇一年に発表された「極（超）低周波・電磁波の磁界」に関する「IARCモノグラフ2B指定」の際には、報道されることも少なかったので、今回のメディアの取り扱いには驚いたのでした。「福島原発事故で反省したのかな」と思ったほどでした。

しかし、一方で「コーヒーと同じ2B指定であり、心配無用」との「電磁波ムラ」の主張も目立ちました。勿論、何故「コーヒーが2B指定なのか」を説明してはいないにも拘わらず……でした。ここでは、IARCのことも含めて、「IARCモノグラフ」の説明もすることにします。

表 4　IARC による発がん性分類

	発がん性の評価	分類基準			既存分類結果例（日常生活でわかりやすいもの）
		疫学研究	動物実験	支援的証拠	
グループ1	発がん性がある(Carcinogenic to humans)	◎			コールタール、カドミウム、ヒ素、ダイオキシン、アスベスト、ベンゼン、たばこ、アルコール飲料、中性子、ラドン X 線、ガンマ線、太陽光
		○	◎	◎	
		△	◎	◎	
グループ2A	おそらく発がん性がある (Probably carcinogenic to humans)	○	◎		クレオソート（木材の防腐剤）、ホルムアルデヒド、PCB、ディーゼルエンジンの排ガス 紫外線、太陽燈
		△	◎	◎	
		○			
グループ2B	発がん性があるかもしれない（Possibly carcinogenic to humans）	○	○或いは△		クロロホルム、鉛、DDT、コーヒー、ガソリン、わらび、漬けもの、ガソリンエンジン排ガス 超低周波磁界
		△	◎		
		△	○	◎	
グループ3	発がん性を分類できない (Cannot be classified as to carcinogenicity in humans)	△	○或いは△		カフェイン、原油、水銀、サッカリン、お茶、コレステロール 蛍光燈、静磁界、静電界、超低周波電界
		△	◎	×	
		□	□	□	
グループ4	おそらく発がん性はない（Probably not carcinogenic to humans）	×	×		カプロラクタム（ナイロンの原料）
		△	×	×	

◎：充分な証拠がある
○：限定的な証拠がある
△：証拠が不十分である
□：他のグループに分類できない
×：発がん性がないことを示唆する証拠がある

「電磁界と健康」（電気安全環境研究所）から引用

一九七九年三月のワルトハイマー（米）論文以降、小児ガンに関する多くの疫学研究があります。二〇〇二年だけで五件もの報告が発表されていて、その中にはIARCとICNIRPの発表になる「〇・三～〇・四μT以上の被曝で小児白血病が二倍に増加」の論文もあります。これらの論文を受けて、WHOもついに二〇〇一年十月になり「事実情報（ファクト・シート）」で「ガンの可能性あり：2B」と発表し「予防原則的対策の勧告」をしました（『朝日新聞』二〇〇一年十一月五日）。この「2B」の意味は、IARCの分類なのですが、その分類を表4としました。

この分類は「疫学研究」「動物研究」などの成果を参考にして、「発ガン」に関する分類がなされるのですが、「分類：1」が「発ガン性あり」であり、「分類：2」には「分類：2A」と「分類：2B」とがあり、それぞれ「Probable：可能性が高い」「Possible：可能性がある」と説明されています。「可能性の割合」が「2A」では約七〇％で、「2B」では約三〇％程度と考えて良いでしょう。

また「2B」には「コーヒーも含まれているから、心配する必要はない」という人もいますが、そのようにいう人には「車の排ガスも2Bですよ」と私はいい返すことにしています。車の排ガスを平気で吸う人などいないのではないでしょうか。「コーヒーには、膀胱ガンとの関連性を示す研究が多い」ことから「2B」に指定されているわけで、日本の疫学研究でも「コーヒーを良く飲む人で膀胱ガンが増加する」との報告があります。しかし、そのような研究は報道されることがなく、逆に「身体に良い」という外国の論文などが報道されることが日本では多い様に思います。確かに「膀胱ガン」以外の疾患や死亡率などでは「コーヒーが良い影響を示している」との疫学研究もありますから、そんなに心配する必要はないのかも知れませんが、最近でも「携帯電話の使用が膀胱がんの原因ではないか」との論文もあります。

いずれにしろ、小児白血病に関していえば「2B」の意味は大きいのです。子どものガンは少ないのですが、その中でも「小児白血病」で亡くなる子どもが多いこともあって、昔から関心がもたれてきたガンだからです。それだからこそ、一九七九年のワルトハイマー論文は衝撃的だったのでした。

携帯電話使用者と脳腫瘍に関係する研究を、ＩＡＲＣが中心となって一三カ国の参加を得ての「インターフォン計画」という大々的な「携帯電話と脳腫瘍の疫学研究」を実施していたのですが、その結果を二〇一〇年五月に発表しました。その内容は「確固たる悪影響はないようだが、十年以上のヘビーな使用は悪いかも」という曖昧な表現でした。しかし、その後の二〇一一年五月三十一日には、ＩＡＲＣは「インターフォン計画の最終報告」を踏まえて「発ガンの可能性」を認め「2B」に指定したわけです。この研究結果に関しては第14章で詳しく紹介します。

福島原発事故の後で、「原子力ムラ」とか「原子力マフィア」とかいう言葉がはやりましたが、電磁波問題でも同じことがいわれています。電力会社や携帯電話会社は巨大企業であり、多額の寄付金や研究費を出すわけですが、その報告は「影響なし」が多く、中立的な研究費での研究では「影響あり」の方が多いといわれていて、それを明らかにした論文もあります。

日本の場合は、第10章でも紹介しますが、兜報告に対する大批判があったことでも明らかなように、「国の機関」でも偏っているような傾向があるわけです。「原子力ムラ」には官僚組織や裁判組織も関係していたと私は考えているのですが、「電磁波ムラ」でも同じ構造になっていると思われます。残念ながらそれが日本の状況であり、本質的には国民全体の責任だともいえるでしょう。その典型が福島原発事故ではないでしょうか。そして、二〇一七年から話題になっている「森友学園・加計学園」問題などの、安倍首相と官僚組織との「忖度」のように、国民の安全や健康よりも自分たちの利益を優先する権力側の姿勢が蔓延しているように思えてなりません。

(5) 科学技術の進歩と電磁波研究の進展

最近になって、遺伝子工学などの科学技術の開発が進んでおり、それらによる電磁波研究も行われ始めています。電磁波の影響研究が行われるようになったのは一九七〇年頃からですが、それ以降でも「SQUID磁力計」と呼ばれる微弱磁界測定方法が開発されました。「SQUID」とは「Superconducting Quantum Interference Device」(超電導・量子・干渉・機器)のことですが、極低温にした超電導素子を利用する機器です。「超電導トンネル接合」の素子を使用することで、10^{-11} μTもの微弱な磁界測定が可能なので、今まで測定できなかった生物体内の微弱な磁力が測定可能になり、マグネタイトなどを始めとする生物と磁界の関係などの研究が進む原因になりました。

最近では「ホルモン」「細胞」「遺伝子」などの研究技術が進展してきたことで、電磁波影響の研究が進んでいて、以前は安全だと思われていた点の見直しが進められているといえるでしょう。その典型例が「高周波被曝による温度上昇」の問題ではないでしょうか。静かに座っている人間の発熱量は、約一・五W/kgなのですが、その発熱量を基準にしてガイドラインが決められていたのであり、「発熱効果以外の悪影響はない」との前提が問われているといえましょう。その点が「熱効果のみ派」と「非熱効果もある派」との争点なのであり、この本は後者の立場で書かれていることはいうまでもありません。

【第7章】生物の身体と電磁波

人間の身体の細胞は、微弱な電気信号や化学反応で働いているわけですし、化学反応もイオンの僅かな電位差が重要なのですから、電磁波と無関係なはずがありません。人間では脳・首・背中・腹などの中心位置がプラス電位で、手足の先がマイナス電位になっています。その電位差は〇・一ボルト（V）ぐらいです。細胞膜の内外にも六〇～七〇ミリボルト（mV）の電位差がありますし、脳細胞のニューロン（神経細胞）もシナプス（神経接合部）を経由して同じような電位差の変化をしますし、心臓が鼓動するのも約〇・一Vの電位差です。細胞膜にあるチャンネルと呼ばれる穴を経由して流動するナトリウムやカリウムやカルシウムなどのイオンも電位差と関係しているわけです。

人間の身体の表面は電導性がありますので、電界は身体の中にまで深くは入りませんが、磁界の方は身体の中に入り込みやすいことから「電界は安全だ」という考えがあるようです。しかし、磁界と電界とは相互に関連しながら伝播しているのですから、身体の中への電磁波の侵入やバランスの変化は、生物にとっても危険なはずです。

特にパルス電磁波がより問題になるように私は推察しています。「細胞融合」という技術がありますが、

「外部の堅い細胞膜を取った二つの裸の細胞を接触させておいて、そこへパルス状の電界を与えると、細胞が融合する」技術なのだそうです。そのことを知って、私は「生物と電磁波」との不思議な影響関係が重要と考えたのです。

生物への極低周波・電磁波影響が真剣に問題になり始めたのは、一九七五年頃からです。「マグネタイトの発見」「カルシウム・イオンの漏洩の発見」などの現象報告が相次いだからでした。「マグネタイト」は小さな磁石の粒で、その様なマグネタイトを身体の中に鎖状に持つバクテリアが沼底で発見されたのでした。大学院生だったブレークモア（米）が、顕微鏡をのぞいているうちに異常な行動を示すバクテリアに気付いたのですが、それが「走磁性バクテリア」だったのです。北半球のバクテリアは地磁気を検知して泥の底方向に潜り込むのです。そのバクテリアに電気パルスを与えると向きを逆転させることが出来るそうです。

その後、このマグネタイトが渡り鳥やサケなどの魚の脳にも存在することが明らかになってきました。マグネタイトの存在が地磁気の認知と関連しているということがわかって来たのです。人間の脳にも存在していることも明らかになっています。それを発見したカーシュビンク博士（米）が京都で開催された国際会議で発表するというので、聞きに行ったことがあるのですが、最後の発表スライドは「子どもがサッカーをしている写真」で、その図上に「電磁波被曝と小児白血病」と書かれていました。このマグネタイトの脳における存在が「小児白血病と関連があるかも」というメッセージだったのです。電磁波被曝を与えると、そのマグネタイトの粒子が大きくなるというフランスの研究も発表されています。

カルシウム・イオンの漏洩も面白い現象です。細胞の表面膜には「イオン・チャンネル」と呼ばれる

「イオンの出入口」があるのですが、それがある周波数の電磁波と敏感に関連していることがわかって来ました。細胞内のカルシウム濃度やカリウム濃度などを一定にする為に「カルシウム・チャンネル」や「カリウム・チャンネル」を経由して濃度調整が行われているわけです。勿論、それ以外にも「ナトリウム・チャンネル」「水チャンネル」などもありますので、細胞内はこのような「チャンネル」作用で一定な条件に守られているわけです。

この現象は「鶏の脳に極低周波・電磁波」を照射したときに起きることが見つかったのですが、最初に見つけたのは、「高周波を一六Hzに変調した電磁波・被曝」の場合でした。その後にも「人間の脳神経細胞に一六Hzの変調電磁波を照射したところ、細胞膜からカルシウム・イオンが漏洩する」との論文が発表されました。カルシウムは神経伝達にとって重要なイオンですから、極低周波の影響を真剣に考える必要があると思った私は、音や振動でも極低周波が問題になっていたことを思い出し、「低周波公害音」で有名な和歌山市の汐見文隆・医師に電話を入れました。「低周波音で一番影響の大きい周波数は何Hzですか」とお聞きしましたら、何と「一六Hzです」との回答でした。電磁波であれ音であれ振動であれ光線であれ、一六Hzは人間にとって「良くない周波数」なのです。後で紹介する「シューマン共振・電磁波」とこの「カルシウム・イオンの漏洩現象」のことを知った私は「電磁波問題」に取り組む決心をしたのです。この「カルシウム・イオンの漏洩」は、何も変調電磁波だけで起きるのではなく、極低周波のある周波数で特異的に起きることも明らかになっています。その周波数には、一六Hzは勿論のこと、五〇Hzや六〇Hzでも起きるのです。その中でも私が心配するのは五〇Hzと六〇Hzとを併用している日本のことですが、重要な問題だと思いますのでイオン・チャンネル問題は第27章でも取り上げることにします。

また「脳血液関門」と電磁波との関係も重要な問題です。人間の脳には、きれいな血液のみが行くようになっていて、脳の入り口には「脳血液関門（BBB）」と呼ばれる関所があります。脳の毛細血管の内部にある細胞（血管内皮細胞）が互いに密集して隙間がないように結合し合い、血液と脳脊髄液との間での物質の通過を制限している障壁です。そこで、有害物質や病原体（細菌やウィルス）などが脳に入り込まないようにしているのです。

一九九三年、その機能が「携帯電話の電磁波で崩れる」という現象を見出したのがスウェーデンのサルフォード博士でした。BBBで多くがブロックされるはずの「アルブミン」がラットの脳内液から多量に見出されたのでした。大きな話題になりました。この問題に関しては第15章で取り上げることにします。

また最近、自然治癒が話題になってきていますが、その理由の一つとして「交流電気から離れる」ことの重要性も指摘されています。また、電気ではアースがとても大切です。アースがないと電磁波も強くなりますし、ノイズも多く危険性が高まりますので、その様な電気を最近「ダーティ電気」と呼ぶようになりました。

「ダーティ（ノイズ）電気が肥満や糖尿病の原因ではないか」との最近の論文もあります。それを発表したのは、ワシントン州健康局で長年にわたり電磁波問題に取り組んでいたことで有名なミルハム博士です。定年になっておられるのですが、最近でも精力的に研究論文を発表されています。その中で主張されていることの一つが「肥満と糖尿病との関係」です。太平洋の島国の住民に肥満が多いのは有名ですが、その原因として「それらの島国では電気をディーゼル発電機で供給している」ことに注目し、ディーゼル発電機からは「ダーティな電気が多い」ことを指摘されているのですが、その理由は良くわかってはいません。

最近の研究ですから、今後、どの様な展開をするのかに興味が持たれています。

このような「ダーティ電気」がディーゼル発電機からのみ発生するわけではありません。高調波が混入したり、他からの電波などが入り込んだりすることでも生じるはずですし、アース不良も問題になります。アースを取ったりすることは簡単にできるのですが、日本の配線は経費節約のために二本にしていて、アース配線を考えなかったことが今になって問題になってきているといえましょう。このことは「電気の波形」が生体への影響と関連する可能性をも指摘しているわけです。

また、電気を使用しないで昔ながらの生活をしているアーミッシュの人の体内には、アレルギーを防ぐ「制御性T細胞」が多く、子供のアレルギー発症率がとても低く、その理由としては環境要因が考えられているそうです。またミルハム博士は「森林浴や自然治癒」が有効なのは、生活空間に多い電磁波の被曝から「離れているからなのではないか」とまで指摘しています。

自然界の電磁波と人間の健康との関係は、以前から色々と研究されています。地磁気の差が自殺と関係するのではないかという研究もあります。磁気嵐によって鬱病が増える可能性があるというので、ロシアでは磁気嵐情報が新聞などに掲載されるのも、それを示す研究があるからです。

生物にとって、最も身近にあって重要な電磁波は、「太陽光線」などの可視光線でしょう。勿論、蝙蝠の様に「太陽光線を嫌う」動物もいますし、人間でも「太陽光アレルギー」の方が、日本全体で百人ほどおいでだそうです。長い生物進化の歴史を考える中で、この様な電磁波の影響を考えるのも重要ですから、可視光線に関する影響問題をも考えてみることにしましょう。「金魚」に一〇Hz前後の繰り返し光パルスを照射すると、金魚は仮死状態になることが知られています。人間の場合は一五Hz前後で「てんかん症状」

になったのが、日本で発生した「ポケモン事件」でした。

すでに述べましたが、神経伝達にとって重要な「カルシウム・イオンの漏洩」と関連しているともいえるでしょう。一九九七年十二月十六日にテレビ東京および系列局で放送されたテレビアニメ「ポケットモンスター（ポケモン）第三八話」を見た子どもを中心とする視聴者に「光過敏性発作」が発生したのです。この回の視聴率は関東で一六・五％、関西では一〇・四％だったそうですが、ストロボやフラッシングなどのパカパカ光が激しく、発作を起こす子どもたちが多かったわけで、テレビ東京の報告では患者数約七五〇人で一三五人が入院したようです。四～一二歳の視聴者を三四五万人だとすると一万人当たり二人の発症率ということになります。

以前から、欧米では「運転手が道路の連続する白線」を見て「てんかん」になったとか、テレビやビデオやゲームなどの画面を見て「てんかん」になる患者の増加が知られていて、「任天堂・てんかん症」として英文雑誌にまで紹介されていたほどです。私が「テレビ・ゲームてんかん症の子どもが英国では七〇〇人も見つかっている」と本に書いたのは一九九五年でしたが、日本では「ポケモン事件」が起きるまでは全く知られていなかったのです。その事件以来、テレビなどでフラッシュの多い記者会見などの映像画面に「カメラのフラッシュが目に刺激を与える場合がありますので、ご注意ください」と書かれるようになっています。

オゾンホールによって、今までは遮蔽されていた紫外線が地上に届くようになり、その結果として皮膚ガンが増加するという「オゾンホール問題」も電磁波影響問題の一つです。また、ＬＥＤで使用される青色光線が「ブルーライト・ハザード」として知られるようになったことも最近のことですし、この青色光線がショウジョウバエのサナギを一〇〇%近く殺してしまうことを、東北大学が発表しています。その結果を図3に示しますが、その原因はまだわかりません。浄化槽内のバクテリアを殺菌するために紫外線が使用されていますし、バクテリアを九九・九九九九%除去するという高級浄水器も売られていますが、その紫外線は「UV―C」だそうです。細菌やウイルスを九九・九%殺すために必要な二五〇㎚波長の紫外線の強度は約一〇mW／㎠で僅か一秒間の照射だそうです。

　いずれにしろ、生命現象と関連の深い色々な現象が電磁波問題でも重要な課題になってきていますから、我々は「電磁波問題を人類全体の問題」として真剣に考える必要があります。便利さの故に、電磁波被曝がドンドンと強くなってきているのですから、生命の本質からの考察が必要なように思います。その悪影響がまず最初に現れるのが、子どもや胎児や動物なのではないでしょうか。

図3　LED青色光線の殺虫効果

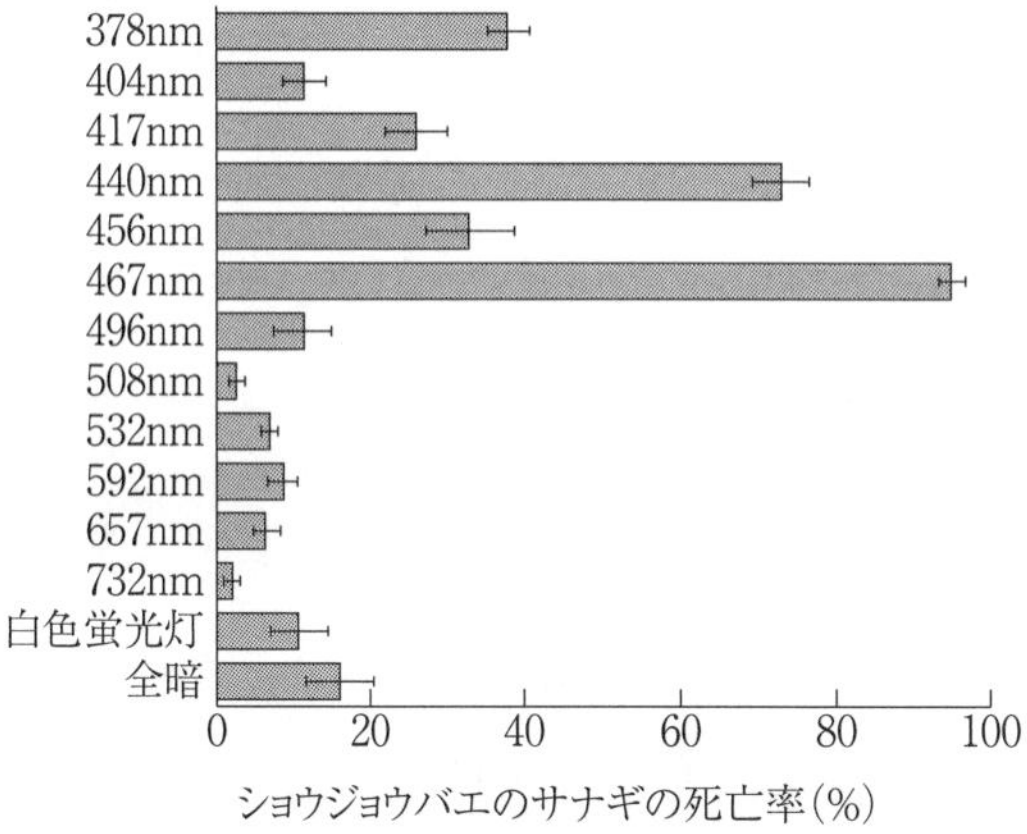

堀雅敏(東北大)のプレスリリースより(2014.12.10)

【第8章】地球環境問題としての電磁波問題

以前から私は「電磁波問題は地球環境問題でもある」といってきました。すでに書いたように「電磁波」にはエネルギーの高い順番に「①放射線」「②エックス線」「③紫外線」「④太陽光線（可視光線）」「⑤赤外線」「⑥高周波」「⑦中間周波数」「⑧極低周波」「⑨シューマン共振・電磁波」「⑩静磁界・静電界」があるわけですが、それぞれの種類に対応して「原爆・原発」「医療被曝」「オゾンホール」「ブルーライト（青色光線）」「地球温暖化」「携帯電話」「家電製品」「地磁気」などの「地球環境問題」と対応しているからです。それを簡単な図として私が推察した概念図を図4にしました。

生物の進化とも関連してきていると思われるのですが、ここでは「A」～「D」と「D」の①～⑩について説明することにします。まず図4中の「A：宇宙の電磁波」というのは、地球の外部での空間における電磁波のことで、太陽光と関連する電磁波などが中心で、その電磁波が「地球表面の空気・オゾン層」で吸収されているわけですが、その吸収係数を概念的に示したのが「B」に対応しています。

その吸収を受けて、地球表面の地上に存在する電磁波が「C」です。「C」には新しく周波数の低い場所に幾つものピークが見えますが、それが「シューマン共振・電磁波」といわれる「地球サイズと共振する電磁波」のことです。また右端の方が少し高くなっていますが、それは地球・磁界の存在によって宇宙（特に太陽）からやってくる電磁波や放射線が地球の極に集まることでオーロラなどが発生するわけですが、それによる電磁波強度の増加を示しています。

人間の科学活動が無い場合の地球表面の電磁波強度は「C」の様な状態だったわけですが、二〇世紀に

図4　生物と電磁波

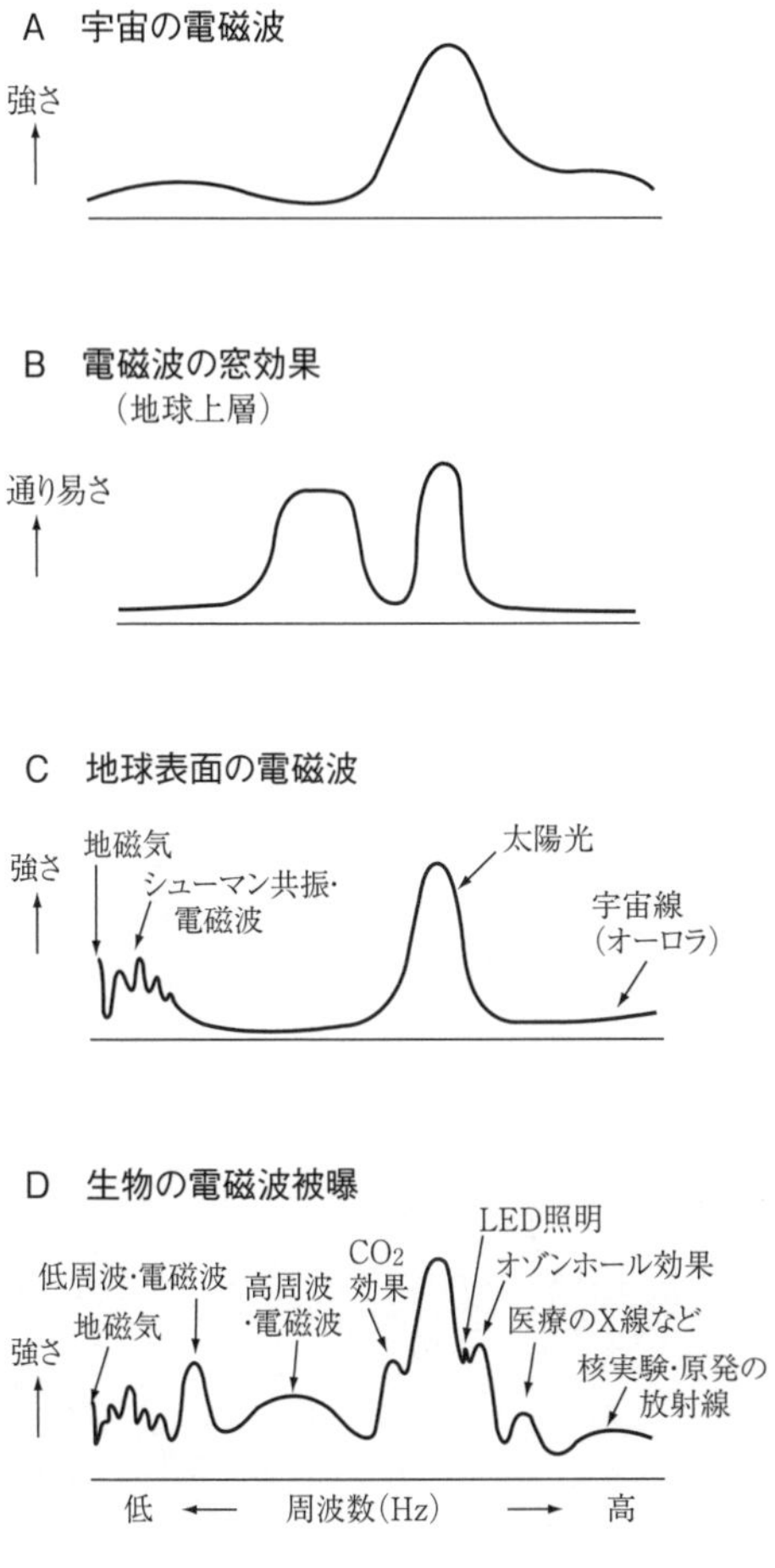

なってからの科学技術の進展で、色々な電磁波が増加していて、現在では「D」の様になっていることを示しています。これらは実際の強度を示したものでなく、「この様になっていますよ」との概念的な強度を示したものです。その「D」の図の中に、更に①〜⑩が分類されていますので、それを周波数（エネルギー）の高い方から説明することにします。

①「放射線」

電磁波でもある放射線はガンマ線です。ガンマ線以外にも放射線はありますが、福島原発事故でも良く知られるようになった「セシウム137」という放射性物質（放射能）から放出されるガンマ線が事故後で最も危険視されているわけです。原爆や原発での核分裂物質からも放射されてきているわけですが、最近は微弱ではありますが雷からも発生していることが報告されています。人間の体内にもカリウム40などの放射性物質がありますからガンマ線を被曝しています。

地球環境問題の一つとして最初に話題になったのが、大気圏内での核実験や核戦争で懸念される「核の冬」問題（核戦争で日光が遮られ人為的に氷河期が訪れる）だったことも良く知られています。

②「エックス線」

一八九五年にレントゲン（独）によって発見されたレントゲン線は、骨を透かし見ることが出来る不思議な光線であり、何か良くわからないので「エックス線」と名付けられ、その発見の功績で、レントゲンは第一回ノーベル物理学賞を受賞しました。医療用に役に立つことから、当初は大々的に利用されてきたのですが、その内に放射線障害の悪影響があることがわかり始めたのです。

③「紫外線」

紫外線は人間にとってもビタミン生成などに必要な光線ではありますが、オゾン層の存在でほとんどがブロックされています。ところがフロン・ガスなどの人工的な溶媒によって上空のオゾン層が破壊され、その結果として「紫外線UVC」が地上に届くようになります。これが「オゾン・ホール効果」であり、オゾン層の破壊の拡大によって紫外線による「皮膚ガン」などが増加することが懸念されているわけです。

④「太陽光線（可視光線）」

人間は昼に活動し夜に休むようになってきたわけで、それに対応することのできる様に身体のホルモンなどの免疫系を獲得してきました。電磁波でもある太陽光線のおかげで多くの生物が進化してきたわけですから、影響を受けていることは間違いないことでしょう。そのような太陽光線の中でも、現在、問題になっているのが、紫外線による皮膚ガンの増加や、「LED照明」からの「青色光線（ブルーライト）」の危険性でしょう。「LED照明」の危険性に関しては後でも触れることにします。

⑤「赤外線」

赤外線は「熱線」とも呼ばれていて、身のまわりに広く利用されていますが、地球レベルで考えると、「地球温暖化」と深く関連しています。炭酸ガスCO_2などの増加によって、地球から外部へ放射される熱線である赤外線が地球上に溜まり始めるのが温暖化問題です。化石エネルギーの大量消費によるCO$_2$効果などが本当に原因なのかどうかは、まだ証明はされてはいませんが、エネルギーの消費増加が問題であることは間違いありません。地球表面から宇宙へ放射される単位面積あたりの赤外線量と人間の体表面から放射される赤外線量とは同じ強度なのだそうです。我々は地球と共に呼吸しているというわけです。

⑥「高周波」

赤外線よりもエネルギーの低いのが「高周波・電磁波」で、図4でもわかりますが、地球表面では最も微弱な電磁波の一つです。それが二〇世紀後半の通信技術・戦争技術の進展によって急増加してきました。第二次世界大戦時から「レーダー操作員の白内障の増加」が問題になっていたのは、目の蛋白質が高周波に弱いからでした。ところが、米国では高周波によって「物を温めることが出来る」特徴が発見されたことにより、その効果を利用する技術が「軍事技術の民生利用」のシンボルとなり、「電子レンジ」が大普及してきたのでした。高周波の電磁波が生物に深く関係しているのではないか……という問題が、最近になって指摘され始めてきたのであり、その典型例が携帯電話の問題だといえるでしょう。

⑦「中間周波数」

高周波と極低周波との間の電磁波を「中間周波数・電磁波」と呼ぶようになってきています。

極低周波より高い「三〇KHz前後」の高周波との間の中間周波数・電磁波はあまり使用されていないこともあり、影響研究が全くといって良いほどなされていなかったのです。しかし、最近になって高周波周波数の増加に伴う変調周波数の増加や、極低周波の利用増加に伴う高調波の増加などもあり、「中間周波数・電磁波」の増加が問題になってきています。また電磁波利用が進んでいることもあり、中間周波数帯を利用する機器も増加していて、国際非電離放射線防護委員会（ＩＣＮＩＲＰ）も緊急課題として重視しています。どんな悪影響がその周波数帯に潜んでいるのかはまだわかっていません。

⑧「極低周波」

極低周波は世界中で五〇Hzと六〇Hzとが電力用の商用周波数として使用されています。先進国の中で五〇Hzと六〇Hzとを共に使用している国は日本ぐらいです。そのことで如何に不便になっているかを考えることもなかったのです。そんな日本ですから、どちらの周波数が「より安全なのか」ということさえ考えられなかったことでしょう。そのリスクがどれほど大きいのか……という研究すらなされていません。

関西に住んでいる私にも驚いた経験があります。高速の実験機器が故障した際のことですが、急遽、東京の大学から代替えの機器を借用したのです。ところが使用周波数に気付かなかったばかりに、その借用機器がすぐに故障してしまったのでした。

福島原発事故の際にも「東西の電力融通問題」が話題になったのですが、国のセキュリティを考えれば、統一することは重要なのではないでしょうか。米国でも当初は色々な周波数の電気を使用していたのですが、その周波数に応じての配線が必要であり、美観上の問題もあって一九〇〇年過ぎに六〇Hzに統一しました。欧米諸国も統一したのですが、日本ではある程度は統一されたのですが、完全に統一されることもなく、長野県を境として併用されることになってしまったのでした。

⑨「シューマン共振・電磁波」

自然界にある電磁波との関係で、私が心配していることに「シューマン共振・電磁波」と「人間の脳波」の問題点があります。生物が極低周波・電磁波と深い関連がありそうなことは以前から指摘されているのですが、その典型が「人間の脳波」との関係ではないでしょうか。その関係を図5にしました。

この図を作成した時から、私は「電磁波と生命とが深く関連していることは間違いないだろう」と思い始めたのです。ところで、このシューマン共振・電磁波とは何なのでしょうか？　この地球表面には色々な電磁波があることはいうまでもありません。雷・雲・地震・太陽風・宇宙線などが原因なのですが、それらによって色々な周波数の電磁波が発生するわけですが、その中でも地球のサイズと共振（共鳴）する波長の長い電磁波が残ることになります。そうでない波長の電磁波は消えて行くのですが、共振によって強くなった周波数の電磁波は補給が続いているかぎりは永続的に残っているわけで、それがシューマン共振・電磁波なのです。最大の供給源は雷だといわれています。

考えてみればわかることですが、私たちの身の回りで経験する雷などそんなに多いわけではありません。しかし地球全体で考えると、平均して一秒間に約五〇個の雷が陸地を中心としてどこかで落ちているのだそうです。また、二日に一回程度の割合で巨大な雷が発生していてガンマ線を放射していることも最近になって発見されています。人工衛星から夜の地球を見ると、雷の多いのに驚いたという宇宙飛行士の話を聞いたことがあります。また人工衛星から見た地球上の先進国は「光のかたまり」に見えるようですが、それも「電磁波・発生源のかたまり」でもあるわけです。また図5の上には「人間の脳波の分類」が

図5　シューマン共振と脳波（人間）との関係

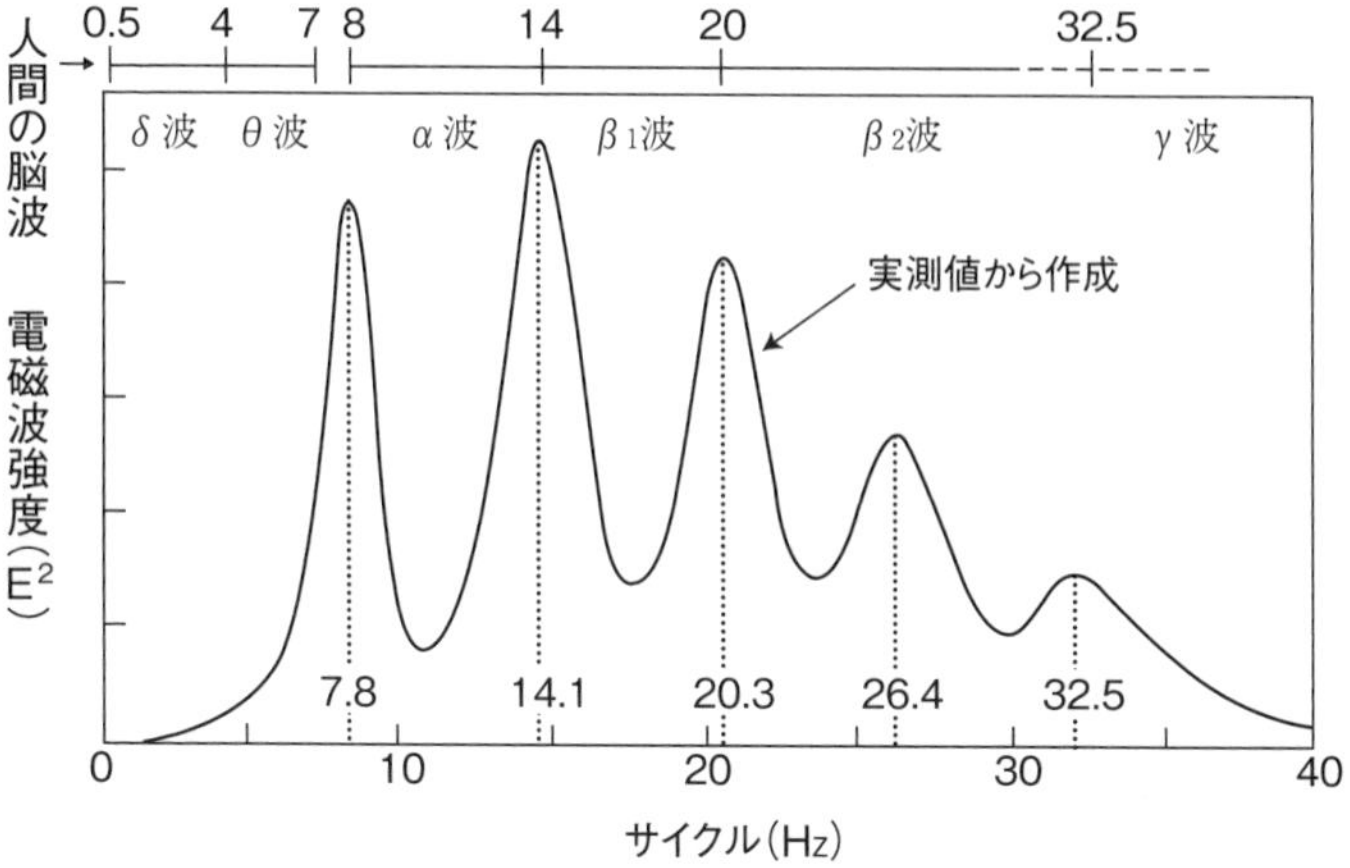

示されています。

七〜八Hzの間が開いているのは、ここが睡眠と覚醒との境だからです。左端は「〇Hz」で「脳死」に相当します。深い睡眠である「ノンレム睡眠」で出現する脳波が「δ（デルタ）波」で、浅い睡眠の「レム睡眠」は「θ（シータ）波」に相当します。安静時であれば「α（アルファ）波」が、運動し始めるとともに「β（ベータ）波」になります。「γ（ガンマ）波」との境界値を「三二・五Hz」としたのは、論文によっては「三〇Hz」と「三五Hz」の両方がありましたので、私の判断で平均値を採用したからです。

⑩「静磁界・静電界」

地球には「静磁界」があることはコンパスを使用すれば良くわかります。その強度は「約四〇〜六〇μT（四〇〇〜六〇〇ミリガウスmG）」です。「静電界」は空間にもありますし、雷雨時などはとても高い値になります。セルロイドの下敷きをこすると髪の毛が吸い寄せられるのも静電界のせいです。地球の磁界方向と植物の根の成長とに相関のある植物も知られていますし、静電界をかけることでシイタケなどの成長が早くなるという研究報告もあり、実施されている人も多いのです。昔から「雷雨の多い年はキノコが良くとれる」との話がありましたが、迷信とはいえないようです。また、南北方向に寝る大型の鹿や牛が「送電線の周辺ではバラバラになって寝る」という人工衛星で調査した研究もあります。

　このように考えると、「電磁波問題は地球環境問題でもある」との私の主張がわかって頂けるのではないでしょうか？　福島原発事故での放射線のことを考えると、電磁波問題は「人類の生存問題」でもあるように思われてなりません。「人類は早く滅亡した方が良い」という意見の人もおられるようですが、私は孫の顔を思い出すたびに「良い環境を残さねば」との思いとともに「草木国土悉皆成仏《そうもくこくどしっかいじょうぶつ》」という古くからの日本特有の自然観であるこの思想のことをも考えてしまいます。電磁波は動物にも植物にも影響を与えているといえるからです。

【第9章】電磁波と生物進化の関係

発生生物学で良く知られているテーゼに「個体発生は系統発生を繰り返す」という言葉があります。「個体発生」とは「例えば一人の人間」のことを考えると良く理解できます。一方の「系統発生」とは長い年月での「生物の進化過程を示す」と考えることが出来ます。一人の人間の誕生（個体発生）は、進化過程における系統的な発生メカニズムを繰り返しているという意味です。その様な生物進化の過程が電磁波とも関係が深いのではないか……というのが私の考えです。シューマン共振・電磁波と脳波の関係と同じように、地球環境や生物進化は電磁波と関係が深いことこそが、「電磁波問題の本質ではないか」と思うようになりました。この章では、その様な私の考えを生物進化との関係を主にしながら思いつくままに書くことにします。

(1)　生命の誕生

宇宙が誕生した約一三八億年前、更に約四六億年前には太陽系にこの地球が誕生しました。地球が誕生した頃は灼熱状態であり、生物など住めるような状態ではありませんでした。放射性物質（放射能）もまだ強烈でしたから、当然のことですが放射線も強く、それが減衰するためには長い年月が必要でした。しかし、その内に冷え始めて水が形成されました。噴火や雷なども多かったのですが、その様な環境下で約三七億年ほど前に生命が誕生したと考えられています。生命には有機化合物が必要であり、無機物質ばかりの地球上で有機物質が生成されたのは「紫外線」「放射線」「雷などからの電気」といった「電磁波」が重要な役割を果たしたことは間違いないでしょう。生命が誕生した原因には色々な説がありますが、有機物質があったからなのです。

「深海の火山・熱水」「地球の温泉など」「宇宙からの隕石から」などが有力の様ですが、私は「深海説」を取っています。その頃は、火山活動や雷などが強かったでしょうし、放射線もまだまだ強力だったはずですから、浅い海で生命が誕生することは困難だったはずです。深海であれば、それらも弱いですし、生命誕生の為に必要な外的エネルギー源として深海にまで届くような「極低周波の電磁波エネルギー」を利用できますし、地球磁界もありますから、ＤＮＡなどが形成されるのには好都合だったのではないでしょうか？

極低周波の電磁波と地球の静磁界があれば、イオンは螺旋運動をすることが出来ます。ＤＮＡが螺旋構造をしていることも理解できるように思うからです。つまり、生命の誕生は電磁波ナシでは考えられないのではないでしょうか？　深海には太陽光線は届きませんが、極低周波のシューマン共振・電磁波は透過力が強いですから届くはずです。そのようにして、長い間、深海で誕生した生命体は次第に広がって行ったことでしょう。

(2) 浅い海に登場

深海から浅い海にも生物が広がって来たのではないでしょうか。浅い海には太陽光線がありますので、それを利用して光合成を行う植物が誕生したのは約二七億年前だといわれています。光合成が原因で炭酸ガス中心だった地球表面には酸素が増え始め、また海の有孔虫やサンゴや貝などが炭酸カルシウムを作って二酸化炭素を固形化し、地球上空にはオゾン層も形成されて宇宙からの紫外線や放射線などの電磁波も遮蔽され始めたことでしょう。真核細胞が形成され、運動するためのエネルギー源を供給する細胞内のミトコンドリアの役割も重要だったと思います。酸素を利用する魚などの動植物も登場してきたのでしょうが、身体が酸化すると言うことは良いことではありません。それに耐えられる様に進化が進んだはずです。それでも、まだまだ強い放射線被曝で遺伝子が損傷を受けたでしょうが、何らかの修復機能を獲得した生物が生き残ったと考えられます。最近になって、酸性の強い湖にも生物がいることがわかり、深海説ではなくこのような湖で生命が誕生したのではないか……と言う説が登場しているようです。しかし、この説では光合成による酸素の発生などの説明がつかないように私には思われます。

(3) 海から陸へ移動

その内に海から陸へと生物が上陸を始めることになります。その場合は、海と比べると陸上は酸素が充満した環境です。植物は酸素と炭酸ガスを必要としますが、動物は酸素のみで生きねばなりません。

身体が酸化すれば長生きは出来ないでしょう。そこで登場してきたホルモンがメラトニンではないでしょうか？　それ以外にも陸に上陸した動物は色々な機能を獲得したからこそ生き残ったと思われますが、ここではメラトニンのことのみを取り上げることにします。メラトニンは人間の脳にある「松果体」という小さな組織から分泌します。頭の額に「第三の目」のある仏像がありますが、これは「松果体」のことを意味しているわけで、松果体は光を感じる組織でもあり、その役割が明らかになって来たのは最近のことです。このメラトニンは「酸化を防止する」「発ガンを抑制する」「睡眠を制御する」などの重要な機能を持ったホルモンです。最近でも「ＬＥＤの青色光線」とメラトニンの関係に関心が集まっていますし、睡眠障害との関係も重要です。動物は睡眠しなければ死んでしまうのですから、メラトニンのおかげで生物は陸で生き延びることが出来て、進化を重ねてきたのではないでしょうか。

また最近の研究で、ストレスを与え続けると、脳内物質が変化して死に至るとの研究も発表されていますが、酸化ストレスなどの現象が問題なようです。

(4)　植物から動物へ

メラトニンの獲得などの免疫機能を充実させた生物が陸で繁殖することが出来るようになりました。最初は植物の天下だったでしょうが、その内に動物も増え始めました。海にも色々な魚類が繁殖し始めたことでしょう。「人間の胎児の形」と「魚の卵の中の胎児」との形が良く似ていることに驚きますが、一九六六年にヘッケル（ドイツ）が「反復説」をとなえたのも、この様な進化段階での類似性を問題にしたからでした。哺乳類と同様に、多くの魚の骨は「硬骨」ですが、サメなどの様に「軟骨」の骨を持つ動物もいます。軟骨から硬骨に進化したようですが、この様なカルシウムの存在も進化では重要でしょう。このメラトニンもカルシウムも電磁波と深い関係があることがわかってきていますから、電磁波が生物と深い関連があることは間違いないでしょう。

私が主張している「電磁波問題は地球環境問題でもある」の例として図4を示しましたが、この図4のBは、地球への電磁波の通り易さを示したものです。この図を見て不思議に思った人もおいでなのではないでしょうか？　太陽光線は「通り易い」電磁波であることはわかると思いますが、高周波の所にも通り易い部分があることです。太陽光線に含まれていても「紫外線：ＵＶＣ」のようにオゾンの存在で地表には来ていない電磁波もあるわけで、それだからこそ、その様な「紫外線：ＵＶＣ」に対して現在の生物は防護手段を獲得していなかったわけです。

長い地球の歴史過程で、それでは高周波成分の通り易さはどの様な影響を生物に与えていたのでしょうか？　高周波の電磁波の内でも地球上空の空気層やオゾン層や電離層などを通過し易いのは、一般には通信高周波と呼ばれる「三MHz〜三〇〇〇〇MHz（三〇GHz）」の周波数帯です。それらの高周波を「マイクロ波」と呼んでいますが、地球上での発生源があったとしても、内側に蓄積したりすることもなく、宇宙へ逃げていきますから、とても弱いのです。このマイクロ波の典型が二・四五GHzを使用する「電子レンジ」と一GHz周辺を利用する「携帯電話」ですが、そのマイクロ波の波長は約一cm〜一〇ｍに相当します。現在、この地球上を謳歌している生物のサイズに対応しているともいえましょう。波長とその長さの物質とは共振する特徴がありますが、それだけではなく物質との相互作用で電磁波が吸収されて熱に変わることもあります。それも最初の波長の二分の一、四分の一、八分の一……の波長などでも共振がしやすいのです。

またマイクロ波に物を温める効果があることが見つかったのは偶然でした。第二次世界大戦後にレーダー技術が進みましたが、その当初から蛋白質などに吸収されやすいとの悪影響は知られてはいたのですが、それ以外の効果は良くわかっていませんでした。ある時のことですが、米軍のレーダー装置の前を通り過ぎたレーダー操作員が「腹痛を訴えて死亡する」事件がありました。何故なのかわからないので、解剖されたのだそうですが、その操作員の腹部が真っ赤に煮えあがっていたそうです。マイクロ波・電磁波が「水に吸収されやすい」ことが原因で、操作員の腹部が高温になっていたのが死因だったのです。

その事実から学んだ米軍は「軍事技術の民生利用」の典型として「電子レンジ」(米国では「マイクロウェーブ・オーブン」といいます)を料理に使用することを推奨したのでした。第二次世界大戦後の余暇の急増と女性の解放とにマッチして「電子レンジ」は世界中で大普及して行ったのです。電子レンジは二・四五GHzのマイクロ波を使用するのですが、そのマイクロ波がどの様な物質に熱を与えるかを示したのが図6です。

この図は「二・四五GHzのマイクロ波が吸収によって半分に減衰する厚さ(cm及びm)」を横軸に示しています。つまり、その厚みであれば照射されたマイクロ波の強度の半分が吸収されて熱に変わるわけです。色々な物質が示されていますが、ここで私が注目するのは「水」と「氷」のことです。その図の中から「水」と「氷」とを探してみてください。「氷」は図の右端の方にありますが、「水」は何と左端の方にあります。「水」も「氷」も分子式では「H_2O」であることは良く知られています。ところが、両者とも同じ「H_2O分子」でありながら、マイクロ波の吸収は大きく異なるのです。「水」も「氷」も酸素原子(O)を中

図6　マイクロ波がどの様な物質に熱を与えるか

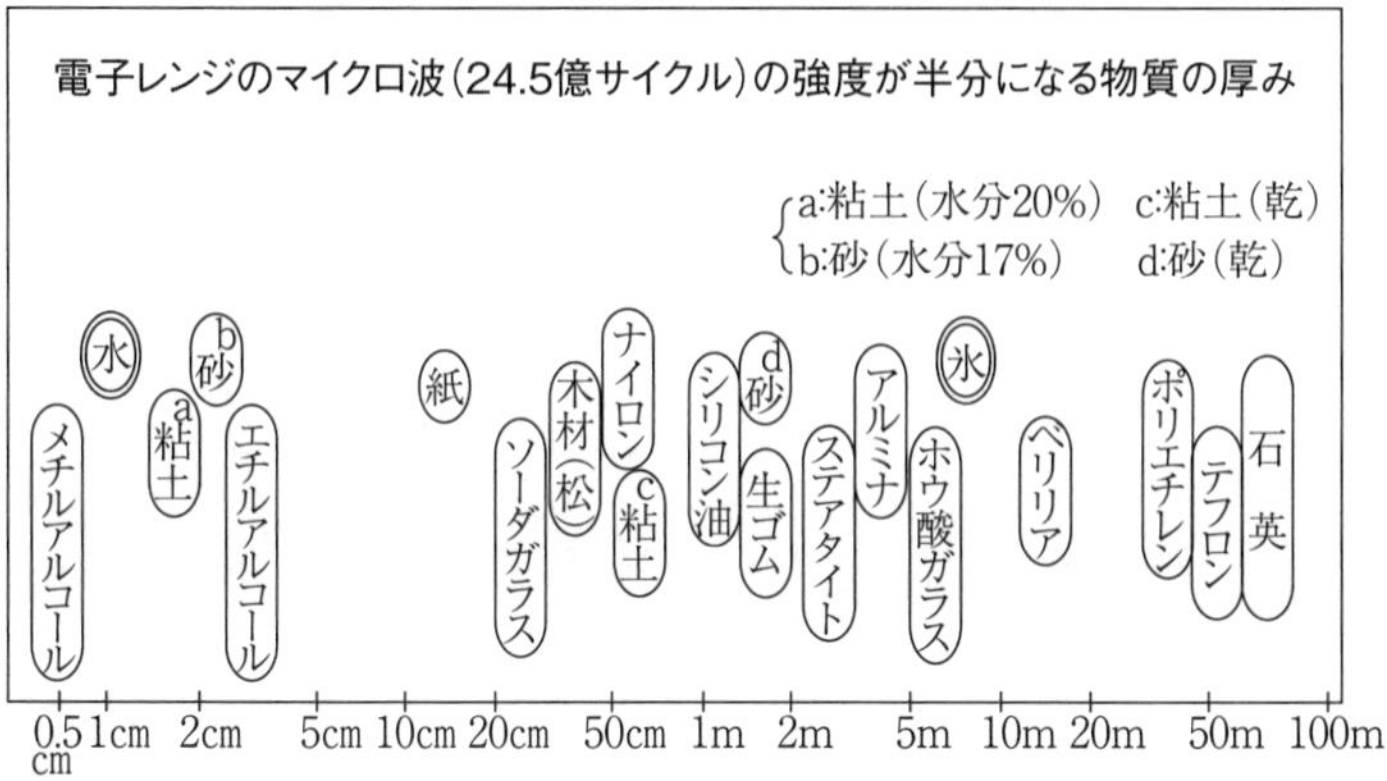

『電磁波と食品』(大森豊明・編著、光琳)から作成

心にして二つの水素原子（H）がつながっています。ところが、その二個の水素原子のつながり方が少し異なっているために、マイクロ波の吸収が大きく異なってしまうのです。そこで、私は講演会でこの図を示しながら次の様な話しをすることが多いのです。

① 同じコップを二個用意して下さい。

② そのコップに、同じ重さの「水」と「氷」を入れて下さい。

③ 双方を「電子レンジ」に入れて一分間だけＯＮ「チン」して下さい

④ 「水」は温まりますが、「氷」は全く変わりません。

⑤ 同じ「$H^{2}O$」でも、こんなに吸収が異なることがわかりますね。

ぜひ、自宅の電子レンジで実験して欲しいものです。

米国では「電子レンジ」の登場で、料理の世界が大幅に変わったといわれています。冷凍食品の登場も電子レンジがあったからなのですが、主婦の労働時間を大幅に短くしたことも確かです。しかし、カチカチになった冷凍食品を電子レンジでは解凍できないことは経験されていると思いますが、食品中の水分が氷になっているからです。米国に遅れて日本でも電子レンジは大人気になりました。小型のペットを乾かそうと思って、電子レンジに入れて操作したばかりに「ペットが死んでしまった」という例すらあったのです。ここでの「マイクロ波照射と熱発生」の関係は、電磁波の影響を考える時にとても重要なことです。

進化との関係で重要なことに、「ミトコンドリアと電磁波問題」もあります。「ミトコンドリア」は細胞内にあってエネルギーを作り出す機関で第27章でも説明しますが、第28章でも述べる「オートファジー」と同様に「活性酸素」「酸化ストレス」「アポトーシス」などとも関係が深いのです。レーン博士（米）によれば、ミトコンドリアが進化過程の重要なパートを示していることを詳細に説明しています。ミトコンドリアがエネルギー源を作り出していますが、それだけではなく細胞中のカルシウムや鉄なども関係が深いのです。電磁波で問題になることとオーバーラップしていることに驚かされます。

「地球上に誕生した生命」は当初は簡単な細胞だったようですがドンドンと複雑になって行き、エネルギーを作り出す「ミトコンドリア」を取り込むことで、更に大きく発展していったとレーン博士は主張しています。その「ミトコンドリア」と電磁波被曝との関係に関心が寄せられるようになったのは最近のことです。

【第10章】電気利用と電磁波問題（極低周波の小児ガンを中心に）

二〇一八年十二月末での日本の携帯電話数は二億四三三二万台で（BWA、無線呼び出しを含む）普及率も（一人一台として）一六二％で、七〇％以上がスマートフォン（以下「スマホ」という）で、今や残る購買対象は小学生だそうです。世界中で二〇一五年には七〇億台／普及率一〇〇％近くになっていて住宅の近くにも携帯基地局が乱立しています。二〇一八年には世界総人口の半分以上がインターネットを使用していることになるそうです。

戦後になって急増した電化製品や、最近の携帯電話などで電磁波被曝は増加する一方です。極低周波や高周波が精子に悪影響を及ぼすとの研究も話題になってきていますが、電力会社は極低周波被曝の大きな「オール電化」宣伝に必死です。WHOが電磁波プロジェクトを開始した一九九六年以降から日本では「オール電化」の大キャンペーンが始まったように思います。原発を作りすぎて電気があまり、夜間電力を利用させるためでした。それを非難するかのように、福島原発事故が起きたようにすら私には思われるほどです。「電磁波の危険性」が良く知らされている欧州では「電気使用は控えよう」としているのに日本では逆です。規制値を緩くする為に、世界の状況に逆行して電磁波被曝を国民に強要する政策を実施したのではないか……とすら私は考えています。

その結果、国際非電離放射線防護委員会（ＩＣＮＩＲＰ）の二〇一〇年版（極低周波の疫学結果を無視し、五〇／六〇Hzの基準値を一九九八年勧告の二倍の二〇〇μTに）が、福島原発事故のドサクサ時に話題にされることもなく、原子力安全保安院によって二〇一一年三月末に法制化されたのです。これがまた、直後の五月にリニア新幹線・建設が認められた背景なのではないでしょうか。

極低周波・電磁界被曝と小児ガンとの関係を調べた疫学研究を私はこまめに集めてきていたのですが、表5のようにいつの間にか八六件になっています。

この中での最初の論文が「ワルトハイマー論文（米国・一九七九年）」（第6章参照）です。子育てが終わった後の疫学研究家のワルトハイマー博士は「小児白血病の原因」探しを始めました。友人の物理学者であるリーパ博士の協力で「極低周波が強い場合にはノイズ音が大きくなる装置」を作成してもらい、後に「配電線コード：ワルトハイマー分類」と呼ばれることになる分類法で「小児白血病の増加率」を論文にしたのでした。

その論文は一九七九年三月に「米国疫学雑誌」に発表されたのです。丁度、米国ではスリーマイル島・原発事故が発生した時だったこともあり、話題にならなかったのですが、それに反応した研究がスウェーデンあげての研究になりました。それが、有名な一九九二年の「カロリンスカ報告」です。ノーベル医学賞を選考していることで知られるカロリンスカ研究所の疫学部門の責任者であるアールボム博士が、政府や電力会社などの全面的な協力を受けて行った研究結果がワルトハイマー論文を支持したのでした。その報告書は重要な意味があると私たちは考えたので『高圧線と電磁波公害』（高圧線問題全国ネットワーク・編・

緑風出版、一九九七年）の本の中に翻訳されています。その結果が国際会議で発表された際、会場からの「調査人数が少ないのではないか」との質問を受けた時に、アールボム博士は「スウェーデンが人口の少ない国であるのが残念です」との趣旨の回答をしました。この発言が日本で兜研究が行われることになった一つの背景だといっても良いでしょう。

日本にとって特に重要なのが、そのリストにもある二〇〇三年の「兜・報告」と二〇〇六年の「兜・論文」です。一般に「疫学研究をしようとしない」国である日本が、このような大規模な研究を開始したのは何故なのでしょうか？　その背景を追い求めていた私が知ったのは次のような経過でした。友人からの伝聞ですから明白な証拠があるわけではありませんが、最近の日本の現状を考えると、「なるほど」と思う点がありますので、紹介することにしましょう。

ノルウェーの元首相であり医者でもあるブルントランド世界保健機関（ＷＨＯ）長官の下で、電力線電磁波の健康影響に関する研究が開始されたのは一九九六年のことでした。北欧や欧州諸国の主な参加で始まったのですが、当初は参加を見合わせていた日本も途中から参加することになったのです。日本にとっても大きな意味のある調査研究ですから、「蚊帳の外」にいるわけにはいかなかったのでしょう。研究に参加するということは、費用を分担することになりますので、ＷＨＯのお偉ら方が調印の為に日本へやってきたのだそうです。そのお偉ら方は、新幹線に乗って外を眺めていましたら、住宅の上に送電線が通っている個所の多いのに気付いたそうです。欧米ではあまり見ることの出来ない風景だったのでしょう。

その頃、送電線と小児白血病の関係が重要なテーマだったのですが、以前から送電線を民家から離すことを行っている欧米諸国では、被曝量の多い場所での小児白血病の増加率を調べるような疫学研究が難し

表５　配電線・送電線・変電所と小児ガンの疫学調査

作成：荻野晃也

報告論文名	報告年	国名（調査場所）	増加率（倍）		子供の被曝条件
ワルトハイマー	1979	米国	2.25	全ガン	配電線・変電所の近く
			2.98	白血病	同
			2.40	脳腫瘍	同
フルトン	1981	米国	1.09	白血病	配電線の近く
トメニウス	1986	スウェーデン	1.20	全ガン	送電線から 50m 以内
			1.09	白血病	同（＞3mG）
			3.96	脳腫瘍	同
サビッツ	1987	米国	1.42	全ガン	配電線で 3mG 以上
			1.93	白血病	同
			1.04	脳腫瘍	同
			1.52	全ガン	配電線の近く
			1.54	白血病	同
			2.04	脳腫瘍	同
セバーソン	1988	米国	1.03	白血病	電力線の低電圧領域
			1.25	白血病	電力線の高電圧領域
リン	1989	台湾	1.30	全ガン	配電線の近く
			1.31	白血病	同
			1.09	脳腫瘍	同
コールマン	1989	イギリス	1.68	白血病	送電線から 50m 以内
マイヤー	1990	イギリス	0.98	全ガン	電力線から 50m 以内
			1.14	白血病	同（＞0.1mG）
リン	1991	台湾	6.0	白血病	送電線で 1.2mG 以上
			2.1	白血病	0.6～0.69mG の範囲
ロンドン	1991	米国	1.70	全ガン	配電線で 2.68mG 以上
			1.69	白血病	配電線の近く
ローウェンタル	1991	オーストラリア	2.00	白血病	電力線の近く
フェイチング（カロリンスカ報告）	1992	スウェーデン	1.1	全ガン	送電線で 2mG 以上
			2.7	白血病	同
			0.7	脳腫瘍	同
			1.3	全ガン	送電線で 3mG 以上
			3.8	白血病	同
			1.0	脳腫瘍	同
			2.9	白血病	送電線から 50m 以内
オルセン	1993	デンマーク	5.6	全ガン	送電線で 4mG 以上
			6.0	白血病	同
			6.0	脳腫瘍	同
ヴェルカサロ	1993	フィンランド	1.5	全ガン	送電線で 2mG 以上
			1.6	白血病	同
			2.3	脳腫瘍	同
ペトリドウ	1993	ギリシャ	1.19	白血病	配電線から 5m 以内
			1.06	白血病	配電線から 5～49m 範囲
ファジャルド	1993	メキシコ	2.63	白血病	電力線近く
アールボム（ノルディック報告）	1993	北欧３ヶ国	1.3	全ガン	送電線で 2mG 以上
			2.1	白血病	同
			1.5	脳腫瘍	同

ワシュバーン	1994	再評価論文	1.49	白血病	論文数：13
			1.58	リンパ腫瘍	論文数：5
			1.89	脳腫瘍	論文数：7
リン	1994	台湾	1.49	白血病	送電線近く
			4.38	白血病	同（5～9歳児）
			3.68	白血病	同（10～14歳児）
松井	1994	日本	2.12	白血病	送電線近く
			0.49	固形腫	送電線近く
ボウマン	1995	米国	9.2	白血病	配電線と地球磁場
ワルトハイマー	1995	米国	～4.0	白血病	配電線、磁場の傾斜角
フェイチング	1995	北欧2ヶ国	2.0	白血病	送電線で2mG以上
			5.1	白血病	送電線で5mG以上
全米研究評議会	1996	再評価研究	1.5	白血病	電力線近く
マーチン	1996	米国	4.3	脳腫瘍	地下配電線（1989年以前）
			1.2	脳腫瘍	地下配電線（1989年以降）
			1.0	脳腫瘍	大電流配電線（1989年以前）
			1.5	脳腫瘍	大電流配電線（1989年以降）
ガーネイ	1996	米国	1.3	脳腫瘍	極小電流配電線
（地下配電線の脳腫瘍を1.0として比較）			0.7	脳腫瘍	小電流配電線
			1.1	脳腫瘍	中電流配電線
			0.5	脳腫瘍	大電流配電線
コギール	1996	イギリス	4.69	白血病	20v/m以上の電場
			2.40	白血病	10～19v/mの電場
			1.49	白血病	5～9v/mの電場
コッコ	1996	イギリス	1.9	白血病	電力線の近く
リー	1997	台湾	1.4	白血病	電力線で2mG以上
			2.0	白血病	電力線で50m以内
			1.0	脳腫瘍	電力線で50m以内
アールボム	1997	再評価研究	1.8	白血病	電力線で2mG以上
ティネス	1997	ノルウェー	2.0	全ガン	電力線で1.4mG以上
			0.8	白血病	同
			2.3	脳腫瘍	同（誕生後1年）
リネット	1997	米国	1.72	白血病	配電線で3mG以上
（米国立ガン研究所報告）			6.41	白血病	4～4.99mG
ミカリエス	1997	ドイツ	3.2	白血病	送電線で2mG以上
			11.1	白血病	同（4歳児以下）
テリアウト	1997	再評価研究	1.35	白血病	（含大人）電力線で2mG以上
			1.6	白血病	（含大人）電力線で3mG以上
アールボム	1998	再評価研究	1.6	白血病	電力線で2mG以上
そうけ島	1998	日本	1.55	白血病	付近の送電線で1～10mG
			3.91	白血病	10mG以上
ドケルティ	1998	ニュージーランド	5.2	白血病	居間で2mG以上
			15.5	白血病	ベッドで2mG以上
リー	1998	台湾	2.69	白血病	送電線で100m以内
			5.06	白血病	同（5～9歳児）

米・環境健康科学研	1998	再評価研究	1.56	白血病	電力線で 2mG 以上
マクブライド	1999	カナダ	0.93	白血病	電力線の周辺
グリーン	1999	カナダ	4.5	白血病	電力線で 1.4mG 以上
グリーン	1999	カナダ	3.45	白血病	電力線で 1.5mG 以上
アンジェリロ	1999	再評価研究	1.46	白血病	電力線の周辺
			1.59	白血病	電力線で約 2mG 以上
ルーミス	1999	再評価研究	1.27	白血病	電力線の周辺
			1.66	白血病	24 時間測定で 2mG 以上
			1.63	白血病	計算測定で 2mG 以上
英・小児ガン研究 G	1999	英国	0.90	白血病	電力線で 2mG 以上
			1.68	白血病	4mG 以上
			2.44	脳腫瘍	1 ～ 2mG の範囲
ドケルティ	1999	ニュージーランド	3.3	白血病	電力線で 2mG 以上
スキンナー	2000	英国	0.75	白血病	送電線で 50m 以内
			1.08	脳腫瘍	送電線で 50m 以内
			0.41	白血病	送電線で 2mG 以上
			0.48	脳腫瘍	送電線で 2mG 以上
クライナーマン	2000	米国	0.79	白血病	電力線で 15m 以内
ハッチ	2000	米国	1.23	白血病	電力線の近く
オービネン	2000	米国	1.02 ～ 1.69	白血病	電力線の近く
ビアンチ	2000	イタリア	4.5	白血病	電力線で 1mG 以上
アールボム	2000	再評価研究	2.0	白血病	電力線で 4mG 以上
グリーンランド	2000	再評価研究	1.7	白血病	電力線で 3mG 以上
ドール	2001	再評価研究	2.0	白血病	電力線で 4mG 以上
マクブライド	2001	カナダ（再検討）	3.0	白血病	電力線周辺の高被曝
シューズ	2001	ドイツ	4.48	白血病	夜被曝で 2mG 以上
			14.9	白血病	夜被曝で 4mG 以上
国際がん研究機構	2001	再評価研究	2.0	白血病	電力線で 3 ～ 4mG 以上
国際非電離放射線防護委	2001	再評価研究	2.0	白血病	電力線で 4mG 以上
カウネ	2002	米国	4.3	全ガン	配電線（含：高調波）
英・小児ガン研究 G	2002	英国	1.32	白血病	電場で 20v/m 以上
			1.42	白血病	10 ～ 20v/m
			2.12	神経腫瘍	電場で 20v/m 以上
			0.71	神経腫瘍	10 ～ 20v/m
国立・環境研究所（兜ら）	2003	日本	4.73	白血病 ALL	磁場で 4mG 以上
			10.6	脳腫瘍	磁場で 4mG 以上
			3.08	白血病 ALL	送電線から 50m 以内
ドラッパー	2005	英国	1.69	白血病	送電線から 200m 以内
兜	2006	日本	2.6	白血病	磁場で 4mG 以上
			4.7	白血病 ALL	磁場で 4mG 以上
フェイジ	2007	イラン	3.60	白血病	磁場で 4.5mG 以上
			8.67	白血病	送電線 <500m で平均 6mG

ローエンタル	2007	オーストラリア	4.74	リンパ増殖症など	電力線 <300m
アラングレ	2007	メキシコ	3.7	急性白血病	ダウン症児で 6mG 以上
ラーマン	2008	マレーシア	2.30	白血病	送電線近く
斎藤	2010	日本	10.9	脳腫瘍	4mG 以上（兜報告の見直し）
マラゴリ	2010	イタリア	6.7	白血病	0.1μT 以上、有意でない
			5.3	白血病 ALL	有意でない
クロル	2010	英国	1.14	白血病	0.2μT あたり相対リスク
ソーラビ	2010	イラン	2.61	白血病 ALL	600m 以内
			10.78		230kV 送電線下
ジリク	2012	チェコ	0.93	白血病	>2mG　誤差が大きい
ティーペン	2012	オランダ	1.4 ～ 1.7	レビュー	全人口リスク：北米 4.2%
セマジファウレ	2013	フランス	1.7	白血病	225 ～ 400kV 送電線から <50m
ペダーソン	2013	デンマーク	0.76	白血病	132 ～ 400kV、0 ～ 199m
			0.92		（誤差多、<1mG 多い）200 ～ 599m
			1.76		220 ～ 400kV、200 ～ 599m
ブンチ	2014	英国	4.50	白血病	0 ～ 199m、1960 年代生まれ
			2.46		1970 年代生まれ
			1.54		1980 年代生まれ
			0.99		1990 年代生まれ
			0.71		2000 年代生まれ
ザオ	2014	中国	1.57	白血病	0.4μT 以上のメタアナリシス
			2.43	ALL の場合	
ペダーセン	2015	デンマーク	1.63	白血病	1968 ～ 2003 診断結果
			0.88		1987 ～ 2003 診断結果
サルバン	2015	イタリア	1.00	白血病	妊娠後の被曝 <0.1μT を 1.0
			1.57		（SETIL 研究）0.1 ～ 0.2μT、有意
			0.91		>0.2μT、誤差大
タヴリジ	2015	イラン	3.651	白血病 ALL	高圧線付近、低収入層
オクスジャン	2015	米国	0.54	白血病 ALL	黒人対象
			1.643	白血病 ALL	白人に対するアジア系
ブンチ	2015	英国	1.15	白血病	地下送電線に接近：誤差大
			1.01	白血病	磁界測定の場合
クレスピ	2016	米国	1.4	白血病	>200kV 送電線から 50m 以内
カイフェツ	2017	米国	1.5	白血病	1986 ～ 2008 送電線、不有意
アムーン	2018	米国	1.33	白血病	<50m：プール解析 0.92 ～ 1.93
			1.65	白血病	5歳以下の場合 1.02 ～ 2.67
アムーン	2018	米国	1.62	白血病	200kV<50m 送電線、不有意
			2.61	白血病	転居した場合、有意
			1.71	白血病	>4mG 送電線、有意ではない
			2.61	白血病	転居した場合、有意

注）増加率：論文ではオッズ比、相対危険度、発生割合、増加率などと表現。
（95％信頼区間は省略）。電力線＝送電線＋配電線（＋変電所）。
白血病：特別な場合以外は、全白血病・ALL・AML などの区別なしに示している。
リンパ増殖症なども小児ガン・リストに含めている。

くて悩んでいたのだと思います。大臣（厚生大臣か）との会見の席で、そのＷＨＯのお偉方が「日本でも疫学研究をして欲しい」と大臣に頼んだのだそうです。きっと日本での調査研究の重要性を強調したことでしょう。その結果として「兜・研究」が始まったのでした。

どの官庁の配下で研究が行われるのかも重要です。厚生省と通産省との間でも主導権争いがあったのではないでしょうか。ＷＨＯとの関係であれば、健康にかかわる問題でもありますから「厚生省」に、環境に注目すれば「環境庁」になるのではないか……と小生は予想していたのですが、結局は「科学技術庁」になりました。つまり「通産省」主導ということになったといえるでしょう。健康・環境よりも経済を優先する立場だったということが出来ます。裏での官庁間・官僚間の争いも激しかったのではないでしょうか。背景には電力会社の存在も大きかったのかもしれません。

二〇一七年春から良く話題になる「森友学園国有地問題」「加計学園認可問題」「自衛隊日報問題」などの「忖度問題」と同じようなことが、政官財で議論されたのではないか……と私は推察するのですが、勿論、証拠はありません。その官庁間での相談会も秘密のままで進められたことでしょう。各省では「重要事項は記録に残すな。協議は録音のない電話でしろ」と指示されているとの報道もあるそうです。電磁波研究の担当省庁を巡っては、担当部局が集まっての「六省庁間協議」が行われたはずですが、どんな議論があったのでしょうか。この「六省庁間協議」などと良く似た例を第32章で触れる予定です。その結果、国立環境研究所の主任研究員である兜・博士が責任者となる「兜・研究」が始まったのでした。

その日本の「兜・報告」は二〇〇三年六月に発表されたのですが、私の知る限りでは、その内容をメディアとしては週刊誌『サンデー毎日』の二〇〇三年七月二十日号のみが紹介したのではないでしょうか。

図7　日本の文科省が出資した「兜研究」

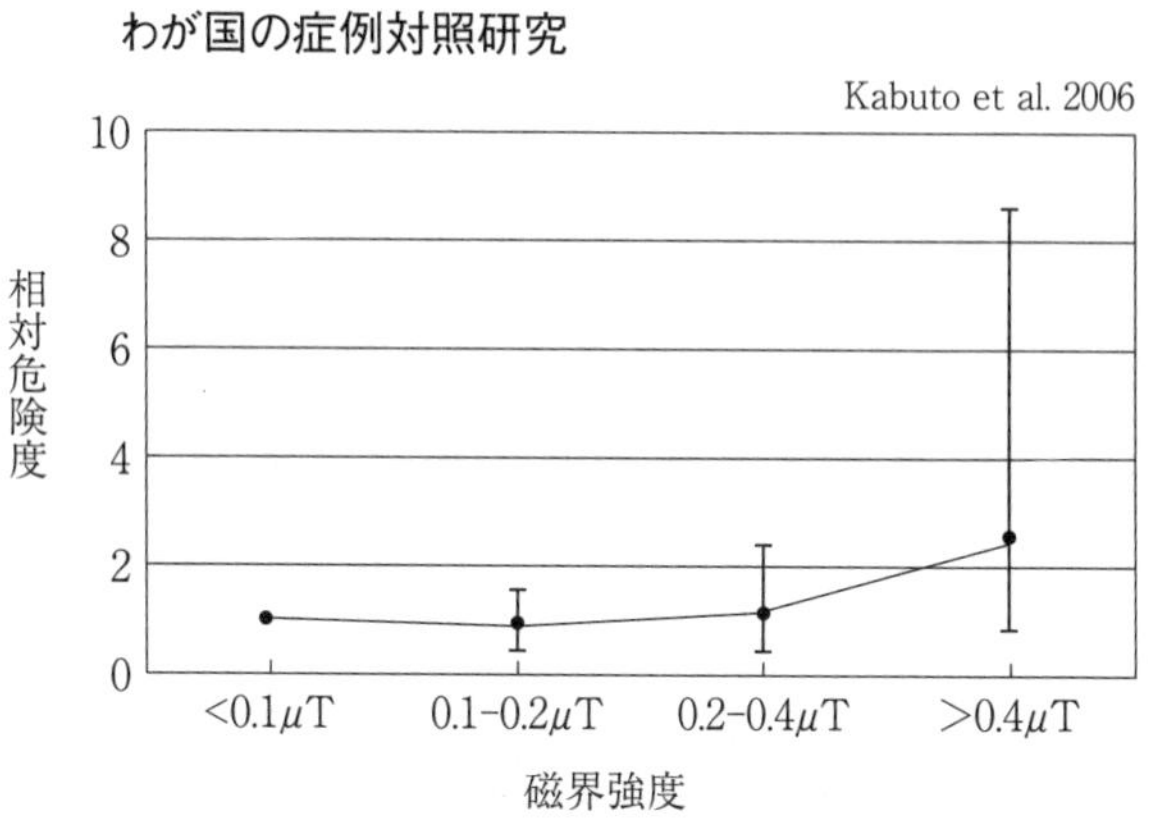

症例	276	18	12	6
対照	542	36	20	5(0.8%)

＊4mG（4μT）以上で、小児白血病が2.6倍に上がる。

「かぶと研究」を文科省はオールC（最低評価）としたが、WHOは高く評価した。

表5にあるように、小児急性リンパ性白血病で四・七一倍、小児脳腫瘍で一〇・六倍の増加率（オッズ比）でした。「兜・報告」では、送電線から五〇m以内での小児白血病は「三・〇八倍に増加」との結果も得られていますが、学術論文にはなっていなくて、多分、残念なことですが学会発表のみだったはずです。

表5にある二〇〇六年の兜論文は、小児白血病が二・六倍、小児急性リンパ性白血病（ALL）は四・七倍にもなっていますが、その論文から得られた小児白血病の傾向を図7としました。

一方で、それを「信用できない」と批判して、日本政府は無視することにしましたが（『朝日新聞 二〇〇三年一月六日号』及び松本健造著『告発・電磁波公害（緑風出版、二〇〇七年）』を参照のこと）、この報告書の内の小児白血病に関しては二〇〇六年八月に著名な英文誌に掲載されましたし、二〇〇七年六月のWHO「環境健康クライテリア（EHC）二三八」も兜論文を高く評価しています。

二〇一〇年には「兜報告」の小児脳腫瘍の増加論文（斎藤論文で一〇・九倍に変更されている）も英文誌で発表されています。何故日本のメディアはそのような日本の研究をも無視するのでしょうか？　表5でもわかりますが、兜論文以降に発表された小児ガンに関する疫学研究の多くが増加を示しています。

この「兜報告」に関しては科学技術庁内の評価委員会が「最低の評価」を下して、その後の研究費の支給を停止し研究の継続を認めなかったのですが、三段階評価（A：良い、B：普通、C：良くない）で、何と全体の評価項目の一二項目全てに「C評価」という、今までにも行われたことのないような「酷評」だったことに、私は怒りを感じたことでした。「欧米の研究結果と同じような結果だったのに、何故、こんな扱いを受けるのか」と兜博士が嘆いておられたことを小生は思い出します。

また報告書を提出された兜博士がその直後にリンパ腫瘍でお亡くなりになったことを、二〇〇六年十一月九日号『読売新聞』の連載「環境ルネッサンス　安全？　危険？　電磁波」（左頁記事参照）を読みながら、苦労されて研究をしておられた兜博士がどんな思いでその酷評を受け止められておられたのか……と兜博士に何度もお会いしたことのある小生としても悲しい気持ちになったのでした。「疫学結果を反映して、ICNIRPも厳しい値に変更せざるをえないでしょうね」とも兜博士に言ったことがあるのですが、「緩くなる可能性もありますよ」との返事だったことに驚いたのでした。そして、兜博士の予想通りに、二〇一〇年に発表されたICNIRPガイドラインは「疫学結果を採用しない」ことで一九九八年のガイドラインよりも二倍も緩い値になったのでした。

表5にも示しましたが、二〇一五年のタウリジ論文（イラン）では「小児急性リンパ性白血病（ALL）の増加率」が「送電線周辺の被曝」と「妊娠前後のX線撮影」とでほぼ同じ値になっていることに驚いたことでした。その論文は送電線周辺でのALLが「三・六五一倍」となっていて、兜報告と良く似た増加率を示しています。

日本のように家や保育園・小学校近くに高圧送電線や携帯電話基地局が設置されている国は、先進国で

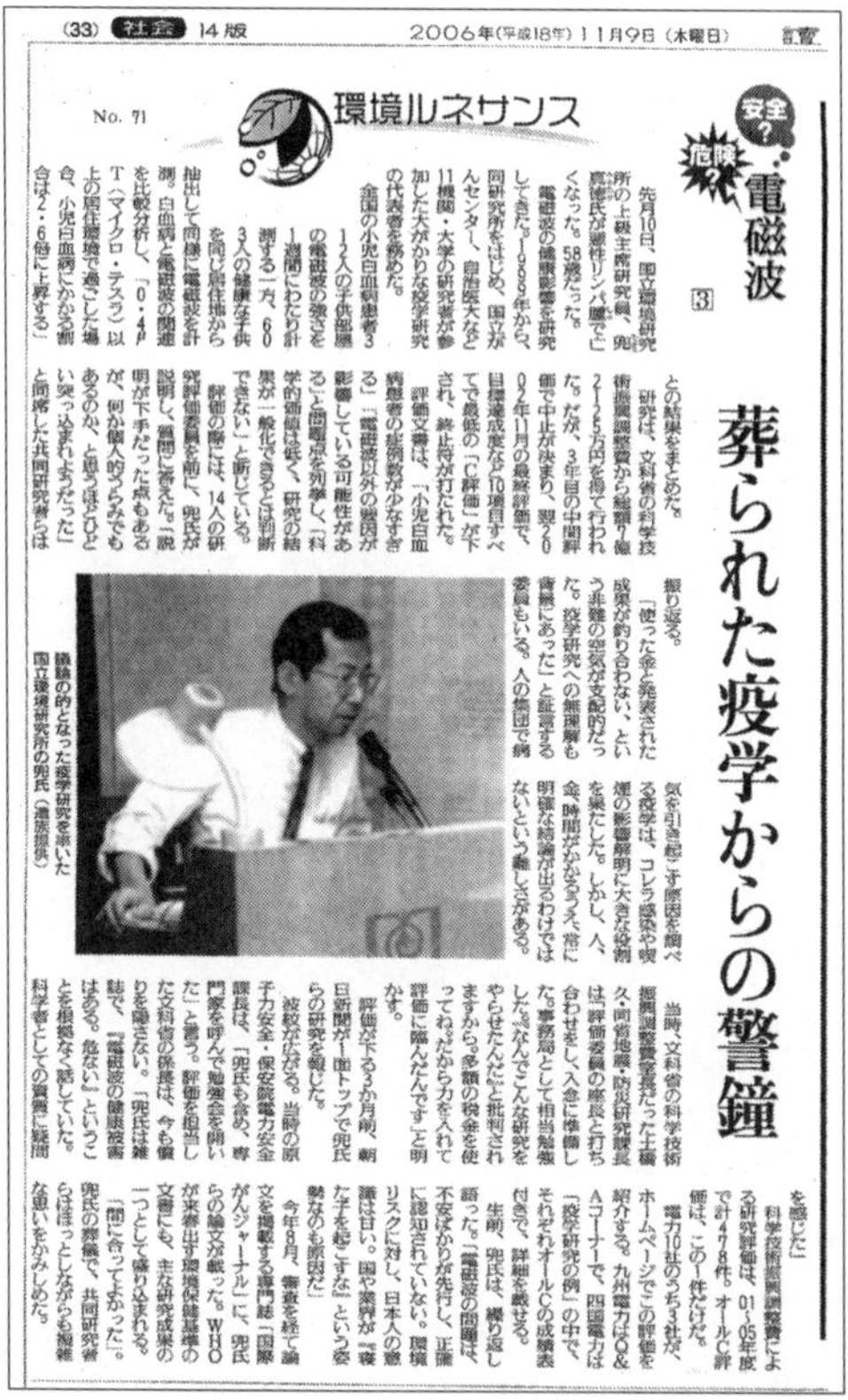

(33) 社会 14版　2006年(平成18年)11月9日(木曜日)　讀賣

環境ルネサンス　No. 71

安全？ 危険？ 電磁波 3

葬られた疫学からの警鐘

先月10日、国立環境研究所の上級主席研究員、兜真徳氏が悪性リンパ腫で亡くなった。58歳だった。

電磁波の健康影響を研究してきた。1999年から、同研究所をはじめ、国立がんセンター、自治医大など11機関・大学の研究者が参加した大がかりな疫学研究の代表者を務めた。

全国の小児白血病患者312人の子供部屋の電磁波の強さを1週間にわたり計測する一方、603人の健康な子供を同じ居住地から抽出して同様に電磁波を計測。白血病と電磁波の関連を比較分析し、「0・4μT（マイクロ・テスラ）以上の居住環境で過ごした場合、小児白血病にかかる割合は2・6倍に上昇する」との結果をまとめた。

研究は、文科省の科学技術振興調整費から総額7億2125万円を得て行われた。だが、3年目の中間評価で中止が決まり、翌2002年11月の最終評価で、目標達成度など10項目すべてで最低の「C評価」が下され、終止符が打たれた。

評価文書は、「小児白血病患者の症例数が少なすぎる」「電磁波以外の要因が影響している可能性がある」と問題点を列挙し、「科学的価値は低く、研究の結果が一般化できるとは判断できない」と断じている。

評価の際には、14人の研究評価委員を前に、兜氏が説明し、質問に答えた。「説明が下手だった点もあるが、何か個人的なうらみでもあるのか、と思うほどひどい突っ込まれようだった」と同席した共同研究者らは振り返る。

「使った金と発表された成果が釣り合わない、という非難の空気が支配的だった。疫学研究への無理解も背景にあった」と証言する委員もいる。人の集団で病気を引き起こす原因を調べる疫学は、コレラ感染や喫煙の影響解明に大きな役割を果たした。しかし、人、金、時間がかかるうえ、常に明確な結論が出るわけではないという難しさがある。

当時、文科省の科学技術振興調整費室長だった土橋久・同省地震・防災研究課長は「評価委員の座長と打ち合わせをし、入念に準備した。事務局として相当勉強した。なんでこんな研究をやらせたんだと批判されますから。多額の税金を使ってね。だから力を入れて評価に臨んだんです」と明かす。

評価が下る3か月前、朝日新聞が1面トップで兜氏らの研究を報じた。波紋が広がる。当時の原子力安全・保安院電力安全課長は、「兜氏も含め、専門家を呼んで勉強会を開いた」と言う。評価を担当した文科省の係長は、今も憤りを隠さない。「兜氏は雑誌で、『電磁波の健康被害はある。危ない』ということを根拠なく話していた。科学者としての資質に疑問を感じた」

科学技術振興調整費による研究評価は、01〜05年度で計478件。オールC評価は、この1件だけだ。

電力10社のうち3社が、ホームページでこの評価を紹介する。九州電力はQ&Aコーナーで、四国電力は「疫学研究の例」の中で、それぞれオールCの成績表付きで、詳細を載せる。

生前、兜氏は、繰り返し語った。「電磁波の問題は、不安ばかりが先行し、正確に認知されていない。環境リスクに対し、日本人の意識は甘い。国や業界が『寝た子を起こすな』という姿勢なのも原因だ」

今年8月、審査を経て論文を掲載する専門誌「国際がんジャーナル」に、兜氏らの論文が載った。WHOが来春出す環境保健基準の文書にも、主な研究成果の一つとして盛り込まれる。

「間に合ってよかった」。兜氏の葬儀で、共同研究者らはほっとしながらも複雑な思いをかみしめた。

議論の的となった疫学研究を率いた国立環境研究所の兜氏（遺族提供）

2006年11月9日付け読売新聞

も珍しいのです。勿論、外国にもその様な例があるとは思いますが、配電線からの極低周波・磁界被曝による小児白血病が増加するとの最初の疫学研究である「ワルトハイマー論文」が発表された一九七九年頃からは、諸外国では高圧送電線を民家から離すことが積極的に進められてきています。マンションの上を通っていた高圧送電線をコの字型にしてマンションを避けている景色をパリでもモスクワでも見たのですが、日本との相違に驚いたのでした。

日本では一九九六年に大阪府門真市の高圧送電線問題が話題になったことがあり、その高圧送電線が通過している百貨店の屋上を調べに行ったことがあるのですが、頭上は金網が張り巡らされていました。以前は下を通ると「髪の毛が逆立つ」ので、案内して頂いた自治会長さんに聞くと、「関西電力が上に金網を張ったのです」との説明でした。また、送電線下にある民家では、「風呂に入るとピリピリと感電する」とのことで、調べて見ると、風呂の屋根の鉄板の回りを関西電力の工事でアースされた状態になっていました。また、他の電力会社での私の経験ですが、高圧送電線下の児童公園の鉄製遊戯にアースをしていたり、ガレージの扉にアースをしている所も見たことがあります。ある条件下によると感電することがあるからのようでした。多分、日本各地にこのような場所があるのではないでしょうか。

この門真市の送電線付近では白血病が続発していてテレビでも報じられたことがあるくらいです。発ガン問題の起きる以前から送電線の問題に対して、欧米などでは送電線を住宅の近くから移転することが多かったのです。その様な事実を私は『ガンと電磁波』（技術と人間、一九九五年）などに書いたのですが、それは実に二五年以上も前のことですが、今なお日本では知られてはいない様に思います。

特に私が驚いたのは、米国で最も環境問題に厳しいと言われる「カリフォルニア州アーバイン市」が送電線などの電磁波・規制値を「六〇Hzの磁界強度を四ミリガウス（〇・四μT）以下」に規制したことでした。アーバイン市の都市計画図を入手して調べたのですが、送電線の敷地外が四ミリガウスを越える場所には車庫などを除いて家などは建設出来ないのです。このように諸外国では大問題になっていた電磁波問題なのですが、そのことを早くに紹介した日本の本があります。「東京海上火災（株）」が一九九二年四月に出版した『環境リスクと環境法（米国編）』なのですが、その「第Ⅲ部・第一一章」が「電磁界のリスク……第二のアスベストか……」でした。本の冒頭の「発刊にあたって」には「河野俊二・取締役社長（当時）」が「東京海上では『総合安全サービス産業』を経営の基本理念としており、保険カバーの有無にかかわらず、あらゆるリスクを研究の上、お客様にその情報を提供し、リスクを安心に変えるお手伝いをしている」「本書は、当社企業リスクコンサルティング室のメンバーが業務の合間を縫って毎週末こつこつと執筆を進めたものである」との文章を書いていることでも明らかなように、東京海上火災（株）が総力で取り組んで出版したのではないでしょうか。

「東京海上火災（株）」は、日本の保険会社の代表みたいな会社であり、その本の記述に期待を持って私は読んだのですが、その内容に愕然としました。

その本の「第一一章」にはアーバイン市のことも書かれてはいるのですが、何と規制値が「四ミリガウス」ではなく「四ミリメータ」と書かれていたからでした。「磁界強度を知らせたくはなかった」のでしょうが、「東京海上火災がその様な事をするはずがない」とばかりに私の話しを信用されない人が多いので、この本を書いた機会にその事実を紹介することにしました。大企業がこの様な事を平気ですることが恐ろしいからでもありますし、如何に電磁波問題を「隠したいと思う勢力が強力か」をも知って頂きたいからです。この本は何度も増刷されている様なのですが、私の知る限りは残念なことに今なお訂正されていないようです。大企業なりの「忖度」なのでしょうか？

さて、表5に戻ります。沢山の悪影響を示す疫学研究がありますから、欧米では極低周波電磁波の危険性は良く知られているのですが、日本では報道されることも少なく、多くの人は知りません。そこで表5の中から、最近の重要な小児白血病に関する疫学研究を詳しく紹介しておくことにします。

最初に紹介する「ブンチ論文」は二〇一四年の英国の論文ですが、小児白血病が子どもの誕生年代と共に少なくなっていることを報告しています。送電線から一九九m以内では一九六〇年代生まれの子どもの小児白血病は四・五倍もあったのですが、年代と共に少なくなってきていて、一九九〇年代生まれでは〇・九九倍、二〇〇〇年代生まれでは〇・七一倍になっているとの研究結果です。今後の増加を考えると二〇〇〇年代生まれの子どもの白血病が増加する可能性は少ないでしょうから、一九九〇年代以降は実質的に「増加が無くなった」といえるのかもしれません。送電線の送電方式を配置や位相などを変えたりすることで、電界強度が低減できますから、一九九m以内だけの調査ではなく、一〇〇m以内とか五〇m以内とかの調査もして欲しかったと思います。日本と異なり、以前から欧米では送電線電圧が高くなるとともに、送電線からの異常音の問題が話題になっていましたし、景観も悪いですから、民家から離すようになってきていたわけです。それに加えて、電磁波問題が浮上してきたこともあって民家から離すことが加速して、その結果がこの様な数値になって来たのではないか……と私も喜んでいます。それに反して「危険性を無視している国」であるこの日本では、この様な「低減変化はしていないのではないか」と私は強い危機感を持っています。

同じ二〇一四年にスペインから「グレリエール論文」が発表されました。EU二七カ国全体での小児白血病の増加を推定した論文でした。年間五〇〜六〇人の増加を推定していて、一・二〜二％に相当する内容でした。「ブンチ論文」でもわかるように、EU諸国は早くから対策を取り始めていましたが、日本は全く無視していましたから、増加率はもっと高いことでしょう。

次の論文は二〇一五年に発表されたイタリアの「サルバン論文」で、〇・一μT以下の被曝での小児白血病の発生割合を一・〇とした場合に、〇・一〜〇・二μTの被曝では「一・五七一倍の増加率」であり「統計的に有意だった」との内容でした。勿論、〇・一μT以下でも安全だとはいえないわけですから、そのことを考えると真の増加率はもっと大きいかも知れません。

次に紹介するのが、二〇一五年に発表されたイランの「ダウリジ論文」です。この論文は、色々な原因での小児急性リンパ性白血病ALLの増加を比較しています。この論文では「①白血病の家系」の増加率が最も高くて約八倍なのですが、それ以降は「②職業被曝の家系」「③妊娠前後でのX線被曝」「④高圧送電線の胎児期被曝」「⑤高圧送電線の新生児・子どもの被曝（＞四年）」「⑥プラスチック含有の食物・水」「⑦妊娠前後での母親の強ストレス」「⑧公害工場近くに住む（＜四㎞）」……となっていて、④と⑤が共に「三・六五一倍」になっています。この様な論文を読むと「間違っていて欲しい」とすら思ってしまいます。

この論文は「低収入層の多く住む地域で調べた」のですが、その様な地域では携帯電話やパソコンなどの使用がとても少ないので「ALLを調べるのにも好都合な地域だ」とも書かれています。福島原発事故の後で、エックス線を含む放射線による発ガン問題に日本でも国民の関心が集まっていますが、この様な論文を読むと「極低周波の電磁波被曝」に対しても日本の国民はもっと関心を持って欲しいと願わざるを得ません。

二〇一八年六月になって、二六人の著名な疫学者の連名論文が発表されました。送電線近くの小児白血病の増加を調べた「アムーン論文（米国）」ですが、共著者にはアールボムやフェイチィング（スウェーデン）・ブンチ（英国）・ヨハンソン（デンマーク）・ティネス（ノルウェー）・カイフェッツ（米）などの名前が並んでいます。国際的なプール論文なのですが「二〇〇kV送電線から五〇m以内での小児白血病の増加率が三〇〇m以遠に比べて一・三三倍（九五％信頼区間：〇・九二〜一・九三）」との結果でした。統計的には有意ではないのですが、論文中には「五歳以下での発病では一・六五倍（九五％信頼区間：一・〇二〜二・六七）で有意」な結果でした。「一九六〇年〜一九八〇年の診断では一五〇m以内での増加率が高く、五〇〜一五〇m以内では二・六八倍（九五％信頼区間：一・三四〜五・三七）」にもなっています。

また、表5の最新論文も「アムーン論文（米）」なのですが、この論文の特徴は、送電線近くから転居した人をも追跡していることです。表5にその増加率が示されていますが、「二〇〇kv送電線から五〇m以内では一・六二倍」「四mG以上の被曝では一・七一倍」で、ともに有意ではないのですが、「転居した場合」を含めると、「前者で二・六一倍」「後者でも二・六一倍と増加」していて、ともに有意な結果でした。送電線近くに住んでいて不安だったり、子どもの調子がおかしかったりした場合は、早々に転居する可能性がありますから、この論文の意味することは重要ではないでしょうか。勿論、確定的な結果だというわけではありませんが、送電線の近くでの小児白血病の増加率が高い可能性を示したといえるでしょう。

【第11章】極低周波・電磁波の研究（小児白血病以外のガン）

一九七九年に「配電線近くで小児白血病が増加する」との最初の有名な「ワルトハイマー論文（米）」によって、小児ガンに関心が集まりましたが、電磁波被曝と発ガンの問題は、小児白血病だけではありません。最近になって増加してきている発ガンの要因として「電磁波被曝」が候補になることが多いからです。その点を中心にして、いくつかの発ガンに関して、極低周波の問題を指摘することにします。

(1) 乳ガンについて

ワルトハイマー博士の二報目の論文が一九八二年に発表された「配電線近くで乳ガンが一・六倍に増加する」との論文で、同じようにコロラド州デンバー市での調査でした。統計的には有意ではなかったこともあり、乳ガンとの関係は話題になりませんでした。しかし、極低周波被曝でメラトニンが減少するということが知られるようになり、乳ガンの女性ではメラトニン濃度が大幅に減少するという研究も現れてきたこともあって、「極低周波被曝⇩メラトニンの減少⇩エストロゲンやプロラクチンの増加⇩乳ガンの増加」の可能性を指摘するスティブン論文（米：一九八七年）に関心が高まりました。一九八九年には「ニューヨーク州の電話会社の男性従業員約五万人」を対象とする大掛かりな疫学研究「マタノスキー論文」が発表され、電信線設置などの電磁波被曝関連作業の白血病が多かったのですが、男性の乳ガンが六・五倍にも増加していました。

男性の乳ガンは珍しいのですが、電磁波被曝作業の男性に乳ガンが多いという研究が更に一九九〇年に「ティネス論文（ノルウェー）」が、一九九一年には「ディマーズ論文（米）」と相次ぎました。特に「ティネス論文」は鉄道・電力・放送関連の電磁波被曝従業員約三万七〇〇〇人を調べた研究で、男性の乳ガンが約二倍の増加率でしたが、電車などの電気輸送関係では四倍もの増加率で、何れの結果も統計的に有意でした。

「ディマーズ論文」はコネチカット州、ハワイ州、ニュージャージー州などの約三〇〇〇万人を調査した大規模な疫学研究ですが、電磁波被曝労働者全体で一・八倍、ラジオ通信労働者で二・九倍、電力関係労働者で六・〇倍という高い増加率でした。六・〇倍の結果は九五％信頼区間が一・七～二一倍であり、場合によれば一〇倍以上の可能性もありうるわけで驚いたのでした。

米国や日本での女性・発ガンのトップは乳ガンであることもあって、男性の乳ガンより約一〇〇倍も多いのですから、この様な結果に関心が高まったのはいうまでもありません。

乳ガンの原因には「ホルモン（メラトニン）説・ダイエット説・シリコン豊胸説・精神不安定説・月経サイクル説・スポーツ説・出生以前（遺伝子）説」などがあります。現段階では「遺伝子説」が明らかになってはいますが、それも乳ガンの原因の一部であり、最近の理研グループの「桃沢論文（二〇一八年）」

によると、遺伝子BRCA1（ガン抑制タンパク質を生成する遺伝子）に変異のある人はない人に比べて発症リスクが三倍にも高くなるそうです。それ以外に以前から指摘されているのが「メラトニン説」です。看護師などの夜間に働くことの多い女性に乳ガンが多いことから、「夜間作業やサーカディアン・リズムの不調」がIARCでの「2A」指定の理由になっています。サーカディアン・リズムとは「概日リズム」のことで、夜・昼の約二四時間ごとのリズムのことをいいます。メラトニン分泌とも深い関係があるからですが、その分泌が電磁波被曝に影響を受けるからです。

二〇一〇年の「ギリゲルド論文（ドイツ）」によると、五〇Hz一・二μTの電磁波被曝で乳がん細胞のメラトニン受容体やBRCA1発現に関係していることを報告しています。

電磁波被曝で乳ガンが増加する可能性を示す疫学研究が増えてから、私は機会があるたびに「米国は健康管理は個人の責任だが、日本では健康管理が広く行われているので、ぜひ日本でも疫学研究をして欲しい」「特に電力会社の従業員の調査が重要だ」と言い続けてきました。総評など労働組合が健全だったころは、調査する気配も感じられましたが、その内に「企業べったりの労働組合」が増加したことで、今に至るまで疫学研究は行われていないのが残念です。電力関係の友人に聞いたこともあるのですが、「やろうとしたのだが、影響ありになると困るからだろう」といわれたこともあります。

そういえば、日本のように「企業従業員を対象とした疫学研究」をしようとしない先進国は「珍しいのではないか」と思うのです。

発ガンの原因物質にまず被曝することが多いのが、工場労働者なのですが、工場労働者の健康管理を調査することは、「国民の健康を守ることにつながる」のです。このことの重要性を労働組合は認識していないのではないでしょうか。

尼崎のアスベストと中皮腫・肺ガンとの関係も、工場労働者を率先して調査をしておれば、周辺住民への影響拡散を防ぐことが出来ただろうと思うと、労働組合が賃金上昇のみを重視して「国民の健康を守る」という重要な任務を放棄してきた結果のように思えて残念な気持ちになります。

(2) 脳腫瘍について

二〇一七年にスウェーデンから発表された「カルベルグ論文」を読んで、以前から話題になっていた極低周波・電磁波被曝と脳腫瘍の関係のことを思い出しました。

この論文は、職業人を対象にした極低周波被曝の疫学研究で、「脳腫瘍で最も多い神経膠腫」の内の「星状細胞腫のグレードⅣ（多種の神経膠芽腫）」患者を十四年間調査したところが、増加率（オッズ比）が一・九倍で九五％信頼区間が一・四〜二・六にもなっているとのことでした。

表5にもありますが、「一九七九年のワルトハイマー論文（米）でも小児脳腫瘍が二・四〇倍」でしたし、その後も小児脳腫瘍の増加論文も多く「一九八六年トメニウス論文（スウェーデン）の三・九六倍」「一九八七年サビッツ論文（米）の二・〇四倍」「一九九三年オルセン論文（デンマーク）の六・〇倍」「一九九六年マーチン論文（米）の四・三倍」などがありましたが、増加率の低い論文も多く、疫学研究の関心は小児白血病に移りました。

そのような時に、日本の兜報告が二〇〇三年に発表され「一〇・六倍」もの増加率に驚いたのでした。

その結果は、英文の論文にはならず、心配だったのですが、「二〇一〇年斎藤論文（日）の一〇・九倍」として発表されたのでした。それには仲間の研究者の努力があったのだと思います。その後では「二〇一五年ブンチ論文（英）の四・二八倍」が発表されていますから、小児脳腫瘍の増加の可能性は高いのではないでしょうか。

(3) その他の発がんについて

白血病や脳腫瘍以外にも、極低周波被曝と発ガンに関する疫学研究が知られています。まず日本の研究を紹介することにします。

「リンパ腫瘍」に関しての二〇〇八年の「津熊報告」です。この報告は厚生労働省の「がん研究助成金」による「地域がん登録制度向上と活用に関する研究」（主任研究員：津熊秀明・大阪府立成人病センター部長）の中の報告で「（リンパ腫で）送電線からの二五m圏で統計的に有意なリスク（O/E比二・六七）を認めた」と書かれているのですが、「二・六七倍で統計的にも有意な結果」ですから、「ぜひ論文にして欲しい」と小生は思ったのですが、正式な論文にはならなかったようですから知っている人は少ないでしょう。

表5にもありますが、送電線周辺での子どものリンパ腫瘍に関しては一九九四年の「ワシュバーン論文（米）」で、それまでの五件の論文を再評価した結果として「一・五八倍（九五％信頼区間〇・九一〜二・七六）」とされていました。また、二〇〇七年には電力線から三〇〇m以内で「子どものリンパ増殖症（腫瘍と類似）などが四・七四倍に増加」とのローエンタル論文（オーストラリア）が発表されていますから、良く似た結

果だといえるでしょう。その後の研究では高周波被曝が中心で、極低周波に関しては発表されてはいないようです。

前立腺ガンに関しては、二〇〇三年の「チャールズ論文（米）」があります。米国の五つの大電力会社の従業員一三万八九〇五人を対象にした論文ですが、トランスに使用されていたPCBと電磁波の被曝による死亡率を調査した結果、双方の被曝では関連性は見られなかったのですが、電磁波被曝では統計的に有意な結果でした。被曝量の低い人に比べて、一〇％を占める最も高い被曝者群での死亡率が累積被曝量「四四ミリガウス・年」で二・〇二倍でした。また、非白人従業員では「三・六七倍（九五％信頼区間一・六六～五・〇六）」にもなっていたとのことです。

他にも労働者を対象とした疫学研究では一九九七年のステンルンド論文（スウェーデン）があり、四〇歳以下で〇・四一μT以上の被曝で「睾丸ガンが二・八倍」で、睾丸ガンの内の「非精上腫瘍では四・六倍」もの有意な結果でした。このように職業人を対象とした疫学研究には「肺ガン」などの報告もあるのですが、研究が少ないのが現状です。

【第12章】極低周波・電磁波の研究（発ガン以外）

職業人を対象とする疫学研究は沢山あり、その多くは悪影響を示しているのですが、ここでは極低周波被曝による「発ガン」以外の研究をも紹介することにします。その様な研究には表2に示したように数多くの症候群があるのですが、その中からこの本では、⑴自殺、⑵鬱病、⑶てんかん・神経系、⑷糖尿病・肥満、⑸アルツハイマー病・認知症、⑹ＡＬＳ病⑺心筋梗塞、⑻卵子異常、⑼精子異常について説明することにしますが、⑻、⑼の研究は多いので別に「章」として紹介することにします。

⑴　極低周波・電磁波被曝と自殺

極低周波・被曝と自殺との関係に関しての最初の論文が発表されたのは一九七九年のことでした。英国の「ライヒマニス論文」で、英国ミッドランド地方の送電線周辺での自殺が増加しているとの内容でした。更に、「ペリー論文（英）」の「約一mG以上の被曝で自殺が一・四倍に有意に増加している」ことが『Health

Physics』という著名な雑誌に掲載されたことで、自殺との関係が広く知られるようになりました。その二つの論文は「電磁波研究で著名なベッカー博士（米）」の協力もあったのですが、丁度、「ニューヨーク州送電線プロジェクト」が住民の反対運動で話題になっていた時でもあり、米国で関心が高まったのです。

自殺の論文で有名なのが二〇〇〇年の「ウィジンガーデン論文（米国）」でしょう。電力会社の従業員一四万人近くを調べたのですが、電気技師では二・一八倍の増加率で統計的にも有意だったからです。特に五〇歳以下の若い男性では三・六二倍にもなっていました。この論文以降では「影響なし」もあり、今なお確定しているわけではありませんが、用心する必要があるでしょう。

自殺の多い国は「韓国」であることをご存知でしょうか。二〇一六年のWHOの発表によれば、人口一〇万人あたりの自殺率は「韓国が三六・八人」で、自殺が多いと思われている日本が二三・一人ですから驚きます。「米国：一三・七人」「オーストラリア：一一・六人」です。韓国の携帯電話普及率が高いことと関係があるのでしょうか。社会的・経済的な電磁波以外の要因もあるのでしょうが、今後の研究に注目したいものです。

最近、話題になっているのが、地磁気と自殺との関係です。大規模な磁気嵐が来ると「鬱病や自殺」が増加するとのことから、ロシアでは磁気嵐情報が新聞に掲載されるそうですが、地磁気との関係の論文も幾つも知られています。ここでは、二〇一四年の「西村論文（日本）」を紹介しますが、地磁気の強さと自殺増との間に男性の場合で相関がみられるとのことです。日本列島は南北に長く、地磁気の変化も大きいので研究がなされたようですが、一九九九年～二〇〇八年の間の自殺者：男性二一万六一七一人、女性八万五二五四人を調査した結果です。

(2) 極低周波・電磁波被曝と鬱病

鬱病の原因には、電磁波以外にも色々な要因が考えられます。社会経済的な問題や個人的な悩みなどもありますし、複雑な人間関係で鬱病になる人もいるでしょう。ここでは電磁波被曝と関連する研究にのみ言及しますが、それが原因だとは確定することはできないことも確かです。電磁波被曝でメラトニンやセロトニン、ドーパミンなどの脳内ホルモンが減少するとの研究もあり、特にドーパミンは「鬱病患者では少ない」ことは良く知られています。メラトニンも少なくなれば睡眠障害になりますから、それが鬱病を誘引する可能性もあるでしょう。

一九八〇年代からは細胞内の影響で色々な神経精神的な効果が現れることはわかり始めていましたが、この様な研究が進んでいたのはソ連などの東欧圏でした。その中で鬱病を調べた疫学研究は「労働者を対象」として行われたのが最初だろうと思われます。当初は「影響なし」が多かったのですが、その内に鬱病・パーキンソン病・アルツハイマー病などの増加が報告されるようになってきました。ベトナム戦争での軍人に鬱病が多いとの疫学研究もあり、米国の電力関連労働者を調べたのが「サビッツ論文（米、一九九四年）」で増加傾向は見いだされなかったのです。

しかし、一九九八年の「ベルカサロ論文（フィンランド）」はコホート疫学研究なのですが、高圧送電線から一〇〇m以内の住民を調べた結果「四・七倍（九五％信頼区間：一・七〇〜一三・三）」との結果には驚きました。一九九七年の「ズィス論文（ポーランド）」は「四〇〇kV高圧送電線から五〇mに住む住民」を調べた論文ですが「神経症や鬱病」が統計的に有意に増加していたと報告しています。二〇〇九年、二〇一〇年の「スジェメルスキ論文（ポーランド）」では「ラットに五〇Hzで二五〇〜五〇〇μTを被曝させると脳のシナプス活性に明らかな影響を与える」「五〇〇μTの被曝では明らかに鬱病的行動を示す」とも報告されています。

「高圧送電線・作業員の鬱病」を調べた二〇一一年の「サウザ論文（ブラジル）」は電力会社の作業員一五八人を調査したもので、高収入の人に比べて低収入の人の鬱病の増加率が「六・一六倍（九五％信頼区間：二・〇九〜一八・二二）」にもなっていますが、電磁波被曝以外の要因もあるのかも知れません。また、二〇一六年の「ライ論文（米国）」では「五〇Hzで一〇〇μTの被曝ではラットの行動に影響なし」と報告していますので、電磁波被曝と鬱病との関係は今なおはっきりとはしていないようです。第27章に紹介する「イオン・チャンネル」との関係から考えると、鬱病への懸念は消えているわけではないと思います。

(3) 極低周波・電磁波被曝とてんかん・神経系など

極低周波・電磁波被曝で「てんかん」が増加するという論文は少ないのですが、「脳波（EEG）が影響を受ける」という報告は幾つも知られています。また、光で「てんかんを誘発する」ということは以前からよく知られていて、日本の「ポケモン事件」のことを私は紹介したわけです。二〇〇〇年にデンマークの電力会社の労働者三万六三二一人を一九九〇年〜一九九三年の間で調べた「ヨハンソン論文」が発表されました。中枢神経系統の患者を調査した疫学研究ですが、「一・〇μT以上の高被曝群のてんかんの増加率

（RR）が二・〇三倍（九五％信頼区間一・〇二〜四・〇五）」でした。

このような神経系への影響は、電磁波過敏症とも関係があるのですが、ここでは極低周波・電磁波被曝と運動能力に関する論文を紹介することにします。イランの「変電所周辺の小学校の子どもの健康を調べた」二〇一六年の「ガダムガヒ論文」は、変電所近くにある二校の小学生と離れた場所にある二校の小学生の健康を比較した研究ですが、近くの小学生の作業能力や運動能力などが大幅に低下していることを示していて、神経系への影響もあるのではないでしょうか。二〇一四年の「シュィ論文（中国）」では、五〇Hzで二〇〇μTの被曝で、てんかん発作と関係の深い「低電位依存性カルシウム・イオン・チャンネル」の活動が低下するとのことですから、今後の研究の動向に注目する必要があります。

(4) 極低周波・電磁波被曝と糖尿病・肥満

糖尿病は血液中の糖分が高くなって、色々な病気を誘導することが知られていて、血液検査では「空腹時のＨｂＡ１ｃ（ヘモクロビンエー１シー）」の値が心配になる方も多いことでしょう。内臓脂肪の増加（つまり肥満）による膵臓ホルモンであるインスリンの分泌とも関係していて、血糖値が高くなって「眼の網膜症」、血管が弱くなることで「神経系の障害」、腎臓の機能が低下することで腎炎になり「人工透析」が必要になったりします。動脈硬化による脳卒中や心筋梗塞とも関連しています。高血圧・高血糖・高尿酸・脂質異常・内臓脂肪・コレステロール・インスリン・腎臓・血管・酸化ストレスなどが複雑に関連しています。世界保健機関（ＷＨＯ）の二〇一六年四月六日の発表によれば、二〇一四年の世界の糖尿病人口（一八歳以上）が推定で四億二二〇〇万人に達し、一九八〇年からの三四年間で約四倍に増えたということです。WHOのチャン事務局長が「糖尿病人口の増加を食い止めるには、われわれ自身が生活を見直し、健康な食事や運動を行い、過度の体重増加を避ける必要がある」と訴えています（『京都新聞』二〇一六年四月七日付）。日本でも糖尿病患者が急増していて、予備軍の一〇〇〇万人を含めると約二〇〇〇万人を越えているといわれ、毎年「腎炎」で人工透析を始める人が一万五〇〇〇人以上、神経障害で足を切断する人が一万人以上、網膜症で失明する人が三〇〇〇人以上もいるそうです。

糖尿病と肥満とが電磁波被曝と関係がありそうなのですが、あまり知られてはいません。「肥満児の増加」が妊婦の電磁波被曝や子供のTV・ゲーム依存・ノイズ電気被曝などが要因では？　との論文もあります。ノイズ電気が肥満だけではなく、「糖尿病」とも関連しているのではないか？　とのミルハム（米国）博士の論文のことは第7章でも紹介していますが「森林浴が健康に良い」といわれていることに関しても、ミルハム博士は「ノイズ電気から遠ざかることによる効果では」とも指摘しています。確立したわけではないのですが、電磁波被曝が蔓延していることを考えると心配になります。

最近でも、電力施設に働く人のコレステロール値が異常に高いとの「ワング論文（中国、二〇一六年）」もあります。これ以外にも、電磁波被曝による肥満と関係のある糖尿病とインシュリン分泌とを調べた研究も多く、一九八二年の「ジョレイ論文（米）」は「パルス磁界被曝でウサギのインスリン分泌が異常に減少」との結果でした。二〇〇四年の「桜井論文（日本）」は「六〇Hz・五mTの被曝で、カルシウム・チャンネルも影響してインスリンが約三〇％減少」と報告、二〇〇八年の「ハバス論文（米）」は「ノイズの多い汚い電気がインスリン分泌を減少させて血液中のグルコース・糖分を増加させる」と報告しています。また、「電磁波被曝で増加した糖分を、植物の成分が改善させる」との「ナフシ論文（イラン、二〇一二年）」もあり、電磁波被曝の悪影響を改善しようとする研究も現れてきています。

肥満は米国では深刻な問題になっているのですが、特に子どもの肥満が心配されています。以前から「暴食・糖分飲料が原因では」と指摘されていたのですが、二〇〇〇年頃からは「ＴＶの見すぎ」による「間食摂取・運動不足」を指摘する論文が増えていました。その後は携帯電話・ゲーム機などの使用も問題化してきており、二〇一七年になって「米国青年のテレビジョン・コンピューター・ビデオゲーム・スマートフォン・タブレット使用：砂糖飲料・睡眠・運動と肥満との関係」と題する「ケンネイ論文（米）」が発表されました。高校生二万四八〇〇人を対象にした大掛かりな研究ですが、ここでは肥満に関してのみ紹介します。「日にＴＶなどを五時間以上見ていると、肥満が一・七八倍（九五％信頼区間：一・四〇～二・二七倍）に増加」しているそうです。間食摂取・運動不足・睡眠不足でも増加していますから、電磁波被曝だけと関係があるといっているわけではありませんが、ＴＶからは色々な周波数の電磁波が出ているわけですから、それらがカルシウム・チャンネルに影響しているのではないか……と心配になります。

肥満に関係するホルモンに「レプチン」があります。脂肪細胞で作られていて食欲や物質代謝に関わっており、一九九四年にマウスで発見されたホルモンですが最近になって重要な役割のあることが明らかになってきています。肥満が「がんのリスク因子だ」といわれ始めていますから大変です。

一九八〇年代前後には、高電圧下での動物実験が色々と行われていて、マウスやラットの成長に影響を与えている可能性が指摘されていましたが、六〇Hzで kV／m程度の電界被曝で、ラットの体重が大幅に低下することを示した論文は「ヒルトン論文（米国、一九八一年）」が最初でしょう。レプチンが発見された後での電磁波被曝との関係を調べた論文は二〇〇九年の「ジオンバー論文（ポーランド）」だけだろうと思います。この論文は「弱い極低周波の電界刺激と磁界とを迷走神経に与えた」場合と、「磁界のみを与えた」場合の研究ですが、何もしない場合のレプチン濃度が「八三二四pg／ml」なのに対して、前者では「二七〇八pg／ml」、後者で「三七八八pg／ml」と半分以下になっています。レプチンが肥満だけでなく生殖とも関連がありそうな研究が最近になって増えてきていますから、今後は「電磁波被曝と生殖」に関連するレプチン研究も出てくるのではないでしょうか。

(5) 極低周波・電磁波被曝とアルツハイマー病・認知症

極低周波・電磁波被曝による発ガン問題などが関心が集まったことで、原因がわからなくて増加してきている様な疾患に関する研究が増え始めました。その場合にまず行われる疫学研究は職業人を対象とする研究です。その中にアルツハイマー病（AD）の疫学研究もありました。

最初の疫学研究は一九九五年のフィンランドの「ソーベル論文」でした。ソーベル博士は一九九五〜一九九六年に四件（①〜④）もの論文を発表し、いずれも「二μT以上の被曝」の場合のAD増加率が「①男〇・七倍、女一〇・二倍」「②男二・七倍、女三・五倍」「③男一・七倍、女三・七倍」「④男四・九倍、女三・四倍」の結果でした。統計的に有意なのは①②の女の場合と、④の男の場合だけでした。

しかしこの一連の研究は、他の国々での疫学研究を促進することになりました。まず一九九八年には、スウェーデンから「フェイチィング論文」の「〇・二μT以上の被曝で二・七倍、〇・五μT以上で八・三倍

（統計的に有意）」が発表され、米国からも二件のAD死亡者を調べた「サビッツ論文」が発表されました。「男一・二倍（統計的に有意）」の論文と、初めてのコホート研究での「二・〇六μT以上の被曝で男二・〇倍」の論文でした。その後も疫学研究が相次ぎ、二〇〇三年のスウェーデンのコホート研究である「ハカンソン論文」の「男二・七倍、女三・七倍（九五％信頼区間一・三〜三九〇・八）」には驚きました。男五四万人、女一八万人を対象にしてAD死亡者を調べたコホート研究ですが、「男女合わせての増加率（RR）が四・〇倍（九五％信頼区間一・四〜一一・七）」でした。

二〇〇三年には同じスウェーデンから「フェイチィング論文」も発表されていて、神経関連で死亡した四八一万人の労働者を対象にして一九八一年〜一九九五年の間のAD死亡者を調査しているのですが、〇・五μT以上の被曝で「増加率（RR）が二・三倍（九五％信頼区間一・六〜三・三）」でした。二〇〇八年にはメタ・アナリシス論文（幾つもの研究をまとめて解析した論文）である「ガルシア論文（スペイン）」が発表されているのですが、それまでに行われた「比較対照研究一四件」「コホート研究一一件」全体を整理・解析して、「比較対照研究では増加率（オッズ比）が二・〇三倍（九五％信頼区間一・三八〜三・〇〇）」、「コホート研究では増加率（RR相対リスク）が一・六二倍（九五％信頼区間一・一六〜二・二七）」となっています。男の場合の「コホート研究では二・〇五倍（九五％信頼区間一・五一〜二・八〇）」でした。

その後での重要な疫学研究は二〇〇九年のスイスのコホート研究でしょう。送電線の近くで「アルツハイマー病」「認知症」の増加を示している大規模な研究です。その結論を表6としましたが、対象者が四七〇万人にも及ぶ結果ですし、統計的に有意な結果ですから信頼性が高いといえましょう。

二〇一三年と二〇一六年の「ジアング論文（中国）」では、オートファージーと「アミロイドβ」などを

表6　送電線周辺での神経系障害に関する疫学研究

470万人を対象としたスイスのコホート調査。220～280kV電力線を5100km調査。15年以上の被曝歴の場合の結果を表にした。

症状	送電線からの距離（m）	生の増加率		調整した増加率	
		増加率	95%信頼区間	増加率	95%信頼区間
アルツハイマー病	0～<50	1.90	1.14～3.15	2.00	1.21～3.33
	50～<200	1.12	0.88～1.44	1.15	0.89～1.47
	200～<600	0.96	0.85～1.09	1.08	0.88～1.13
	>600	1	比較基準	1	比較基準
老人性痴呆症	0～<50	1.40	0.99～1.97	1.41	1.00～1.98
	50～<200	1.00	0.86～1.16	1.01	0.86～1.17
	200～<600	1.00	0.93～1.07	1.01	0.94～1.09
	>600	1	比較基準	1	比較基準
多発性硬化症	0～<50	1.26	0.18～8.98	1.35	0.19～9.62
	50～<200	2.09	1.15～3.82	2.19	1.19～4.01
	200～<600	1.10	0.74～1.65	1.14	0.76～1.71
	>600	1	比較基準	1	比較基準

（フス論文：米国疫学雑誌2009年1月号）

調べているのですが、その詳細は第28章で紹介します。一方で、五〇Hz四〇〇μT被曝を六〇日間続けた「ラットの位置記憶障害や海馬損傷が大幅に改善された」との「リウ論文（中国、二〇一四年）」もありますので、今後の研究に注目したいものです。

(6)　極低周波・電磁波被曝とALS病

ALS病とは「筋委縮性側索硬化症」のことで、脳や末梢神経からの信号を筋肉に伝える運動ニューロン（運動神経細胞）が侵される難病で、米国の野球選手である「ルー・ゲェーリック」がかかっていたことから「ルー・ゲェーリック病」とも呼ばれています。日本には約八三〇〇人の患者がいるといわれていて、最近になってお亡くなりになった英国の宇宙研究者である「ホーキング博士」もALS病でした。

職業人を対象とした疫学研究で、電気関連職業人のALS病の増加率が三・八倍と高い値を示したのが「ディーパン論文（米、一九八六年）」ですが、パルスなどの電気ショックによる危険性も指摘しています。その後の一九九二年の「グナルソン論文（米）」は化学溶媒との関係を中心に調べたのですが、電力関係者の「運動ニューロン病」が六・七倍と高く、溶接工では三・七倍の増加率でした。

その後もALS病と電磁波被曝の関係を調べる疫学研究が増え始め、一九九八年の「サビッツ論文（米）」では仕事の内容にもよりますが、電気関連職業のALS病が二〜五倍と高値になっています。「影響はない」との疫学研究もあり、「電磁波被曝との関係は低いのではないか」とも思われていたのですが、コホート疫学研究でも相関が見いだされていますから、安全とはいえないでしょう。その代表例が二〇〇三年にスウェーデン・カロリンスカ研究所が行った二件のコホート疫学研究で、先に述べたアルツハイマー病死亡者を調べた論文の中の研究です。一つは「フェイチィング論文」で「電気関連労働者のALS病死が一・四倍（九五％信頼区間一・一〜一・九）」でした。もう一つは「ハカンソン論文」で男女合わせて「増加率（RR）が二・二倍（九五％信頼区間一・〇〜四・七）」でした。最近のコホート疫学研究はオランダの「コエマン論文（二〇一七年）」です。男五万八二七九人、女六万二五七三人を対象とした一九八六年から一七・三年間もの間に男七六人、女六〇人がALS病で死亡したのですが、極低周波磁界・電気ショック・化学溶媒・金属・殺虫剤などの被曝を対象とした大掛かりなコホート疫学研究です。電気ショックよりも、極低周波磁界の被曝の方が男性のALS病死亡率の増加が大きく、バックグランド被曝を一・〇として、低被曝では一・五七倍、高被曝では二・一九倍（九五％信頼区間一・〇二〜四・七三）でした。被曝量を四種類に分けてALS病死亡率をも比較しているのですが、「被曝なし：一・〇」「低被曝：一・二六倍」「中被曝：一・七八倍」「高被曝：一・九三倍（九五％信頼区間一・〇五〜三・五五）」でした。高被曝の場合のみが「統計的に有意な結果」になっていますが、被曝量の増加と共に死亡率が増加傾向を示していることも重要な結果です。すでにスウェーデンのコホート疫学研究でも増加傾向を示していますから、今後、他の国で行われているコホート疫学研究の結果に注目したいものです。

(7) 極低周波・電磁波被曝と心筋梗塞

極低周波の磁界被曝で「心筋梗塞が増加するのではないか」という不安は以前から高かったのです。電磁波被曝で心電図に影響を与える可能性も指摘されていたからですが、その様な疫学研究はされていませんでした。

米国の著名な疫学者であるサビッツ博士が、米国の電力会社の男性従業員一三万八九〇三人を対象にして、一九五〇〜一九八八年の間の米国死亡統計を調べた上での疫学研究を発表したのが一九九九年でした。不整脈や急性心筋梗塞などの心臓疾患を調べたのですが、一・五〜三・三倍の増加でした。急性心筋梗塞の死亡率は累積被曝量で「五μT・年で約一・六二倍」「三・一μT・年で約一・三五倍」「一・八μT・年で約一・二倍」の増加率を示していて、累積被曝量との比例関係をも示していました。累積被曝量「五μT・年」という意味は、「五μTの被曝量であれば一年間」「〇・五μTの被曝量であれば一〇年間」という意味です。この論文に対して、二〇〇四年にスウェーデンの「アールボム論文」が発表されましたが、「〇・三μT以上の被曝で増加率（RR）が〇・五七倍と低い」という内容でした。

二〇〇八年にはスイスから「ルースリ論文」が発表されました。スイスの鉄道従業員二万一四一人を対象にしたコホート疫学研究で、急性心筋梗塞の死亡者も対象になっていました。それによると、「駅の勤務者の死亡率を一・〇」として、「車両従業員」「操作場技術者」「車両運転員」別に調べると、「操作場技術者」の急性心筋梗塞が一番高く「一・五六倍（九五％信頼区間一・〇四〜二・三二）」で、六五歳では「二・九〇倍」でした。その後、心筋梗塞に関する疫学研究はなされていないようですが、この様な研究結果から考えても安全だとはいえないように思います。

⑻、⑼ 電磁波被曝と卵子、精子異常

色々とある影響問題の中で私が特に心配しているのが「⑻卵子異常」と「⑼精子異常」です。第7章と第8章にも書きましたが、電磁波が生物と関係の深いことから、まず生殖などの問題に現れてくるのではないか……と思うからです。それだからこそ、この卵子・精子影響が心配になるわけです。そこで、第16章を「電磁波被曝と生殖問題：雌（女性）の場合」とし、「第17章」を「電磁波被曝と生殖問題：雄（男性）の場合」として「極低周波・電磁波被曝」「高周波・電磁波被曝」に関して詳しく紹介することにしました。

【第13章】オール電化住宅の危険性：極低周波・高周波・LED

身の回りには、数多くの電化製品がありますから、それらから放射される極低周波の電磁波の強度のことも心配になります。この本では、そのような電磁波強度を一つ一つ紹介することはしませんでした。一言で言えば、古い電化製品は電磁波が強く、最新のものは省エネ型も多く、それに対応して電磁波も低減されていますから、関心のある方は測定器を購入して測定して欲しいと思ったからです。しかし、ある程度の低周波の強度を知るには、日本消費者連盟の『消費者リポート』（一五九一号、二〇一六年十一月二十日）に掲載された測定値をまとめて表7としました。この表は〇・一μTまでに低減する強度までの距離（cm）になっています。その距離から二〜三倍離れれば〇・〇一μTだと考えれば良いでしょう。

極低周波の電磁波被曝問題で、私が良く質問を受けるのが「オール電化住宅」のことです。特に「電磁調理器（ＩＨ調理器、ＩＨクッキング・ヒーター）」が多いのです。「オール電化住宅」では「電磁調理器」と「電気暖房システム」が目玉です。機器価格の低下と夜間電力の七〇％もの値下げとで、「オール電化」が増え始めました。今までは高価だった「電磁調理器」が販売数の増加もあって大量生産が可能となり価格低下で急増加に拍車がかかりました。勿論、原発を作りすぎた電力会社の宣伝もあり、新築家庭の多くが

図８　マジックバンドを使って料理する（『週刊女性』1996年10月22日号）

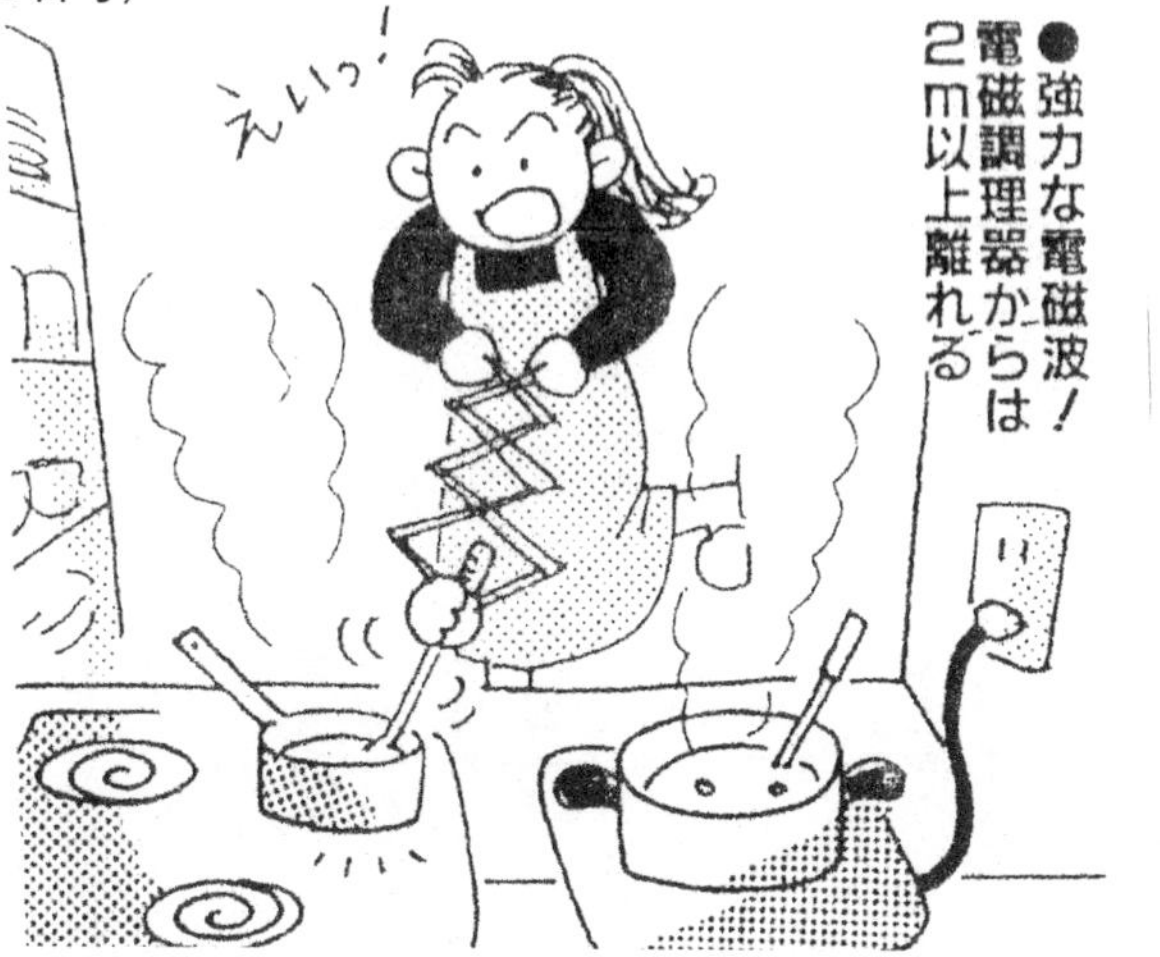
●強力な電磁波！
電磁調理器からは
2m以上離れる
えいっ！

表７　電化製品の極低周波の磁界強度（0.1 μTに低減するまでの距離）

電化製品名	0.1 μTまでの距離（cm）
電磁調理器	140（１台のみの測定）
食器洗い機	110 ～ 130
炊飯器	70 ～ 80
冷蔵庫	0 ～ 80
電子レンジ	70 ～ 150
トースター	70 ～ 90
電気ポット	20
洗濯機	50
扇風機	3 ～ 25
電気ストーブ	30 ～ 90
ＬＥＤ照明	0 ～ 10
蛍光灯	40 ～ 45
インターフォン	40
スマートメーター	15
エアコン	10 ～ 20
掃除機	100 ～ 120
テレビ（液晶部分）	0 ～ 15
ドライヤー（前）	10 ～ 20

（『消費者リポート』1591号」より引用、2016.11.20）

「オール電化」になってきていますし、マンションでも「オール電化」を歌っているのが増えてきています。面倒なガス配管をしなくても良いこともあり、建設会社へは電力会社からのバック・ペイもあるようです。

しかし、電磁波被曝はとても強いのです。「電磁調理器」では三〇センチメータの場所では五〇／六〇Hzで五～一〇μTの強い磁界が観測されますし、三万Hz周辺でも数μTになります。高調波という整数倍の電磁波も強くて、場合によれば三〇万Hzを超えます。

電磁波被曝への関心が高まった効果もあり、メーカーも弱くする様にはしているようですが、そもそも電磁波を使用して温めるわけですから限界があります。二〇〇七年六月には新聞などでＷＨＯの「環境健康クライテリアＥＨＣ二三八」が報道されたのですが、ＷＨＯの会議に参加されたことのある「国立成育医療センター」の斉藤室長が「妊婦は電磁調理器の使用を避けるのが望ましいだろう」と新聞紙上でコメントしていますが、一般には全く知られていません。電磁調理器の設置場所は、妊婦の腹の位置や子供の頭の位置なのですから心配になります。

図　８は週刊誌『週刊女性』一九九六年十月二十二日号に掲載された小生の記事から引用した図ですが「マジック・ハンドを使って料理する」というユーモアのあるマンガです。この図をお見せして話したことがあるのですが、会場から「その様なマジック・ハンドはどこで売っていますか?」と聞かれたことを思いだします。以前よりも電磁波問題が知られるようになりましたし、船瀬俊介氏・植田武智氏・懸樋哲夫氏・加藤やすこ氏の本なども出版されていますので、読んでみて下さい。また、電気メーカーもシールドの強化をしてはいるようですが、上面は無理ですからやはり強いのです。ウェブで「電磁調理器の電磁波は極めて低い」との記事を読んだので、そこに登場したのと同じ番号の電磁調理器を測定しに行ったこ

表8　最大被曝磁場と流産リスク　　　リー論文（米、2002年）

女性被曝（16mG以上）	リスク比	95%信頼区間
全流産	1.8倍	1.2～2.7倍
初期流産*	2.2倍	1.2～4.0
感受性のある女性**	3.1	1.3～7.7
定期的な被曝（全体）	2.9	1.6～5.3
同（感受性のある女性**）	4	1.4～11.5
同（初期流産*）	5.7	2.1～15.7

*初期流産とは妊娠10週間以内の場合
**感受性のある女性とは以前に何度も流産しているか低受胎率の女性
リスク比：最大被曝磁場が16mG以上と以下の比較

とがあるのですが、記事よりも一〇倍ほどの高い値でした。メーカーよりの人がウェブに載せた可能性もあります。この本を書くにあたって、新築の家で測定してみましたが、前面の腹の位置で「六mG＝〇・六μT」と低くはなっていましたが、上面三〇cmでは「一七〇mG＝一七μT」と高い値でした。以前の製品は、更に高いはずです。

カリフォルニア州・衛生局の委託による「極低周波磁界・被曝と流産リスク」に関する疫学研究「デクン・リー論文」が発表されたのは二〇〇二年でしたが、一・六μT以上の被曝で「流産したり低受胎率の女性では、初期流産が五・七倍」にもなっていることを示しています。その疫学研究を表8に示しましたが、その被曝も常時の被曝ではなくて、定期的な被曝の場合ですから、朝に料理したり、通勤電車で被曝したりした場合などに相当します。

また「親のガス使用が心配だ」とばかりに、電磁調理器をプレゼントする孝行息子さんが多いのだそうですが、極低周波磁界・被曝で「アルツハイマー病や認知症が増加」という研究が幾つもあります。二〇一〇年に認知症に関するスウェーデンと米国との共同疫学研究である「アンデル論文」が発表されたのですが、統計的に有意な結果を示したのが、〇・一二μT以下の被曝を一・〇とした場合に「七五歳以下で発病した男性」の認知症が〇・一二〜〇・二〇μT以上で一・九四倍、〇・二〇μT以下で二・〇一倍の増加でした。「電気作業労働者では、〇・一二〜〇・二〇μTで認知症が一・八倍、アルツハイマー病が二・〇九倍でした。「電気代が安い」「掃除が楽できれい」「火災の心配が無い」「夜間使用電力がとても安い」のが人気の理由だそうですが、誇大広告そのものです。二〇〇八年十月には九州電力の誇大広告を公正取引委員会が摘発しています。九州にはオール電化・家庭が多いのですが、九電も「福島原発事故の影響での原発の停止で困っていた」はずです。そのことが川内原発を福島原発事故以降に日本で最初に再稼働させた理由なのではないでしょうか。「火災などのトラブル急増」で経産省も火災実験をしていますし（『FNN／フジTV系：二〇〇七年九月十一日』）、二〇〇八年九月には「火災発生の防護策」を勧告しています（『朝日新聞』二〇〇八年九月六日付）。原発あっての「オール電化」ですが、電磁波の危険性をも真剣に考えるべきです。

二〇一八年十月十三日、九州電力は「供給過多での停電回避」のために「太陽光発電を一時的に停止する指示をして出力を制御する」ことを実施しました。「原発稼動を優先する」ためだそうです。

また「電気暖房システム」はどうでしょうか？　このシステムには、床に電気ヒータを設置する「床暖房」と、暖房機を天井裏に設置して部屋全体に送風するシステムとがあります。「床暖房」が多いのですが、床のすぐ下に暖房用の電気ヒータがありますから、いわば「電気敷布」のようなものだと考えると良いでしょう。当然のことですが、磁界も電界も強いことになりますから問題です。また、送風システムではモーターからの超低周波音が問題になっている場合が多い様です。約三〇Hz以下の超・低周波音は耳には音としては聞こえないのですが、身体は感じているわけで、特に一六Hz前後の超・低周波音が一番に危険だといわれています。

オール電化住宅では「極低周波・電磁波」の問題が中心ですが、同時に高周波やLEDの青色光線（ブルーライト）のことも心配になります。高周波に関しては以前から電子レンジがありましたが、時々使用するだけでしたが、今では「コードレス電話」「携帯電話・スマホ」「スマートメーター」「ルーター使用によるWi－Fi」などからの高周波がいつも住宅の中に充満しています。また、オール電化では多くの照明器具がLEDになっていることでしょう。これらの問題点は他の章を参照にして欲しいと思いますが、ここではLEDの青色光線による目への障害と発ガンに関してのみ紹介することにします。

最近になって、女性を中心に増加している目の病気に「黄斑変性症」がありますが、その原因としてエネルギーの高い青色光線は角膜や水晶体を通過しやすく、網膜にある光受容細胞を死滅させる可能性が指摘されていたのですが、そのメカニズムが二〇一八年の「ラッナヤケ論文（米）」によって明らかにされてきています。脳に信号を送るレチナールという物質が悪作用を果たすようですが、その内に治療方法も判るかもしれません。カルシウムや活性酸素種（ROS）との関連もあるように思い、二〇一八年十月に「LED＋ROS」のキーワードでPUBMED検索をしてみたのですが、三二〇件もヒットしました。オール電化住宅と共に増加したLED照明の危険性は日本では知られていないのが心配です。

また、発ガンに関しては、夜間勤務女性に乳ガンが多いということから「概日リズムの乱れが原因」として「IARCの2A指定」になっていることは第11章で紹介していますが、そのリズムを乱すのがLEDの青色光線でもあり、その問題に取り組んでいたスペインの大掛かりな疫学研究「MCC研究」が二〇一八年に「ガルシア・サエンズ論文」として発表されました。都市部の青色光線強度を測定したりして夜と昼の被曝を調査した研究で、乳ガン女性一二一九人、前立腺ガン男性六二三人を対象にしています。青色光線被曝の多い女性の乳ガンが一・四七倍、前立腺ガンが二・〇五倍でいずれも統計的にも有意な結果でした。特に灯りをつけて寝ている男性の前立腺ガンが二・七九倍（九五％信頼区間一・五五〜五・〇四）にもなっています。この様な結果が出たことで、乳ガンに関しては「ＩＡＲＣの一指定」に変更になる可能性もあるのではないでしょうか。ＬＥＤ照明のある寝室では夜間の青色光線の使用をしないように心がけて欲しいと思います。

【第14章】高周波・電磁波の影響研究（発ガンを中心として）

携帯電話と電子レンジで使用される高周波以外にも高周波・電磁波は沢山あります。ラジオ波・テレビ波などは携帯電話電磁波よりも周波数が低く、レーダー波やスカパーなどのデジタル放送波は高くなっています。携帯電話が異常な早さで普及したこともあって、高周波全体での影響研究が色々と行われることになりました。

その場合に良く使用されたのは、二四・五億Hzを使用する電子レンジと同じような電磁波でした。まず動物実験で「行動異常」「判断能力異常」「奇形率の増加」「脳重量の低下」「染色体の異常」「インシュリン分泌の低下」などが報告され、マウスの「精子異常」やラットの「小脳・網膜の変質」「脳組織に突然変異」なども発表されてはいましたが、熱効果を防止すれば充分だろうと考えられていたのです。しかし、電子レンジの高周波・電磁波は約二四・五億Hzのみが発射されていますから、携帯電話やTV波などのように低周波を混合させたりするような変調をされたり、パルス化されたりはしていません。つまり「搬送波」と呼ばれる様な高周波のみを使用しての研究が行われていたのです。

この問題に注目が集まってきたのは、一九八〇年代後半になってからです。「モスクワ・シグナル事件」

に関する米国の研究担当者も、一九九〇年代になってから、「変調電磁波がより重要だったのではないか」と反省をしていたと思います。当時は問題にされることはなかったのですが、現在、特に問題になっているのが、携帯電話などで使用される低周波を含む様な「変調電磁波」なのです。

そのような言葉をあまり聞きなれてはいないでしょうから、ここで簡単に説明しておくことにします。高周波の電波を「搬送波」というのですが、基本となって搬送に使用される高周波・成分のことです。その「搬送波」に色々な情報を載せるために「変調」という手法が使用されるわけです。その「変調」には「周波数・変調」「振幅・変調」「位相変調」「パルス・変調」などが行われます。

「周波数・変調」は搬送波と異なる低い周波数・成分を混ぜる方法で、「振幅・変調」は低周波の振幅（つまり電波の強さ）を変化させて搬送波とともに情報を送る方法です。「位相変調」は位相を、「パルス・変調」は周波数であれ振幅であれ、パルス状態の低周波範囲だけに限定して送信する方法です。携帯電話の大普及によって始めて「変調・電磁波」が心配されるようになってきたといえるでしょう。その背景には、生物の体内と関係の深い電気シグナルなどの周波数は低周波成分が多いからです。極低周波の影響問題の場合でもそうでしたが、まず携帯電話の高周波に関しても問題になって来たのは「発ガン」問題でした。頭の横で使用するわけですから、まず「脳腫瘍」が心配されるようになるのは当然でした。

携帯電話はスウェーデンやフィンランドなどの北欧の国々で開発・発展したといって良いでしょう。その理由は、それらの国々は冬はとても寒いですから、外出中に車などが故障しますと死を意味するのでした。それを避けるためには「自動車電話」や「携帯電話」はまさに命綱だったのです。そのことがスウェーデンやフィンランドが携帯電話の先進国になった理由でもあり、影響研究も盛んになったのです。

表9　長期間の携帯電話・コードレス電話使用による脳腫瘍のリスク

積算使用時間（h）	研究名	腫瘍	増加率（OR）	95%信頼区間	コメント
1640+	インターフォン	神経膠腫	1.82 倍	1.15 ～ 2.89	
1640+	ハーデル他	神経膠腫	2.31 倍	1.44 ～ 3.70	DECT使用含む
≧ 896	クーレウ他	神経膠腫	2.89 倍	1.41 ～ 5.93	
>1640	インターフォン	聴神経腫	2.79 倍	1.51 ～ 5.16	比較データ以前に５年使用
>1486	インターフォン	聴神経腫	2.6 倍	1.5 ～ 4.4	P =0.052
100 時間当たり	ハーデル他	聴神経腫	10.30%	2.4 ～ 18.7%	> 腫瘍サイズ
>2000	ムーン他	聴神経腫	8.80%	2.3 ～ 15.7%	> 腫瘍サイズ
≧ 1640	インターフォン	神経膠腫	3.77 倍	1.25 ～ 11.4	１～４年使用（プロモーション効果?）
≧ 1640	インターフォン	髄膜腫	4.80 倍	1.49 ～ 15.4	１～４年使用（プロモーション効果?）
>2376	カールベルグ他	髄膜腫	1.4 倍	0.9 ～ 2.0	DECT使用含む
≧ 896	クーレウ他	髄膜腫	2.57 倍	1.02 ～ 6.44	
≧ 896	クーレウ他	神経膠腫	8.20 倍	1.37 ～ 49.07	都会でのみ使用
積算使用年					
10+	インターフォン	神経膠腫	2.18 倍	1.43 ～ 3.31	比較（1 ～ 1.9）
10+	ハーデル他	神経膠腫	2.26 倍	1.60 ～ 3.19	DECT 使用含む
>5 ～ 10	ハーデル他	脳腫瘍	1.7 倍	0.98 ～ 2.8	携帯電話
>25	ハーデル他	脳腫瘍	2.9 倍	1.4 ～ 5.8	
>5 ～ 10	ハーデル他	脳腫瘍	2.3 倍	1.6 ～ 2.3	
>20	ハーデル他	脳腫瘍	4.5 倍	2.1 ～ 9.5	
１年当たり	ハーデル他	聴神経腫	7.40%	1.0 ～ 14.2%	> 腫瘍サイズ
>10	ムーン他	聴神経腫	4.50%	-1.3 ～ 10.7%	> 腫瘍サイズ

モルガン論文（2015 年）より引用

特に、スウェーデンは「疫学のパラダイス」と呼ばれる国です。税金も高く福祉も盛んですし、国民の健康データを全て国が管理しているからでもあります。そのようなデータを研究者が使用することに対しても国民の賛成率がとても高いのです。研究者の秘密保護に対する信頼があり、研究者への協力率も他の国に比べるとダントツの高さですから、その疫学研究結果も信頼性が高いのです。それが日本と異なる理由でもあります。表2にマイクロ波・被曝による症候群のリストがありますが、沢山の症候群が報告されていることがわかります。

(1) 高周波・電磁波被曝と脳腫瘍

携帯電話は頭の近くで使用しますので、まず心配されたのは「脳腫瘍」でした。その疫学研究はスウェーデンのハーデル博士を中心に精力的に行われていて、多くの論文が発表されています。その内で、携帯電話を使用している頭側で神経膠腫が増加しているとの二〇一四年の報告を表10aにしました。また同じような報告として日本の東京女子医大の「佐藤論文（二〇一一年）」がありますので、表10bにしました。

各国から脳腫瘍との関係を示す疫学研究が出てきたこともあり、ＩＡＲＣを中心として、同じ調査方法で研究を行う「インターフォン計画」が日本を含む一三カ国の参加を得て二〇〇〇年にスタートしました。その結果を含めて、長期間使用の場合の論文のリストを表9にしましたが、長期間・ヘビーユーザーの脳腫瘍が増加していることがわかります。「インターフォン計画」の発表後も、長期利用する人ほど脳腫瘍が増加することや、ヘビーユーザーや年少者ほど危険なことを示す疫学研究が相次いでいます。最近

表10 a　使用頭側と反対頭側での神経膠腫の増加率

使用期間	全体の増加率	使用頭側の増加率	反対頭側の増加率
10年～15年間	1.4倍	1.7倍	1.3倍　*
15年～20年間	1.6倍	2.2倍	1.0倍　*
20年～25年間	2.1倍	2.3倍	2.2倍
25年間以上	3.0倍	4.6倍	3.2倍

脳腫瘍（神経膠腫）と携帯電話の使用期間（10年以上のみ）の関係
*：統計的に有意ではないデータ　（ハーデル論文2014年より引用）

表10 b　使用頭側と反対頭側での聴神経腫の増加率

参照データ	左腫瘍／左使用	左腫瘍／右使用	右腫瘍／左使用	右腫瘍／右使用	合計	リスク比	95%信頼区間
診断以前1年	10人	1人	4人	8人	23人	2.7倍	1.2～7.9
診断以前5年	20人	3人	2人	8人	33人	3.1倍	1.5～7.4
診断以前1、5年双方	9人	0人	1人	6人	16人	5.0倍	1.4～24.8
診断以前1年のみ	1人	1人	3人	2人	7人	0.9倍	0.6～2.6
診断以前5年のみ	11人	3人	1人	2人	17人	1.9倍	0.9～5.8

診断以前の1年又は5年に20分／日を使用したヘビーユーザーの間の聴神経腫のリスク比　（佐藤論文2011年より引用）

の「ワング論文（二〇一八年、中国）は二〇一七年七月末までに発表された大人の「神経膠腫（脳腫瘍の一種）」に関する多くの論文を再評価した結果ですが、一〇年以上の使用で増加率が「一・三三倍（九五%信頼区間：一・〇五～一・六七）」と発表しています。子どもの時から使用し続けている場合は、更に増加することでしょう。

この様な疫学研究が増えてきていることから、IARC分類の「2B」ではなくて、「2A：発ガンの可能性が高い」か「1：発ガン性あり」にすべきであるという主張もなされ始めています。その背景には、疫学研究以外の「携帯電話電磁波が睡眠に障害」「脳神経や脳波に影響」との研究、「人間の皮膚のタンパク質形成に異常が生じている」などの最新の遺伝子技術を使用した研究やマイクロRNAの異常に関する研究などが登場してきていることも理由でしょうし、大がかりな動物実験の結果（第29章参照）も報告され始めてきたからだと思われます。その中で一番に新しい主張が二〇一八年九月に「環境研究」に発表された「ミラー論文（カナダ）」です。

この論文は「二〇一一年のIARC高周波電磁波・評価（モノグラフ102）に継続する発ガン疫学の更新」との表題で、「最近の動物実験の証拠や疫学研究の強化などから、高周波電磁波は人への発ガンに関するカテゴリーとしてIARCのグループ1にするべきである」と主張していて、脳腫瘍などの最近の年間・発ガン増加率が米国・英国・フランス・オーストラリア・オランダ・中国などで上昇していることをあげており、その一つとして日本の「佐藤論文（二〇一六）」が「二〇～二九歳の日本女性では何と脳腫瘍が二〇〇二～二〇一〇年の間に、一二・三％と異常に増加している」ことを、「携帯電話のヘビーユーザーでは説明できないなどの著者の説明」を掲載しながら紹介しているのですが、原論文を読んでも私は納得できませんでした。また、二〇一七年の「佐藤論文」では表10bとは異なり、携帯使用の手の反対側の脳腫瘍の方が多くなっているのも不思議です。本当に信用できるのでしょうか。

(2) 高周波・電磁波被曝と甲状腺腫瘍

良く知られていることですが、「甲状腺腫瘍」は、原発事故で放出された「ヨウ素131」という放射能が話題になっています。福島原発事故で大量に放出された「ヨウ素131」は、甲状腺に濃縮される性質があり、その結果として「甲状腺腫瘍」が増加する可能性が高いからです。このことは一九八六年にソ連で発生したチェルノブイリ原発事故でも明らかになっていて、福島原発事故でも大問題になっていることはご存知でしょう。

甲状腺は「のどボトケ」に近い所にありますから、携帯電話を使用している時には電磁波被曝の多い場所にあることはいうまでもありません。携帯電話の普及率が世界でもトップ・クラスになった国が韓国です。携帯電話会社としても有名な韓国の「サムソン電気」があることも原因でしょう。その韓国では以前から甲状腺腫瘍が急増していることが話題になっていました。

一〇年ほど前から増加し始めているのですが、「携帯電話の電磁波説」もささやかれていて、韓国政府は「最近の検査技術が進んだことで、増加しているのだ」と説明していました。福島原発事故での甲状腺異常の増加に関して「福島県などが説明している」ことと同じような説明です。甲状腺異常は認知症とも関連があるとの最近の研究もあります。

ところが、二〇一六年になってスウェーデンから「携帯電話使用が甲状腺腫瘍の増加原因ではないか」と示唆する世界で初めての疫学研究がハーデル・グループから発表されました。「カールベルグ論文」ですが、特に女性の甲状腺ガンが最近になって急増していて、それを図9にしました。論文では、「スマートフォンが原因ではないか」と示唆はしていますが、勿論、はっきりしているわけではありませんが、図9の最近の急増加が不気味です。

甲状腺ホルモンは成長ホルモンとも関係が深いのですが、それ以外では生殖とも関係があります。「甲状腺と生殖」のキーワードでPUBMED検索を二〇一八年九月に行ったのですが、何と一万二四六七件もありました。「甲状腺腫瘍と生殖」では一六九三件で、「甲状腺腫瘍と電磁波」では六件でした。経済協力開発機構OECD加盟国の中で出生率の最も低い国が韓国であり「一・二一倍」です。電磁波が生殖問題と関係がありそうですから、「韓国の携帯電話の普及率の高さと関連しているのではないか」と心配になります。

(3) 血液リンパ系HLガンについて

二〇〇八年十二月、厚生労働省の「がん研究助成金」による報告書「地域がん登録精度向上と活用に関する研究」（主任研究者：津熊秀明大阪府立成人病センター部長）で、「（リンパ腫で）送電線からの二五m圏で統計学的に有意なリスク（O／E比：二・六七倍）を認めた」と報告しています。このような「リンパ系腫瘍」に関して二〇一八年になって興味ある論文が発表されています。イスラエルの「ペレグ論文」ですが、高周波・電磁波被曝での「血液リンパ系腫瘍」に関しては四件の論文を取り上げているのですが、それらがすべて腫瘍の高い増加率を示しているので、「IARCの2Bではなく、2Aか1に指定すべきだ」と主張している論文です。イスラエルの軍人と職業人を調べた二〇一一年の発ガン研究では「四・五倍」の増加であり、二〇〇九年の「ペレグ論文（イスラエル）」はアンテナ基地局周辺を調べた疫学研究で「八・三倍」、一九九六年のポーランドの軍人を調べた「スジェメルスキ論文」では「六・三六倍」、二〇〇九年のベルギーの「デグラブ論文」ではレーダー操作員の死亡率が「七・二倍」と高い増加率になっています。

図9　スウェーデンにおける20〜39歳女性の甲状腺がんの増加

カルベルグ論文（2016年）より

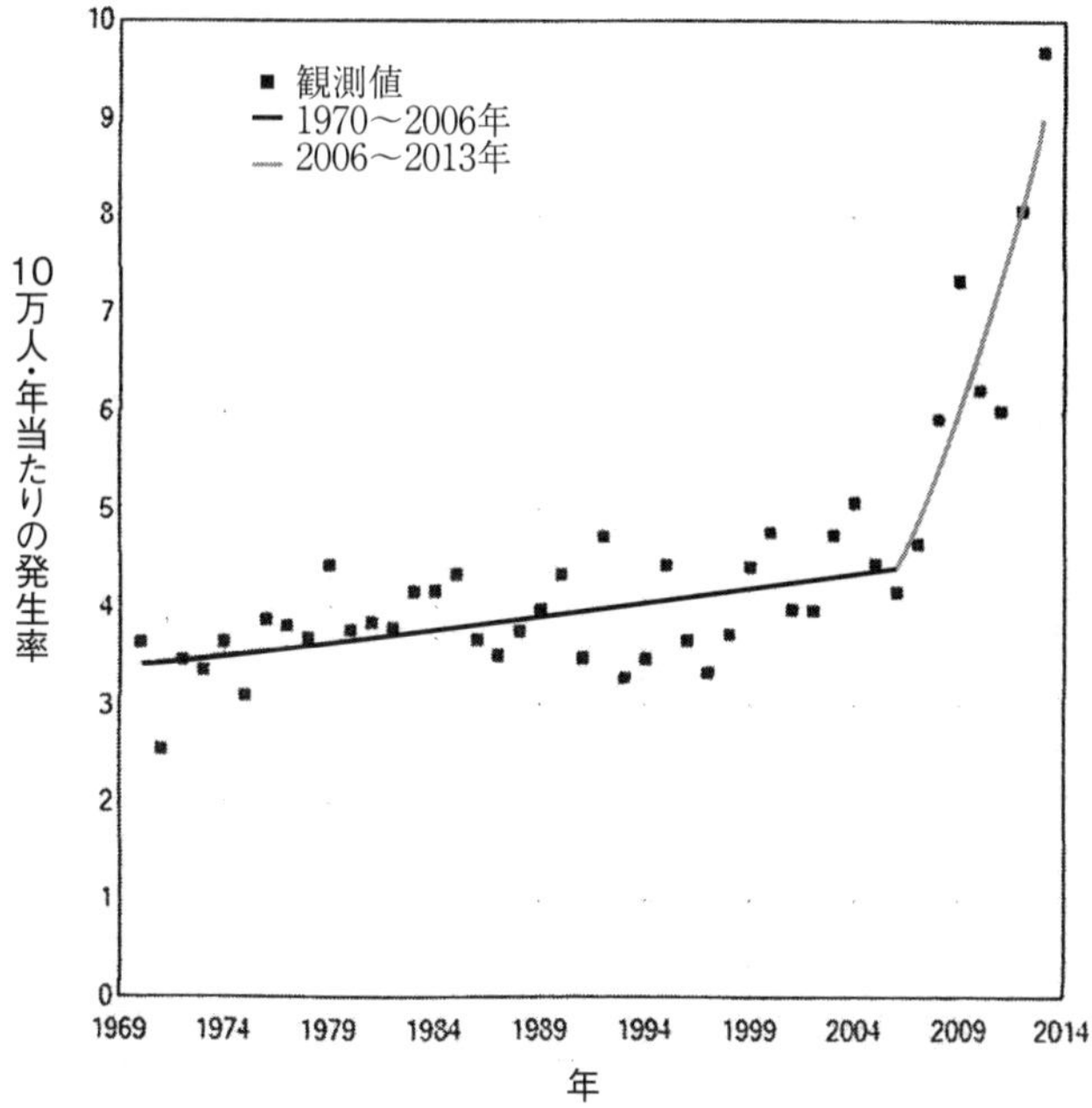

(4) その他のガンについて

最近になって増加しているガンに関しても、電磁波との関係を疑う研究が多いように思います。子宮ガンや前立腺ガンや睾丸ガン、肺ガンなどです。職業人を対象とした電磁波被曝との関係を調べた疫学研究もあるのですが、「影響あり・なし」ともにあり、今後の研究待ちと言って良いでしょう。

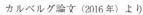

【第15章】高周波・電磁波の影響研究（発ガン以外）

携帯電話に代表されるような高周波・電磁波の影響問題は、まず「発ガン」から始まったといって良いのですが、それ以前から身体影響が懸念されていました。高周波被曝で目の異常が増えるということは第二次世界大戦以前からの問題でしたし、一九五〇年代の米軍のレビューを読むと「睾丸への影響」のことも書かれていることに気付きます。温度上昇が精子に良くないことは広く知られていたからでしょう。

「発ガン以外」の影響で関心の高い問題が「神経精神医学的な分野」なのですが、「頭痛・耳鳴り・睡眠障害・うつ病」などの近代病といって良いような神経や精神分野でも症状が電磁波被曝と関連している可能性が指摘されるようになってきたからです。二〇一五年の「ポール論文」（米国）に二〇一四年までの報告研究数のリストがありますが、「睡眠障害／不眠で一七件」「頭痛一四件」「疲れ／疲労一一件」「うつ病／うつ症状一〇件」「異常感覚一〇件」「集中力の欠如一〇件」「めまい九件」などがあります。

二〇一八年の「ポール論文」は、Wi‐Fiなどのマイクロ波電磁波の非熱効果に関するレビュー論文なのですが、「細胞のDNA損傷」「精巣の構造変化・精子数／性質の低下」「神経学的／神経精神医学的な効果」「アポトーシス／細胞死」「カルシウムの過負荷」「内分泌の効果」「酸化ストレス／フリーラジカル損

図 10　フランスの携帯基地局周辺に住む住民の反応　　サンティニ論文（2003 年）

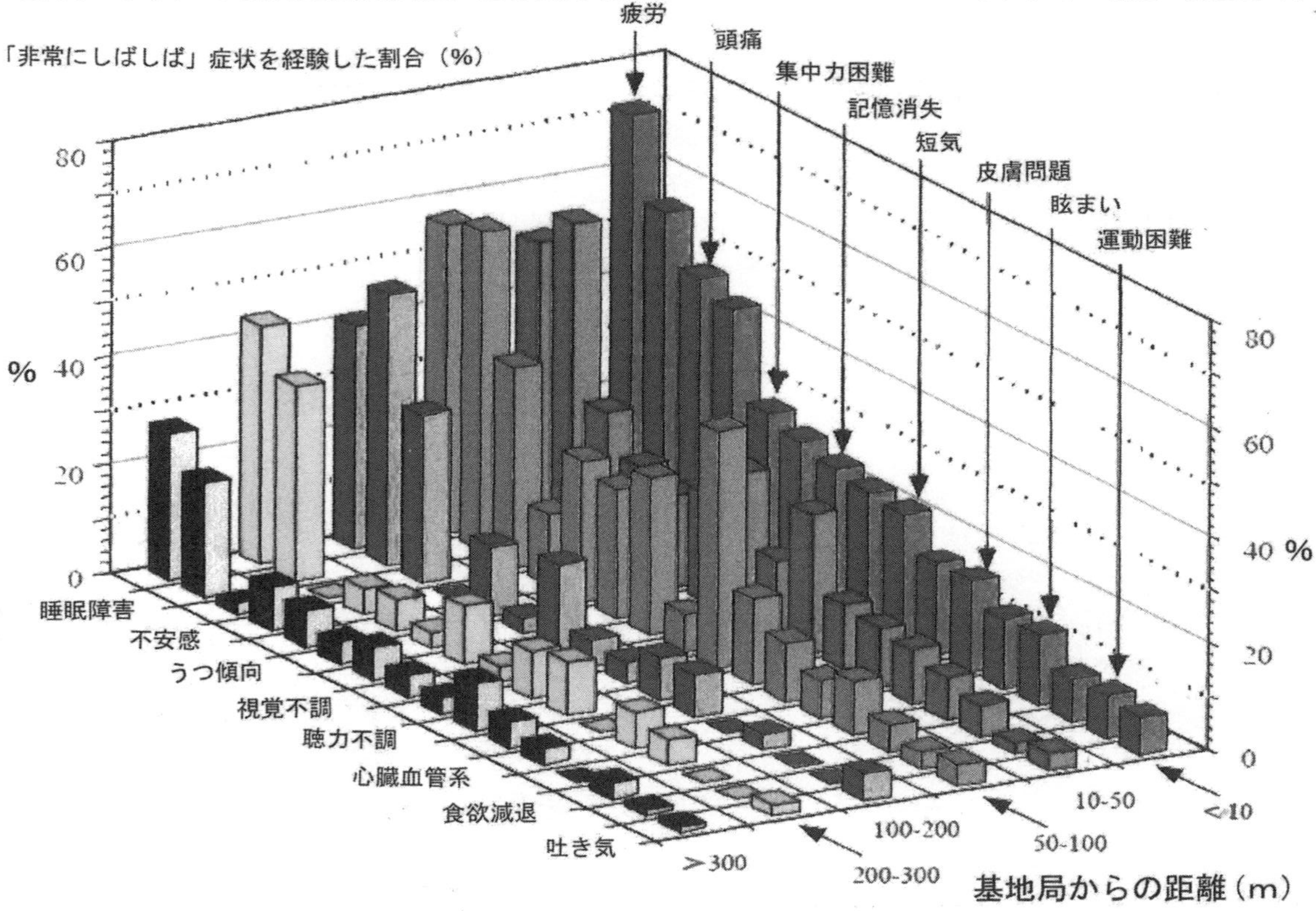

傷」の項目に多数の論文を報告しています。一九七四年のサデシコヴァ論文（ソ連）から始まっていますが、このような研究は欧米よりも東欧が盛んだったのです。

この様なリストを見ればわかりますが、携帯電話の普及で基地局周辺での異常問題が浮上し、その最初の頃の研究として二〇〇三年の「サンティニ論文（フランス）」が有名ですので、それを図10としました。「頭痛・耳鳴り・睡眠障害」など一六項目の症状を調査して「住宅から三〇〇m以内には基地局は建てるべきではない」と結論したのです。高周波・電磁波被曝で問題になっている症状が良くわかると思いますが、これらの症状の内で関心の高い「頭痛」「耳鳴り」「睡眠障害」「うつ病」などに関して、説明することにします。

(1) 高周波・電磁波被曝と頭痛

二〇年ほど前のことですが、私が講演会場から帰ろうとした時のことです。一人の紳士が近づいてきて、「ぜひお礼をしたい」とおっしゃるのでした。時間の余裕があったのでご一緒に食事をしたのですが、その方は会社の社長さんで「何時も携帯電話で指令していた」のだそうです。その内に「頭痛が激しくなって困ってしまい、どこの病院へ行っても原因がわからなかった」のですが、たまたま私の著作を読んで「携帯電話のし過ぎではないか」と思って、携帯電話の使用を激減してから「頭痛がなくなった」との話でした。電磁波に過敏な方だったのかもしれませんが、欧米ではその頃から「携帯電話使用による頭痛問題」が話題になってきていたのです。

頭痛の原因には色々な要因が考えられています。ストレス・睡眠不足・疲労・ホルモン変化・天候異変・臭気・ノイズ・アルコール・空腹などがある様ですが、それらの元になる「原因が何か」という点に問題があり、電磁波被曝も候補になっているといえましょう。

携帯電話は北欧を中心に普及し始めましたが、まず心配になった症状が「頭痛」で、一九九八年にはスウェーデンとノルウェーとの合同の「ミルド論文（スウェーデン）」が発表されています。日に二分以下の使用者の頭痛発生率を一・〇として、アナログ型とデジタル型の携帯電話・使用者の頭痛を調べたのですが、使用時間と共に増加していて、六〇分以上のデジタル型使用者で、スウェーデンでは二・八三倍（九五％信頼区間一・三七〜五・八五）、ノルウェーでは六・三一倍（九五％信頼区間二・三五〜一七・〇）にもなっています。二〇〇三年の「サンティニ論文」では携帯基地局近くでは五〇％前後の住民が頭痛に苦しんでいることを示しています。その後でも多数の研究が報告されていて、スイスのコホート研究（二〇一二年）での「影響なし」もありますが、「影響あり」の方が多く、この章では先ほどの「ポール論文」に載っていない最近の研究を紹介することにします。

二〇一四年の「クサー論文（トルコ）」は九歳以上の携帯電話やコンピュータ使用者三五〇人を調査した論文で、男性よりも女性の方が頭痛が多いことを報告しています。二〇一六年の「モハマディアニネジャダ論文（イラン）」は、神経病院の偏頭痛・患者一一四人（男三二人、女八二人）を対象にしたコホート研究で「毎日携帯電話使用＋週にＷｉ‐Ｆｉを使用」した場合には、「明らかに偏頭痛が相関」「有線電話では関係なし」と報告しています。二〇一六年の「セルッチ論文（イタリア）」は、八四一人の大学生を調べたのですが、「全体として頭痛が高いのだが、統計的に有意ではない」結果でした。一方、大人一四三三人を調べた「スタリン論文（インド二〇一六年）」では頭痛が一・八一倍で有意な結果でした。

二〇一七年には「電磁波と頭痛」関連の論文が二三件もあるのですが、その中から二件の論文を紹介することにします。ポーランドの「シジィコウスカ論文」とトルコの「ヅルソイ論文」です。前者はGSMネットワーク企業に働く人々の「ストレス」と「携帯電話使用」とによる頭痛の増加を調べた疫学研究で、双方ともに日に六〇分以上の携帯電話使用者を調査したのですが、「携帯電話使用に伴う頭痛」か「伴わない頭痛」かを分類した結果、前者の増加率（オッヅ比）が四・二倍で、後者は二・九七二倍で、統計的にも有意な結果を報告しています。

トルコの論文は、イズミールにある二六校の高校生二万四九三人を対象にして二一五〇人を詳細に調査した研究です。携帯使用が二〇二一人（九四％）で未使用者が一二九人（六％）でした。未使用者との比較では頭痛が最も高く一・九〇倍（九五％信頼区間一・三〇〜二・七七）で、使用時間や携帯電話の機種SAR値などでの比較もしていますが、「頭痛」に関してのみここで紹介します。携帯電話を持っていない場合を、一・〇としての比較です。

一日に「一コール以下：一・六六倍」「一〜四コール：二・〇二倍」「五コール以上：二・一一倍」

一日に使用する時間「五分以下：一・六七倍」「五〜九分：一・九七倍」「一〇〜三〇分：二・〇三倍」「三〇分以上：二・六八倍」

一日に出すテキスト・メッセージ数「〇回：一・三六倍」「一五回以下：一・八二倍」「一五〜七四回：二・一六倍」「七五〜一九九回：二・〇八倍」「二〇〇回以上：一・九四倍」

使用する携帯電話のSAR値「〇・五〇W／kg以下：一・八〇倍」「〇・五〇〜〇・七五以下：一・八

六倍」「〇・七五以上：二・〇三倍」

夜に置いている頭からの距離で考えて、「電源ＯＦＦ：一・七九倍」「ＯＮで一ｍ以上離す：二・〇八倍」「ＯＮで二五～九九cm離す：二・二〇倍」「ＯＮで〇～二四cm離す：二・五一倍」

日中はどうしているか「持ち歩かない：一・五六倍」「服・ポケット・バックに：二・〇二倍」

勉強中はどうしているか「ＯＦＦ：一・三五倍」「ＯＮでサイレント・モード：二・一二倍」であり、統計的に有意でないのは、増加率の低い場合の四件だけでした。「日に二〇〇回以上ものメッセージをする生徒が三八七人もいる」のに驚いたのですが、使用回数・時間が少ない場合でも「頭痛が増加傾向」を示しているのは、携帯電話を持っているだけで頭痛が増加することを示しているのでしょう。面白いのは「夜に置いている距離」のデータで、頭に近い場所に置いている方が増加していることです。このことは「寝ている時の電磁波被曝が頭痛を増加させる」ことを示しています。この論文には、一日に一コール以下の使用者の頭痛を一・〇としての比較もしているのですが、一〇コール以上では三・一六倍（九五％信頼区間一・八八～五・三二）にもなっているそうです。

ところで、日本の研究がない様なのですが何故なのでしょうか。欧米で話題になった場合は、総務省や電波産業会などが資金援助をして、いわば「電磁波ムラ」的な研究者を登場させることを良くするのですが、「頭痛」に関する日本の研究者の論文を私は見たことがありません。不思議に思って「電波産業会・電磁環境委員会」のホームページを調べたところが、二〇一〇年度の委託研究で「携帯電話と頭痛との関連性について」と題する研究がなされていることを知りました。その報告によると「健康な男性一五人と女性一六人」とをシールド・ルームで実験した報告でした。携帯電話を保持していると保持している側の筋肉が堅くなるので「頭痛の原因は携帯電話の長時間使用による一定の姿勢保持が原因となると結論付けられた」のだそうです。どの様な発表がなされたのかの説明もなく、「首や肩などが堅くなるのであって電波影響ではない」からと言って、電磁波による頭痛との関連が証明されるはずがないのであり、「影響なし」を宣伝するために行われた実験の様にしか思えません。

しかも、どの研究者が行って、どのように発表されたかも書かれていませんでした。二〇一〇年から八年も経過していますし、ポーズとしての「影響なし」論文だと言って良いのではないでしょうか。

そういえば、電磁環境委員会の「調査研究レポート」は二〇一三年度で終了している様なのですが、何故なのでしょうか？　その最後の委託研究が「携帯電話由来の電波が精子に与える影響についての研究」なのですが、勿論、「影響なし報告」で、研究グループ名も発表報告も明記されてはいません。影響があると困るので、これ以降は「研究をしない」ことにしたのだとすれば、本当に残念です。膨大な利益を上げている企業グループであり、それに比べれば僅かの費用に過ぎないのですから、欧米で行われているような研究を続けて欲しいものです。

(2) 電磁波・電磁波被曝と耳鳴りなど

耳鳴りは全米で五〇〇〇万人以上が経験しており、その内の二〇%が臨床的な介入が必要で、重大な病気の可能性もあり、精神的負担も大きく、自殺に至る場合もあります。「マイクロ波ヒアリング効果」も知られています。健康人であれ二〇〇MHz～六・五GHzで起きるそうです。「ザーザー・カチカチ・シューシユーといった音」で、この耳鳴りのせいでストレスが増加する可能性もあり、「WHOの Fact Sheet：二二六」にも紹介されていて、延岡の訴訟では九大の吉富教授が指摘されていました。この訴訟に関連して二〇〇七年十一月には延岡市が地域住民を対象に「健康相談会」を開催しましたが、訪れた六〇人中で一般的な健康相談を除く、四五人中で耳鳴りが三一人（六八・九％）と多く、その方々の多くは携帯基地局が稼働してから症状が現れているのです。図10のサンティニ論文（二〇〇三年）では、耳鳴りの項目はなくて「聴覚障害」では約二〇％になっているのと良く対応しています。

その後の「耳鳴り」関連研究には二〇一〇年の「ハッター論文（オーストリア）」があり、「一日に平均して一〇分間の携帯電話の使用で耳鳴りが三七％増加」とのことです。また二〇一一年の「サニー論文（ナイジェリア）」では、ラゴス大学の学生三八八人（男二〇三人、女一八五人）を調査したところが、九八％が耳ホーンを使用し九〇％以上が三～六年間使用していて、「耳鳴り」が二〇・六％だったといいます。二〇一二年にはスイスのコホート研究である「フライ論文」が発表されましたが、「電磁波被曝と耳鳴りとでは相関なし」の結果でした。しかし、その後でも「スマホ難聴」などを示す研究が多いのです。

携帯電話の普及台数の第一位が中国で、第二位がインドですが、人口が多いからでしょう。そのインドでも影響研究の少ないことに危機感を持っている研究者が多いからなのでしょうか、二〇一六年に「スタリン論文」が発表されています。南インドでの携帯電話使用者の健康問題を調べた疫学研究ですが、「首痛が二・〇五倍、耳痛が二・二五倍、睡眠障害が一・四九倍」で、いずれも統計的に有意な結果なのですが、何と「耳鳴りが五・九四倍（九五％信頼区間二・九二～一五・五）」と最も高い増加率（オッズ比）を示していました。このような研究結果を見るたびに、安全性が確定していないことに私は危機感を持ちます。

この様な研究を日本では全くなされないのがとても心配です。

二〇一八年九月になり、キューバ駐在の米外交官らが聴覚障害などの不調を訴えていることが米メディアで「マイクロ波の攻撃ではないか」と話題になりました。体調不良を訴えた人のうちの二一人を診察した専門家は「マイクロ波攻撃で脳損傷を受けた疑いが強まっている」とニューヨーク・タイムス紙に語ったそうですが、モスクワ・シグナル事件を想起しました。聴覚障害の内容ははっきりしませんが、耳鳴り・耳痛、聴力低下などが考えられます。本当であれば、どのような変調信号だったのか知りたいものです。

(3) 高周波・電磁波被曝と睡眠障害

携帯電話やスマホを良く使用する人は「睡眠障害」になり易いと言われています。特に、寝る時間の直前にスマホを使用すると「画面からのLED光に含まれる青色光」が睡眠をうながすホルモンであるメラトニンを減少させますから、睡眠が出来なくなるのです。LEDが普及されてきたのは、ここ一〇年ほどのことですが、以前から放送局や携帯基地局周辺での「睡眠障害の多さ」が問題になっています。

スイスのシュワルツエンブルグにある短波放送タワー周辺を調べたチェリー博士（ニュージーランド）の報告が二〇〇〇年の「ザルツブルク国際会議」でありましたが、〇・一μW／㎠の場所で約五〇%の人が睡眠障害になっているそうです。日本の現在の法律は携帯電話では約一〇〇〇μW／㎠程度であり、短波領域でも二〇〇μW／㎠程度ですから心配になります。延岡市が二〇〇七年に携帯電話基地局周辺の住民を対象に健康相談会を開催しましたが、訪れた六〇人の住民中で不眠が一四人（三二・一%）もあったそうですが、判決では無視されてしまったばかりか、「被害の証明は住民がすべき」との驚くような判決でした。最近では、睡眠障害は諸悪の根源ではないか……ともいわれ始めており、「男性不妊の原因の一つ」にもあげられています。

二〇一六年の「メチャルマドメギ論文（イラン）」は、医学的知識のあるはずの医学生三八〇人を対象にして、携帯電話やインターネット使用の多い学生と睡眠障害の関係を調べた疫学研究ですが、携帯電話に熱中する学生の睡眠の質の低下は四・五二倍（九五％信頼区間一・八〇〜一一・九〇）であり、男の方が女よりも一・五四倍も高く、物理関連学生の方が一・六一倍も高いそうです。医学生でもそうなのですから、一般の人の睡眠障害はもっと高いのではないでしょうか。トルコの高校生を調べた「ヅルソイ論文（二〇一七年）でも睡眠障害を調べていました（第15章(1)参照）。携帯電話を持たない学生に比べ、「一日に五コール以上で一・九八倍」「一日三〇分以上で二・〇二倍」「夜間の睡眠時に頭の近く〇〜二五cmで二・二三倍」にも有意な増加をしていました。同じような研究に二〇一七年の「ショーエニイ論文（スイス）」がありまず。一二〜一七歳の若者を調べたコホート疫学研究ですが、「疲れ」「集中力欠如」が二倍近くに増加していることを示していますが、この様な研究が日本ではなされないのが不思議です。便利さ、利益優先なのでしょうか。

携帯電話の電磁波は、パルス状の変調・極低周波を含んでいますし、そのような電磁波からの磁界も心配されています。さらに「第五世代」の登場を迎えているわけで、その悪影響が心配になります。「安全性を確認してから使用する」のは当然のことのはずですが、最近の技術信仰の前に崩れているのではないでしょうか。もうすこし、慎重になっても良いように思います。

(4) 高周波・電磁波被曝とうつ病

頭痛・耳鳴り・睡眠障害などの神経系の疾患のことが問題になれば、「うつ病やうつ傾向」などに心配が集まるのは当然です。二〇〇三年の「サンティニ論文（フランス）」では、「うつ傾向」を強く感じる人は携帯電話・基地局から一〇〇m以内では約二〇〜三〇％で女性の方が高くなっています。「うつ傾向」を調べるためには、「うつ傾向スコア」という分類方法が使用されます。多くの項目に答えるわけですが、ある数以上の場合に「うつ傾向」と判断されるわけです。急速に「スマートフォン」が利用されるようになって、特にその便利さから世界中の若者が熱中するようになりました。「スマートフォン中毒（Smartphone Addiction）」と呼ばれているほどです

「Smartphone Addiction」で二〇一八年十月十日に検索してみましたが、二一五件もヒットし、その内で二〇一八年の論文が七七件もありました。

更に「+ Depression（うつ）」を追加して検索しますと三三件がヒットし、二〇一八年の論文が一四件です。如何に、最近になって話題になってきているかがわかると思います。世界中で、大学生を対象とした研究が多く、米国・英国・韓国・台湾・日本・トルコ・中国・インド・レバノン・イランなどからの研究では、多くがうつ傾向を示しています。電車の中でスマホに夢中になっている若者が多く、「睡眠障害や集中できない」とかいった症状とも相関しますから「勉強は大丈夫だろうか」と心配になります。スマホ中毒は低学年化していますが、最近の「西田論文」によると、高校生のオンラインチャット使用者に一・

七四倍も「うつ病」との関連が認められたとのことです。

(5) 高周波・電磁波被曝と脳血液関門

「脳血液関門（BBB）」とは何なのでしょうか？　人間の心臓からの血液のうちの約五分の一もが脳へ行っているのですが、その血液に不必要な細菌や化合物が入らないようにするために脳の入り口に特別に備えられているのが「BBB」です。脳の機能を健全にするためもあって特別にこのような「血液の関所」が設けられているわけです。

その機能が電磁波被曝で崩れていることを示したスウェーデンの「サルフォード論文」が二〇〇三年に世界中で話題になりました。アナログよりもデジタル（パルス）が、また若い脳の方が危険性が高いのです。郵政省が「BBBへの影響なし」と発表したのは一九九八年九月ですが、それは影響が出るとは思えないような短期間の照射でしたし、勿論二〇〇三年のサルフォード論文が発表される以前のことでした。

サルフォード博士が研究対象としたのはアルブミンの透過です。アルブミンは分子の大きな蛋白質で、普通にBBBを透過するのは一〇％以下なのですが、九一五MHzの高周波被曝で三〇％にも増加したことを、まず一九九三年に発表しました。その後、サルフォード博士は一九九四年、一九九七年、二〇〇一年、二〇〇三年と相次いで論文を発表されています。特に二〇〇三年の論文は、米国の「国立環境健康研究所」から出版されている「環境健康概観（EHP）」という著名な雑誌に掲載されたことで問題になったのでした。GSM携帯電話のSAR値が二〇mW／kgでもラットの脳の神経細胞の皮質・海馬へ有意に影響を与えているとの内容でした。アルブミン蓄積がアルツハイマー病の原因になる可能性も博士は指摘しています。岩波書店の『科学』二〇〇三年十二月号に兜・博士による解説記事が掲載されましたから、ご存知の方もおられるでしょう。

重要な結果ですから、世界中で追試研究などが行われたのです。日本からは二〇〇九年の「増田論文」で否定されて、更に二〇一五年にもラット三一匹を使用してSAR値＝二W／kgでの短時間照射で「相関なし」と否定する「増田論文」が発表されています。一方で二〇一五年にはSAR値＝二W／kgで二八日間の長期被曝でラットのBBBに明白な影響を与えているとの「タング論文（中国）」が発表されています。「影響なし」を示す研究は簡単なのです。「実験動物の数を少なくする」「被曝量を弱くする」「照射期間を短くする」ことなどで、統計的に有意な結果が得られなく出来るわけです。日本の安全宣伝に使用される研究にはこのような研究が多いように私は思っています。「どのような意図なのか」「スポンサーがどこなのか」などにも注目する必要があります。勿論、今後の研究結果が重要ですが「安全だとはいい切れない」ことだけは確かであり、今なお重要な現象として関心が高いのです。

(6) 高周波・電磁波被曝とADHDや行動異常

電磁波被曝と子供の行動異常に関心が集まったのはそんなに昔のことではありません。「発達障害」には「広汎性発達障害・自閉症スペクトラム障害（ASD）」「注意欠陥多動性障害（ADHD）」「学習障害（L

D）」などがありますが、最近になって子どもに増えてきたのですが、その原因は良くわかりません。特に問題になっているのが「ADHD」であり、世界の就学児童の約五％がADHDだと言われています。大人になると激減するのですが、脳の発達障害だと考えられていて、「不注意・多動性・衝動性」などが特徴であり、短期記憶や感情のコントロールを行う脳の前頭葉に異常が見られるようです。

日本学生支援機構の二〇一一年五月の調査では「発達障害の診断書のある大学生は二九八校で一一七九人」が在籍していたそうですが、五年後の二〇一六年の調査では「四一五〇人」にも増加しています。内訳は「ASDが二六三四人でADHDが八〇九人」です。また「統合失調症等・気分障害・神経症性障害等・摂食障害・睡眠障害等・他の精神障害」が六七七五人で、一年間で一〇〇〇人近く増加しています。遺伝子の変異が原因ではないかと指摘する論文も複数件あるのですが、携帯電話からの電磁波被曝が心配になります。そのこともあり、妊婦の携帯電話使用が疑われたのは当然のことです。

電磁波問題の世界的な権威として有名なベッカー博士（米）は、以前から子供の注意欠陥多動性障害（ADHD）に対しても電磁波影響の可能性を指摘していたのですが、驚くような論文が、二〇〇八年七月にデンマークで発表されました。妊婦の携帯電話・使用と生まれてきた子供の行動異常を調べたコホート疫学研究です。このコホート研究は、妊婦一万三一五九人を対象にして、継続的に追跡調査をした研究ですが、その子供が小学校へ入る年齢（七歳）時に子供の行動を調べた結果で「感情的・多動性」などの包括的に考えて行動に問題のある子供が、「母親の出産前後の携帯電話使用の場合」では「一・八〇倍（九五％信頼区間で一・四五〜二・二五）」と統計的に有意な増加率を示していました。

最近、日本政府も子供の携帯電話使用に警告をしていますが、「誘惑やイジメなどから子供を守る」ことが目的で、電磁波の危険性を心配しているわけでなく、その点が欧米との大きな相違です。子供の使用を禁止していると言って良い国は、イギリス・フランス・フィンランド・スウェーデン・カナダ・イスラエル・ロシアなどです。

幾つもの研究があるのですが、最近の研究を二件紹介することにします。携帯電話の電磁波をマウスの母親に照射した後に生まれた子供にADHDと同じ状況が見いだされたとの二〇一二年の米国の「アルダット論文」が話題になりました。雌二匹と雄一匹を入れた二七のケージを用意し、被曝と被曝しないで生まれてくるマウスを追跡した実験です。被曝量はSAR値一・六W／kgで、日本の規制値の二W／kgよりも低い値です。その結果、神経細胞を調べると人のADHDと類似の変化が歴然と現れたとの内容でした。

もう一件は二〇一三年の韓国の「ビュン論文」です。韓国の一〇都市・二七小学校の二四二二人を調査した、一一人もの研究チームの疫学研究ですが、「体内の鉛濃度がADHDの原因ではないか」との説もあることから「鉛濃度と携帯電話使用」とを調べた研究です。鉛濃度の高い小学生で、携帯電話を一コール当たり一分以上使用した場合には「七・二倍（九五％信頼区間一・三七〜三七・九二）」にも高くなるとの結果でした。このような研究結果を受けて、韓国政府は二〇一四年から「子どもの携帯電話のSAR規制値を日本の四分の一」に低くしたほどです。韓国では子供の携帯電話使用やゲームによる障害が大問題になっていて、そのことを「NHK・TV」もドキュメントとして放映しましたから、見られた方もあるかもしれません。

「子供に携帯電話を持たせようとしたり、幼稚園や小学校のすぐ近くに携帯電話・基地局を建設したりする」のが一般的な日本との相違に驚かされます。最近、若者の異常行動が目に付くように思うのですが、携帯電話・スマホ・ゲームの影響ではないか……と心配になります。

(7) 高周波・電磁波被曝とアルツハイマー病・認知症

携帯電話の大普及があり、携帯電話では極低周波で変調したりしていますので、携帯電話からの被曝が問題になってきました。しかし、高周波被曝での疫学研究は極低周波被曝に比べて増加傾向を示す研究は少なかったのですが、最近になって「複合汚染として電磁波被曝が重要ではないか」と示唆する研究が増えてきています。海馬の異常や脳組織の神経栄養因子（BDNF）の低下や記憶力の低下などの「認知症」と関係の深い研究もあります。夜間の睡眠時間を制限した動物や睡眠不足の人の脳内にはアミロイドβが蓄積するとの研究もあり、二〇一八年の「スピラ論文（米）」では、日中に眠気のある人の疫学研究では、眠気のない人に比べて二・七五倍もアミロイドβの蓄積が見いだされたそうですから、睡眠と深い関係がありそうで、電磁波被曝で減少すると言われている睡眠ホルモンであるメラトニンとの関係が心配になります。

このような複合した効果としてアルツハイマー病が増加する可能性を指摘した研究が登場しているのですが、その一方で、「携帯電話・使用でアミロイドβ濃度が低下する」との論文も発表されてきました。最初の論文は「アレンダッシュ論文（米国、二〇一〇年）」ですが、マウスに九一八MHzでSAR値一・二五W／kgの照射条件でしたが、その後もそのような研究が増えてきています。それらは「マウスやラットでの実験であり人の場合と異なる」との反論もありますが、今後の研究に注目したいものです。巻末の「資料」にも紹介していますが、二〇一七年に韓国の「チョイ論文」がありました。出産児が三歳の時に、その母親（妊婦）の携帯使用と鉛・被曝濃度とを調べた論文ですが、「妊婦の体内鉛濃度と携帯電話使用とでの影響が大きい様だ」との内容でした。「鉛被曝とレーダー被曝とで精子数が有意に低下する」との「ウィーランド論文（米国、一九九六年）」もありますから、鉛被曝と生殖との関係が研究されたのでしょう。いずれにしろ、電磁波被曝と脳や生殖との関係は複雑なようです。「良い効果がある」ということは「何らかの影響を受けている」わけで、素直に喜ぶわけにはいきません。

(8) 高周波・電磁波被曝と皮膚の関係

動物の皮膚は、体の中の臓器と外部環境とを隔てる重要な器官であり、細胞分裂の最後の段階で「脳と皮膚」とが分かれることが知られていて、いわば「第二の脳」といって良い器官です。紫外線によってビタミンが作られることも知られていますし、メラトニンとメラニン作用なども重要です。三〇八nm（ナノ・メータ）の波長の紫外線は皮膚中のビタミンDを特に増やす効果があるというので、医療用に使用されたりもしています。オゾン・ホール問題とともに、皮膚ガンの増加に関心が高まりましたが、それ以前から高周波被曝による皮膚ガンの増加は問題になっていました。一九八二年の「スジミグルスキ論文（ポーランド）」が早い段階の論文で、ベンゼン被曝などで皮膚ガンが増加すると言われていたのですが、それに二・四五GHz高周波被曝が重なるとマウスの皮膚ガンが加速するとの研究でした。疫学研究では、二〇一一年のハーデル論文（スウェーデン）がありますが、メラノーマ（皮膚ガンの一種）がコードレス電話使用で二・一倍（九五％信頼区間一・一～三・八）で、二〇歳以前から携帯電話やコードレス電話を使用していると、一・七～三・一倍に増加するとの内容でしたが、統計的に有意ではありませんでした。

高周波利用がドンドンと周波数を高くしていて、「第五世代」では一〇GHz以上のミリ波段階の高周波利用になることが予想されています。そのような高周波は皮膚表面に影響を与えるだけでなく、遺伝子に直接的な影響を与える可能性も高く、使用に反対の声が上がっています。そのようなミリ波では、伝導率が高くなり、皮膚表面の電流密度が増加するのですが、影響に関する研究も少なく、便利さ優先で安全性の確認も不十分なまま開発・推進されているのが問題です。

(9) 高周波・電磁波被曝と糖尿病・肥満

高周波・電磁波被曝で糖尿病を調査した疫学研究の最初は一九九五年の「アルトペター論文（独）」で、「短波放送塔の周辺住民には糖尿病が多い」との指摘論文でした。糖尿病の指標として「糖化へモクロビン：ＨｂＡ１ｃ」が良く知られていますが、その値が「五・六～六・九であれば糖尿病予備軍で、七・〇以上を糖尿病と判断されますが、最近になって基地局周辺の生徒を調べた研究が発表されました。

二〇一五年のサウジアラビアの「メオ論文」ですが、被曝量が極めて低いのに「ＨｂＡ１ｃ」が高いことを示していたのです。基地局から二〇〇ｍ以内にあるリヤド市内の二つの学校を選び、学校一は九二五MHzで九・六〇一nW／㎠の強度であり一二～一六歳の男子生徒は九六人。学校二は九二五MHzで一・九〇九nW／㎠の強度で一二～一七歳の男子生徒六三人を調べた研究です。高い被曝量を受けた学校一の生徒のＨ bA1cは五・四四五±〇・二二で、低い被曝量の学校二の生徒の五・三二五±〇・三四よりも高かった(p値=〇・〇〇七)のです。また、糖尿病予備軍に相当する「HbA1c値>五・六」の生徒は、学校一では三一・二五%で、学校二の二七%よりも多かった(p値=〇・〇一六)のです。また肥満の増加率も、有意ではありませんが、一・八七倍と報告しています。

このことから、その論文では基地局からの電磁波被曝で「二型糖尿病リスクと関連している」と結論されています。質問に対して著者たちは「性別・世代・文化・社会経済」など以外に「貧血病・血液障害・輸血歴・家族の糖尿病歴・個人の肥満度・喘息・タバコ歴」を調べ、更に「家の近くに高圧送電線がないことなども参考にして健康な生徒一五九人を集めた」と説明しています。そして最後に「我々は携帯電話サービスを否定するものではないが、健康の方がより重要であり、何物にも替え難いと我々は強く信じている。そうであるから、携帯電話基地局は人口密集地域、特に学校建物の内外に建設すべきではないということに留意すべきである」と述べていることも重要なことなので紹介しておきます。

【第16章】電磁波被曝と生殖問題：雌（女性）の場合

人の生殖影響を調べるためには、卵子を直接に対象にすることはとても困難ですから、どうしても人の場合は精子研究が中心になります。それでも動物の雌を使用しての研究が多くなり、「雌の卵（濾胞《ろほう》・胚胞・胎児）・出産・生殖組織などへの影響」研究が多いのです。最初の頃は鶏卵を使用する研究が多かったのですが、その内にラットやマウスが使用されるようになり、大型動物を使用することもありました。私の調べでは一八九三年の「ウィンドル論文（英国）」以来、実に四五〇件余にもなるのですが、それらの論文を資料1として、巻末に掲載することにしました。巻末には資料1、資料2、資料3があるのですが、いずれも生殖関連の論文リストで、この資料のみは論文名（ファースト・オーサー）を英文表示にしています。最近はウェブで検索することが容易になっていますから、関心のある論文を自分で検索して欲しいと思ったからです。

雌（女性）の生殖問題を議論する場合は多方面からのアプローチが必要ですから、資料1を見ればその傾向を読み取るころが出来るはずです。資料1には「○：影響あり」「X：影響なし」が付いていますが、私が原論文を読んで判断したもので、著者の判断ではありません。例えば、「電磁波被曝で生存率が高まった」との論文があったとしますと、私は「○」を付けることにしています。理由がわからなくても、何らかの「影響があった」と判断したわけです。また二〇一七年の「白井論文（日本）」のように「妊娠・発育には影響なし」とアブストラクトに書かれていても、論文を読むと「ラットの仔の性比が被曝強度と共に雄が少なくなっている」のですが、そのことに言及されていないので、私は「○」としてコメントで説明することにしています。性比問題は極めて重要な問題だからです。

精子への悪影響があれば、生まれてくる子供に「女子が多い」可能性がありますし、逆に死産する胎児にも男子が多いと思われるからです。その様なことは、妊婦の出産で初めて明らかになるわけです。精子でその理由が明らかになるわけではありませんが、その様な場合も資料1に含めてあります。資料1から、人の場合の性比を調べた研究を作成して表11としました。

精子には「X」と「Y」の遺伝子があり、その内の「X」であれば女子が、「Y」であれば男子が生まれるのですが、女子より男子の方が生命力が弱いためか、環境の変化に対応した為なのかは知りませんが、人間の場合には「男子」の方が多く生まれてくるようになっています。「男子の減少」が世界中で問題になっていて、特に日本では「死産死では男児の方が女児の二・三倍にもなる」という指摘のあることはとても重要だと思いますので、それを図11に示しました。

この研究は東京体育大学のグループが中心になって行っているのですが、その中心におられた正木健雄・名誉教授は二〇一五年にお亡くなりになったのですが、生前に「色々と考えたが、この日本の死産児の性別比の変化」は「電磁波被曝が原因としか思えない」と私にいっておられました。

当初、私は「食塩・原因説」だったのですが、最近では「正木説の方が正しいのではないか」と思うよ

表 11　親の電磁波被曝と出産児の男女比（疫学研究）

論文（代表者）	発表年	国名	親の被曝状態	出産男児	出産女児	統計的明確さ
《極低周波被曝：50/60Hz》						（P—値）
シンゲワルド	1973	米国	送電線作業者（男親）	性比に影響なし		
ネイブ	1979	スウェーデン	電力施設（男親）	12 人	22 人	0.2
ノルドストルム	1983	スウェーデン	電力施設（男親）	67	73	0.2
ミルハム	1993	米国	アルミ工場員（男親）	53	86	0.0026
ムバラク	1996	イェーメン	電力施設（男親）	8	54	0.0001
インゲルス	1997	ノルウェー	磁場被曝（両親）	女児が多い		—
トルクヴィスト	1998	スウェーデン	電力施設（男親）	86	92	—
サーダット	2005	イラン	送電線作業者（男親）	性比に影響なし		
オージェ	2011	カナダ	送電線から 400m（両親）	性比に影響なし		
ナビ	2015	パキスタン	変電所・周辺住民（両親）	2.06 ± 1.58	3.68 ± 1.74	
《高周波被曝》						
ラルセン	1991	デンマーク	短波物理治療士（女親）	15	36	＜ 0.001
グベラン	1994	スイス	短波物理治療士（女親）	262	246（男児多）	—
			マイクロ波使用（女親）	67	73	—
コロディスキー	1996	ラトビア	ラジオ塔周辺（両親）	254	355	0.08
バステ	2008	ノルウェー	海軍レーダー操作員（男親）	男子が少ない		有意
《研究用磁場被曝》						
有　水	1984	日本	磁場作業従事（男親）	女児が多い		
亀　井	1990	日本	磁場使用期間中（男親）	67	73	
			物理系研究者（男親）＊	78	95	

（注）P- 値：論文に「P—値」が書かれていない場合
＊　：物理系研究者は電磁場に被曝する事が多いと思われるので掲載した。

図11　日本と西ドイツと米国の死産胎児の男女比

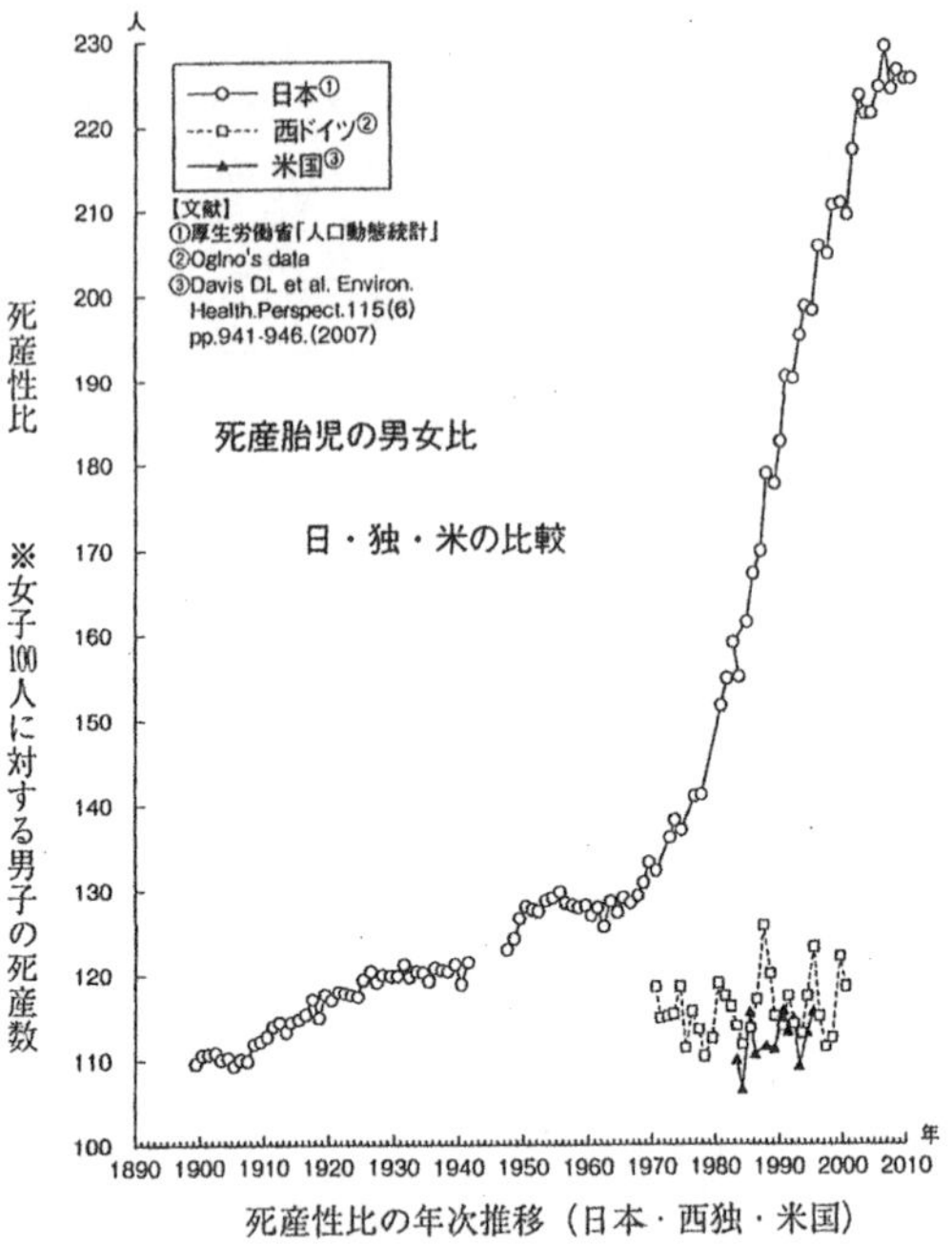

死産性比の年次推移（日本・西独・米国）

注）1990年以降は、ドイツ連邦共和国の統計の内の旧西独州のみを示した。

うになっています。「食塩・原因説」というのは、日本では食塩などの塩は、以前は「塩田の塩」が使用されていたのですが、その内に専売公社によって「化学的に製造された塩」しか購入できなくなったのです。「塩田の塩」ですとニガリ成分である色々な元素成分が入っていますが、化学的に製造された塩には純粋な塩化ナトリウムNaClが大部分だったからです。

「食塩・原因説」だった私なのですが、専売公社も微量元素の重要性に気付き始めたようで、ニガリ成分の入った「塩」に切り替え始めたので、図11で示すような増加傾向も「低下するのではないか」と私は期待したのですが、残念なことに低下しなかったのです。それで私も「正木説の方が正しいのではないか」と思うようになったというわけです。正木さん達は一貫して厚生労働省から発表されるデータを追跡されていますから信頼性が高い

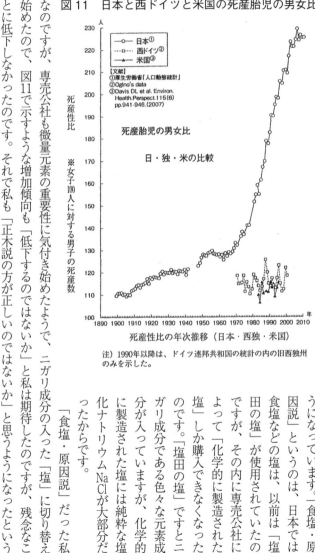

と思います。図11の中に、米国や西ドイツのデータを追加したのは私ですが、米国やドイツでは日本の様な傾向を示していませんので、日本特有な環境効果だと思われるのですが、詳細な研究が必要だと思います。米国やドイツでは、岩塩や塩湖の塩を使用していますから、ニガリ成分も含まれているのです。生物は子孫を残すためには、オスよりメスを増やす必要があるわけですから、女児の方が多いという現象は、何も悪いことではないのかもしれませんがやはり心配になります。特に妊娠初期の一二～一五週目の死産に限定すると、なんと一〇倍にもなっています。このことをも正木さん達は指摘されています。

(1) 高周波と鶏卵の孵化率

携帯電話電磁波の照射で、鶏卵の約半数が孵化しないという研究は、一九九六年「斉藤（日本）論文」を始めとして、一九九八年「シモ（仏）論文」、二〇〇一年「バチスデ（仏）論文」、二〇〇三年「グリゴレフ（ロシア）論文」などがあります。いずれの論文も、約五〇％程度の孵化率にしかならないことを示していますが、「グリゴレフ論文」のみを図12にしました。「斉藤論文」では、奇形の雛まで誕生しているのですが、日本では全く知られてはいません。

また自然界での影響を直接調べる研究も増えてきています。「つがいのシュバシコウ（コウノトリの仲間）」の巣の中の雛の存在を調べた二〇〇五年の「バルモリ（スペイン）論文」では、携帯電話基地局から二〇〇m以内では四〇％の巣に雛がおらず、三〇〇m以遠では、それが僅か三・三％だったそうですから大きな相違です。

図12　携帯電話の電磁波被曝と鶏卵の死亡数

実験群と比較群とにおける21日間の孵化期間での死亡数

＊：　P＜0.05

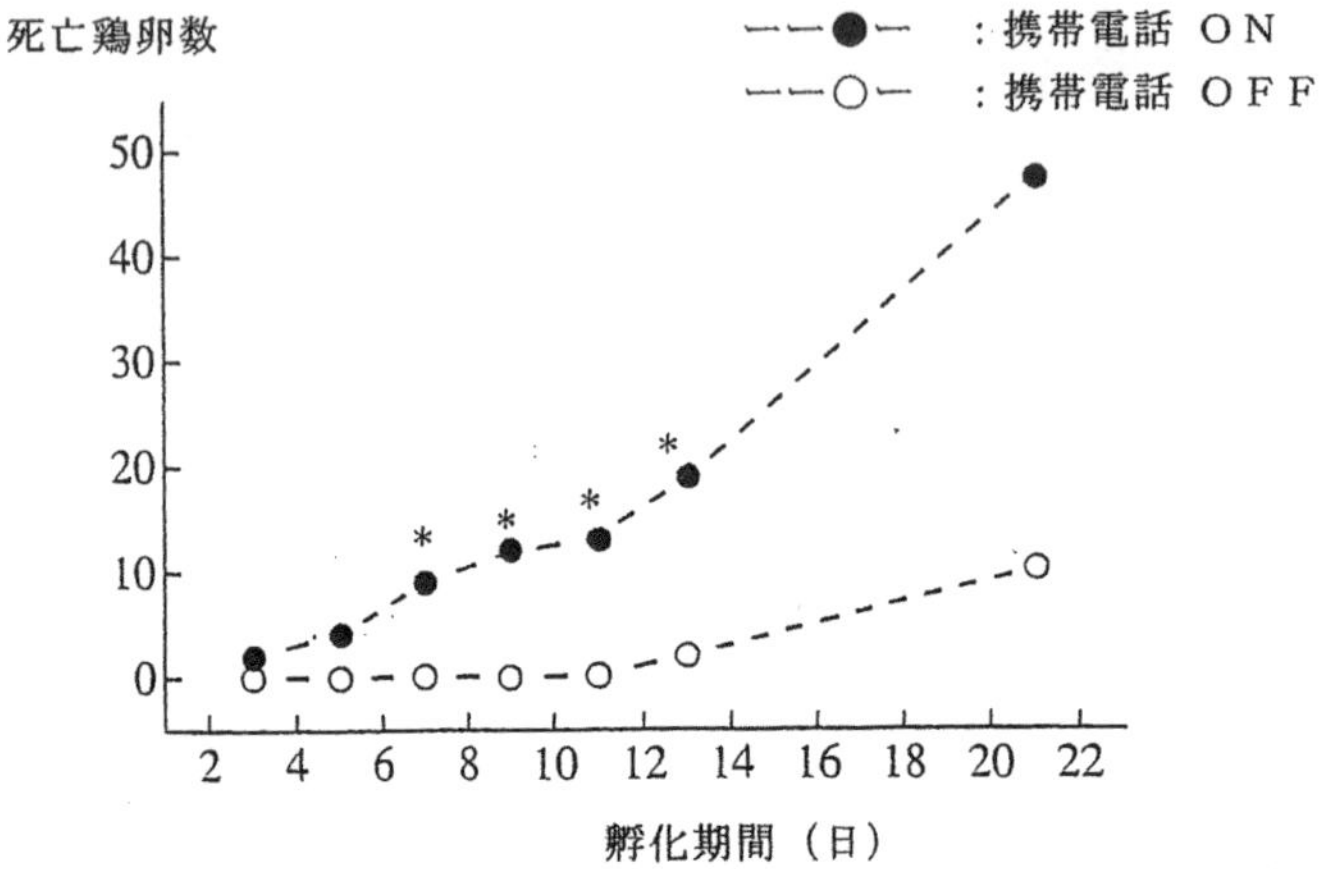

グリゴレフ（ロシア、2003年）論文より

二〇〇七年には英国・ベルギー・スペインから家スズメの激減報告があり、基地局からの電磁波強度の強いところほど家スズメが減っているとの論文です。「家スズメ」は日本の雀とは異なり、ツバメの様に家の軒などに巣を作るので調査をしやすいのです。日本の雀と同じ種類の雀は森に棲んでいるそうです。日本でも市街地からの雀の減少や北海道での雀の大量死が話題になっているのですが、携帯基地局の乱立が原因でないことを祈っています。

(2)　VDT使用による流産の増加

一九八〇年代になりコンピューターの使用が急増してきますが、それとともに問題になって来たのが「VDT使用女性の流産の増加」でした。VDTとはコンピューターの表示装置である「ビデオ・ディスプレイ・ターミナル」のことなのですが、そのＶＤＴからは低周波や高周波の色々な電磁波やエックス（Ｘ）線も漏洩しているからでした。レントゲン撮影に使用されるＸ線は高電圧の電子線を銅（Cu）板に照射して発生させるのですが、同じように高電圧の電子線を画面上の発光物質に照射させて色を出すのがＶＤＴですから、まず疑われたのはＸ線被曝でした。

この問題は、戦後すぐに米国では指摘されていて、米国の規格協会（ＡＮＳＩ）は規格を決めていました。国際的には国際放射線防護委員会（ＩＣＲＰ）が一九六〇年に「ＴＶ表面から五cmの位置で、Ｘ線が〇・五ミリ・レム（mR）／時以下」と勧告したことを受けて、一九六八年に日本も「通産省令」の「電気用品取締法」でその値を採用しました。ＶＤＴからは、電磁放射線であるＸ線以外にも「紫外線・赤外線・可視光線・超音波・ノイズ・騒音」などや「低周波・高周波の電磁波・静電気」などが出ていて、大型のカラーＴＶからは一九六七年に規制値を超えるＸ線も検出されたのですが、まさかＸ線以外の電磁波が問題になるとは考えられなかったのでした。

一九七〇年頃からはコンピューターが増え始め、一九七一年では米国とカナダとで使用されているコンピューター用ＶＤＴは僅か一五五台でしたが、一九七四年にはソ連の「サディコーヴァー報告」で「ＶＤＴ作業で白内障などの目の異常」が報告され、一九七五年にはスウェーデンからも同様な指摘があったことから、原因として「電離放射線なのか、非電離放射線なのか」に関心が集まったのでした。その頃の日本では、「総評」などの労働組合も労働者の健康問題に関心が高かったこともあり、一九七四年には労働科学研究所（日本）が「ＶＤＴ作業従事者の労働負担・環境調査」を開始しています。

一九七〇年代では、ＶＤＴ使用による「白内障」「顔面発疹」「目のかすみ」などの報告が中心でしたが、一九八〇年になって「流産の多発」「死産」などが報告され、新しい職場環境であることもあって問題化したのです。「トロントスター新聞社（カナダ）では妊婦七人中四人が障害児を出産」、「マリエッタ防衛補給機関（米）では一五人中七人が流産、三人が障害児を出産」など、米国・カナダから相次ぐ報告があったのです。一九八一年には米国・カナダのVDT台数は三万台を超え、事務用としてVDTは必須の機器になってきたこともあり、女性を中心に不安感が広まったのでした。筆者の調べでは、VDTと流産に関する研究は一九八二年の「レウルス報告」が最初であり、それ以降、一九九三年までには五〇件以上も発表されており、レビュー論文も多く、流産の可能性を示す研究が多かったのです。疫学研究の欠点の一つである「偶然」の可能性もあり、VDTの職場が増加すれば、たまたま「流産が多くでる」職場もあり得るわけです。平均の流産率は約一五％だそうですから、女性一〇人の職場が一〇〇〇カ所もあれば、ある職場では流産率が五〇％を超える職場が生じる可能性もありうるからで、そのようなことを指摘する論文もあったのですが、やはり異常だと考えられたのでした。

スウェーデンは一九八七年には「MPR—I」（案で、三年間の猶予期間）、更に一九九〇年には「MPR—II」を正式発表しました。翌年にはスウェーデンの労働組合協会（TCO）は更に厳しい「TCO規制」を発表しました。スウェーデンには「より安全な機器の入手が可能ならば、そのような機器を導入する」という趣旨の法律もあるからで、VDTに関しては「全面五〇cmの位置で極低周波磁界を〇・二五ミリガウス（〇・〇二五μT以下にする」との「MPR—II規制」を開始し、日本では話題にもなりませんでしたが、欧米では大評判になったのでした。

このような規制に合致するVDTを製造していたのは、日本の「ナナオ」「加賀電子」のみといっても良かったので、両社の製品がスウェーデンを制覇したのでした。

ＶＤＴを教育現場でも使用している米国では、学校の先生たちの反応も早く、ニューヨークでは先生たちが教育委員会へデモをかけて、スウェーデンなみの機器の導入を要求したほどでした。日本では秘密にされていることを知っていた筆者はその米国のニュースを知ってうらやましく思いました。米国最大のＶＤＴメーカーはＩＢＭ社なのですが、そのような声に対応して同社は「ＭＰＲ―Ⅱに準拠する」製品を作ることとしたのですが、準拠していない製品の在庫処理に困って、日本の大学などに無償で提供することにしたのです。京大にも数十台が提供されたので私も調査用に希望したのですが、残念ながら入手できませんでした。勿論、日本の大メーカーの機器はそのような規制に対応していませんでしたし、メディアも報道しませんでしたから、官庁も業者も「日本国内で売り切る」までは秘密にしておきたかったのでしょう。

このＶＤＴ問題は「電磁波の危険性」を知らせる大きな役割を果たしたのですが、一方では「ＶＤＴから液晶」に切り替わる役割も果たしました。当時の液晶の技術は日本がトップで、米国は出遅れていたのですが、当時のクリントン米大統領は液晶開発に一〇〇〇億円相当の緊急援助を決めたりして、液晶がＶＤＴに取って代わることになったのでした。ＶＤＴのみならず、ＴＶなども液晶になり、ＶＤＴの電磁波問題は下火になったのでした。

(3) 卵巣・胎児などの遺伝子・ホルモンなどの影響

巻末の資料でもわかりますが、最近では電磁波被曝による生殖組織の「遺伝子」「染色体」「ホルモン」

「活性酸素」「イオン・チャンネル」「ミトコンドリア」「神経系」などの研究が増加してきます。電磁波被曝による生殖組織への影響のみでなく、色々な症状に対して、深層レベルで調べる必要があると考え始められたからでしょう。そのような研究は、最近では欧米よりもイラン・トルコ・エジプトなどのアラブ諸国で多いように思います。欧米諸国では、高周波の影響は「熱効果のみ」という以前からの考えに固守しすぎているからでしょうが、そのことに対してアラブ諸国などは疑問を持ち始めていて、「非熱効果の重要性」を研究する研究者が多いのかも知れません。

【第17章】電磁波被曝と生殖問題：雄（男性）の場合

この章では「精子・精巣（睾丸）などへの影響」研究を中心にすることにしましたので、巻末の資料2には高周波電磁波の、資料3には極低周波電磁波に関する論文のみをリストしました。前者は全体で二二〇件余、後者は約一一〇件ほどの論文があります。

私は以前から電磁波の生殖系への影響に関心を持っていました。「電磁波被曝している親から生まれた子供には女児が多い」とか「流産死しているのは男児が多い」といった研究も多いからです。性別を決めるのは精子ですから、数百μW／㎠のマイクロ波被曝での人の精子減少を最初に報告した「ランググラジャン論文（ルーマニア、一九七五）」のことを講演でも良く紹介していました。精子は熱に弱いですから、哺乳類では精巣（睾丸）が外に出ていて、冷却用のフィンがついていますが、熱上昇の原因であるような電磁波被曝に対する防衛方法は備わっていないからです。勿論、携帯電話のような弱い電磁波被曝では「熱上昇も低いので安全だ」との前提で「影響はない」とされてきたわけです。

ところが、一九八〇年頃からの携帯電話の普及に直面して、精子やそれを作る器官である精巣（睾丸）に関する研究が増えてきました。精子の頭には染色体などの遺伝情報が詰まっていて、いわば裸の遺伝子組織だといって良いでしょう。この精子が活発に動いて卵子に入り込むわけですが、その直後に卵子の表面はカルシウムで覆われ、そのカルシウムの存在で細胞分裂が始まります。精子が異常になれば、卵子との結合も難しいですし、たとえ結合できても早い段階で流産する危険性が高まることでしょう。その様な心配が広がってくるとともに研究も増え始めました。大げさかもしれませんが、人類の生存に関係するからです。

(1) 高周波・被曝と精子問題

今、世界中で話題になっているのが高周波・電磁波被曝による精子への悪影響問題です。レーダー操作員の精子・精巣などへの高周波被曝報告は七〇年代からありました。論文の多くは精子影響を報告しています（巻末資料参照）。動物実験が多いのですが、実際に携帯基地局の周辺に置いたラットの精子異常を調べた研究「オティトロジュ論文（ナイジュリア、二〇一〇年）」からの精子の頭の奇形増加を図13としました。日本の規制値の何と一万分の一でも奇形が五〇%にもなっていることに驚きます。「精子の数の減少」「精子の運動低下」「精子の奇形」などの報告も多く、人間への影響が心配になります。「ポケットに携帯電話を入れない様にしよう」との英国での警告が日本でも報道されたこともあり、気を付ける人が増えています。日本の法律は「約一〇〇〇μW／㎠」「SAR値で一〇gあたり二W／kg」ですから、それよりも弱い強度で「精子異常が観測されている」論文のあることもわかります。何故、世界中がこのような問題に注目しないのか……と不思議でなりません。最近の論文には「影響なし」も現れていますが、それでも「悪

図13　携帯電話・基地局周辺におけるマウス精子の頭部の異常率の変化

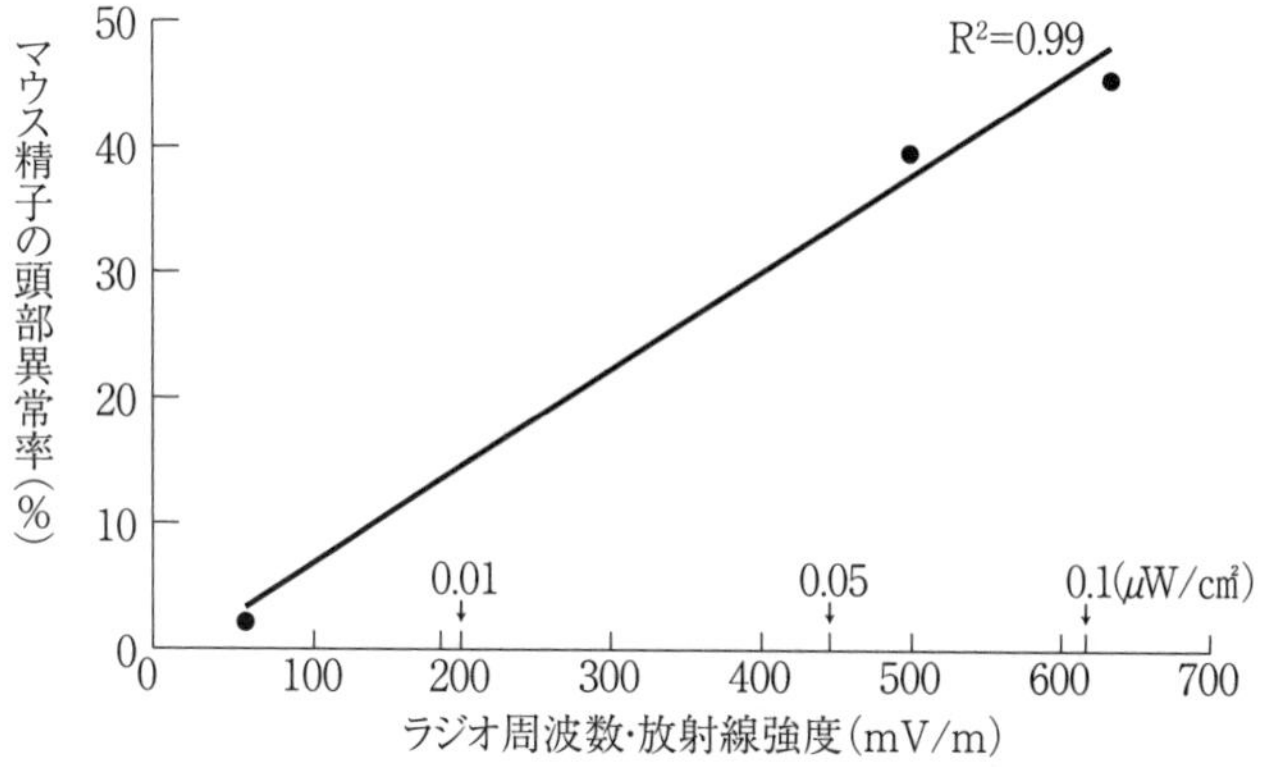

オティトロジュ（ナイジェリア、2010年）論文より

影響あり」が圧倒的に多いことがわかります。

(2)　極低周波・被曝と精子問題

高周波・被曝ほどではありませんが、極低周波・被曝による精子影響の研究も沢山あります。私の調べでは一九七二年から今までに一一一件もあります（資料3参照）。

高周波電磁波のみでなく、この様に極低周波・電磁波被曝でも多くの論文があることに驚かされます。特に、先進国の研究よりもイラン・中国・トルコなどの中進国といって良い国々からの研究が増えてきています。先進国では電磁波に汚染されすぎてしまっていて悪影響の効果が見れなくなってしまっているのかもしれませんが、それ以外に「先進国の技術に対する不安感が大きいのも理由ではないか」と私は感じています。この様な資料をまとめながら、タバコの危険性を指摘し続けたことで有名なモルガン博士（英）の講演スライドを思い出したことでした。博士は電磁波の危険性を指摘されていたのですが、そのスライドの最後には「私が間違っていることを、私は祈っている」と書かれていたのです。今や電磁波利用は驚くべき普及をしているのですから、私も博士と同じ思いになるのです。

(3) 日本男子の精子劣化

最近になって、NHKが「精子問題」を積極的に取り上げ始めた様に感じます。「生殖関連」では「精子影響」が大問題ですから、大変良いことなので私も期待して見たのでした。ここ五〇年間で、先進国を中心として「精子数が異常に減少している」のですが、そのことを最初に報告したのは一九九二年の「スカッケベック論文（デンマーク）」だと思いますので、そんなに昔のことではありません。当初は賛否両論があったのですが、それを支持する研究が多くなってきて、今では認められるようになっているといえるでしょう。二〇一七年の「レビン論文（イスラエル）」では、一九七三年から二〇一一年までの一八五件の研究を分析した結果として、「西洋諸国ではその間に男性の精子数が半減したこと」を報告しています。精子濃度が全体で五二・四％、総精子数が全体で五九・三％も少なくなっていたのです。

二〇一八年七月二十八日の「NHKスペシャル：ニッポン〝精子力〟クライシス」は日本人の精子力が危機に瀕していることを示していて、評判になった番組でした。川崎市の男性の精子数を一〇〇として、ヨーロッパの四都市と比較した「岩本論文（二〇〇六年）」を紹介したのですが、コペンハーゲン（デンマーク）では一二〇、パリ（フランス）では一二二、エジンバラ（スコットランド）では一四二、ツウルク（フィンランド）では一八一であり、日本の川崎市と大きな相違でした。その論文によれば、精子濃度も川崎市を一〇〇としてツウルク市では一四七ですから大きな相違です。「NHKスペシャル」は以前の二〇〇九年一月一八日にも「女と男　③男が消える？　人類滅亡？　崩壊するY遺伝子▽精子も危機」の番組を放映しているのですが、残念なことにNHKは電磁波問題には触れないようにしているようです。「睡眠不足」「座りすぎ」「ストレス」「食事」などの最近のライフスタイルが影響している可能性が高いことを指摘してはいるのですが、私は電磁波被曝も理由の一つに挙げて欲しかったと残念に思ったことでした。世界中の国々で「電磁波の危険性に無関心な国」の代表例がこの日本だといえるでしょう。

また、二〇一八年九月十九日の「NHKクローズアップ現代」で「〝精子力〟クライシス：男性不妊の落とし穴」が放映されました。「酸化ストレス（活性酸素種：ROS）の増加」が精子劣化の原因の可能性が高いのですが、電磁波被曝がROSを増加させるという研究も多いのです。しかし、その最近の二つのNHK番組では「精子の健全化」に焦点が当てられているようで、劣化原因のことには全くといって良いほど触れられてはいませんでした。

「クローズアップ現代」は不妊問題を中心にした番組でした。不妊対策として、以前から体外受精（IVF）や顕微授精（ICSI）技術が行われていることは良く知られていますが、採卵した卵子に精子を注入して母体に戻すのですが、日本ではその「採卵一回あたりの成功率」が極めて低いことを図に示しながら説明していました。そのデータは「ダイタヤ論文（南ア，二〇一六年）」の中の二〇一〇年報告なのですが、共同研究者には埼玉医科大の石原教授の名前がありますから、日本の結果は石原教授が報告されたのでしょう。その論文から実施件数が一万件以上の国を表12としましたが、六〇カ国中で成功率の最高が台

表12　体外受精の実施件数と成功率（2010年）

件数1万件以上の国々（成功率の高い順に並べている）

国名	実施件数	成功率（%）
米国	81075	34.6
カナダ	11370	28.5
英国	41898	27.3
チェコ	11985	24.8
ロシア	26325	24.5
スウェーデン	10847	24.4
オランダ	15534	22.7
ブラジル	12881	22.7
デンマーク	11721	22.7
韓国	23202	22.2
フランス	56492	20.5
オーストラリア	30335	19.9
スペイン	28874	19.5
ドイツ	44695	19.1
ベルギー	17657	18.3
イスラエル	27911	17.3
イタリア	47449	15.8
日本	153729	6.2
（参考）		
台湾*	8162	35.8
ドミニカ**	69	13.0

*成功率が最高、**は日本の次に低い国

ダイヤ論文（2016年）より引用

湾の三五・八%、次が米国の三四・六%ですが、日本は最下位の六・二%で、日本の低い数値は突出しています。六〇カ国中で統計のそろっている五八カ国では三〇%以上が七カ国、二〇%台が三九カ国、一〇%台が一一カ国でした。日本の精子注入人数は一位の一五万三七二九人で二位の米国が八万一〇七五人です。「日本の技術が悪いのか」「金儲けのために成功率を低くしているのか」「日本人女性の卵子が劣化しているのか」「日本人男性の精子の質が悪いのか」などが考えられていますが、私は精子の劣化が原因だろうと推測しています。

確かに、化学物質の摂取や喫煙や環境要因に関しての「酸化ストレス（ROS）の増加が精子劣化の原因となる」との研究は多いのですが、最近になっての携帯電話の急増加に「電磁波被曝による精子・精巣への悪影響」論文が増加していることも指摘して欲しかったと思います。喫煙と異なり、子供までがスマホに夢中になっていることに日本の産婦人科医も不安にはならないのでしょうか。結婚女性の高年齢化が原因の可能性もありますが、女性の胎児（五カ月）段階での卵子（原始卵胞）数は約七〇〇万個なのですが、成長と共に減少し、誕生時で約二〇〇万個、二五歳で約一〇万個、三五歳では約五万個に減少するそうです。卵子や精子は、イオンチャンネルやROSとも関係がありますし、巻末の資料を見ればわかりますが、最近ほどROSやDNA損傷などの研究が増えているのです。しかし、その様な日本の研究はとても少なくて、大企業やメディアや政府に対する「忖度があるのではないか」とすら私は考えてしまいます。

「電磁波被曝が原因でなければとても嬉しい」のですが、最近の研究状況を見ると危険な可能性がとても高く、その上にこの日本では「リニア中央新幹線の建設」や「小学校などの近くでの携帯電話基地局建設」などが野放しなのがとても心配になります。

【第18章】電磁波に関する社会的な影響問題

電磁波利用が急激に増加してきたことで、思いもかけない現象が明らかになってきました。地球レベルでの社会的な影響なども知られるようになってきたのです。雷などが原因での「シューマン共振・電磁波」の存在は有名ですが、巨大な磁気嵐で「カナダや米国の送電線網が短絡した」ことなども「地球レベルでの影響」だといえるでしょう。

身近な問題では盗聴や情報収集などがありますし、軍事上でも重要な問題です。そこで、そのような影響例を歴史的経過を含めながら説明することにします。

(1) 電磁波障害と線下補償を巡って

エジソンの電球の発明に代表されるように、二〇世紀は電化が急速に進みました。それとともに、「電磁波障害」も多発したことはいうまでもありません。感電などは勿論ですが、接触不良や製品の老化による火災なども多発しましたが、第二次世界大戦後には、製品の改良も進み問題点は急減しました。それでも、電気使用量の増大に伴って、送電線に流れる電流が多くなり、そこからの電磁波問題が注目されるようになりました。私は、「放射線の危険性に関する講演依頼」があった場合には、必ず「放射線の仲間には『電磁波と言われる非電離放射線もあるのですよ』といって、当時話題になり始めた「VDTデスプレーの危険性」なども紹介していたのです。一九七五年頃のことですが、その頃は携帯電話も普及しておらず、主な問題点は「送電線下の悪影響」でした。日本には「線下補償」に関する運動が戦前からあり、そのこともあって「送電線による悪影響」を指摘する農民団体も多かったのです。

東京の電力需要をまかなうために大型の発電所建設が必要となり、当初は火力発電が中心でしたが、京都の蹴上《けあげ》発電所の運用開始が一八九一年（明治二十四年）と世界でも早い方だったことでもわかるように、河川の多い日本では水力発電が有利だったのです。

一九一四年（大正三年）に運用開始をした猪苗代発電所は三万七五〇〇kWと当時では東洋一の規模であり、東京まで送電する一一五kV・送電線の建設を巡って「初めて線下補償・制度」が導入されました。欧米では送電線下の敷地は、電力会社が購入するのが一般的でしたが、安くするためもあり、かつ「土地が狭く、地権関係が複雑」な日本では送電線建設は困難なために、送電線・鉄塔のみを電力会社は購入して、線下は「線下補償・対策で対応する」ことにしたのです。

(2) 機械への悪影響問題

世界は勿論のこと、日本でも「EMC対策」が重視されるようになり、「EMC」という雑誌が出版されたのは一九八八年のことでした。「ＥＭＣ」とは「Electro Magnetic Compatible＝電磁両立性」のことなのですが、「両立性」とは「機器同士の利用が両立すること」です。電磁波が色々な機器を誤動作させることが明らかになってきたことで「両立性」が重要になってきたのです。以前から専門家の間では知られていたことですが、人命にかかわるような事態が起きてきたことで問題になったのでした。

一九七六年、米国カリフォルニア州の道路で、対向車から発信された電磁波によって、日本製のＡＴ車が暴走したことが報道されました。この頃はＡＴ車が急発進したりする事故が多発していたようですし、急に発進して子供を轢いてしまったという話も聞きましたが、その事故の原因を日本の自動車メーカーは認めようとしなかったように思います。

携帯電話基地局の近くでは、クーラーなどの家庭電気機器が止まったり入ったりするという話もありました。大阪のある場所では、「車のラジオの音が、突然消えてしまう」というので、ＴＶ局からの依頼で調査したこともあります。その場所は坂の上に位置していて、丁度、信号のある場所だったので「信号機からの電磁波漏洩」が想定されていたのです。ＴＶ局の方とその場所へ行き、カセットテープで音楽を鳴らしながら調べたのですが、確かに「一〇ｍ程度の範囲」で音が消えるのです。極低周波と高周波の測定器を使用して、電磁波強度を測定した結果、坂の下に設置された携帯電話基地局のアンテナの高さが、丁度、坂の上の路上に相当することと、道のわきにある建物の壁からの反射電磁波とが集まることが原因だということが明らかになりました。しかし、携帯電話会社は認めようとはせず、ＴＶ局のスタッフはその会社から聞いて山の中にある携帯電話基地局の近くへそのカセットデッキを持参して音を調べたのですが、やはり「音が消えてしまった」のでした。

「ロボット殺人事件」もあります。これは山梨県のある工場で、ロボットを停止させて修理していた人が、突然に動き出したロボットで圧死してしまった事件でした。離れた場所で使用されていた「溶接機の火花からの電磁波」で、ロボットが作動し始めたのが原因でした。それ以外にも「走行中の国電のドアーが全開してしまった」という事件が三件ほどあったと思います。一件は沿線のパチンコ屋からの漏電電磁波が原因だったというのを覚えていますが、人命に影響がなかったからか報道されることもありませんでした。

送電線下での怪現象に関して私も色々と相談を受けてはいるのですが、良くわからないことが多いのです。「室内の放電で家が焼けてしまった」とか「送電線直下の家の中で放電現象が起きる」といった相談もありましたし、裁判になった例もあるのですが、住民の方には証明する方法もなく敗訴ばかりのようです。電力会社は「そのような現象を否定する」だけで調査をしようともしないのです。

(3) 地球レベルの電磁波影響

地球レベルでの電磁波問題の典型例は、「雷」だといえましょう。フランクリン（米）が凧をあげて雷が電気現象であることを証明したのは一七五二年のことで、避雷針をも発明しました。巨大な落雷であればフランクリンは死亡したことでしょう。翌年の夏には、雷を研究していたリッチマン（ソ連）が死亡しているからです。雷の放射電流は平均でも三〇kAだそうですから、現在でも雷の影響は大問題です。「電磁両立性（EMC）」の観点からの通信障害の原因トップは「落雷」ですが、全障害の約四〇％を占めているようです。通信線と電力線とが通信機器への侵入経路なのですが、遠方の落雷でも起きているのは、通信機器が低電圧化していることと、感度が高くなっていることで、瞬時の電圧変化やノイズが誤作動の原因になるからです。二〇〇〇年には「全国雷観測ネットワーク（JLDN）」が開始されて、落雷の監視が強化されていますが、今でも年間に約一〇億円もの損害だそうです。「地磁気」も地球レベルの問題で、地磁気と健康との関係も古くから関心がもたれています。

(4) 宇宙レベルの電磁波影響

地球と地球外と関連する電磁波では、太陽光線（太陽風）・宇宙線などがあります。地球は巨大な磁石ですから、太陽光線は直進してきますが、太陽風といわれる太陽からやってくる荷電粒子や磁気などは複雑な挙動をします。極にやってくる荷電粒子はオーロラの原因になりますし、磁気は磁気嵐を起こします。

電磁波影響で重要なのは大型の太陽フレアに伴ってやってくる「磁気嵐」でしょう。以前から、地磁気と自殺の関係も問題になっていますが、磁気嵐で鬱病・自殺が増加すると考えられていて、ロシアでは「磁気嵐情報」が新聞に掲載されているそうです。二〇一七年九月の大規模磁気嵐の際には、日本の新聞でも危険な可能性を指摘する報道がなされたのですが、そのようなことがニュースになったのは珍しいのではないでしょうか。一九八九年の大規模磁気嵐では、カナダや米国で大規模停電が発生しています。送電線網に外部から大電流が流れ込んで変圧器を破壊したからです。海と陸地との境界部が特に危険性が高いといわれていて、そのような場所に大都市が多いのですから心配になります。太陽光線に含まれる紫外線も「オゾンホール」による電磁波の透過問題であり、「皮膚ガンの増加」が懸念されていますから、電磁波影響の一つだといえるでしょう。

(5) 送電システムと電磁波

送電システムによっては、電磁波が強くなる場合もあります。東京電力は福島原発や柏崎原発サイトから首都圏へ送電するために、一〇〇万V送電線を建設しました。現在は五〇万V送電ですが、将来は一〇〇万Vにすることでしょう。遠方から送電すると途中での「送電ロス」が大きくなります。その送電ロスの一部を「電磁波の放出」が占めているわけです。磁界強度は流れる電流に比例しますから、同じ電力を送電するには高い電圧が有利ですし、送電ロスも少なくなります。

また都市部では、地下送電線網化が進められています。世界の大都市で地下化率が低いのは日本であることは有名です。美観の点も大きいようですが、電磁波問題からも重要です。地下化されていると思われる道路上を計測すればわかりますが、一〇μTにもなるところがあるのに驚いたことがあります。頭上に送電線がないからといって安心はできないわけです。特に日本では道路下の浅いところに送電線を埋設していますから、漏洩電磁波が強くなります。また近くにはガス管や水道管もありますから、その金属を伝って家にまで電磁波が伝播することになります。欧米のような大きな深い共同溝を作って対処するということをしてこなかったからです。最近になって東京都心などで大きな共同溝建設が進められていますが、更に建設を加速してほしいものです。

現状の地下送電線は小さな穴に設置されていますから保守も難しく、二〇一七年八月の大阪・吹田市での大規模停電の原因でもあります。同じような事故は東京でも起きていますから、今後も続くことでしょう。地下送電線化で問題になるのは、その地下送電線から地上への立ち上げ部分です。電力使用者の家近くまで地下化して送電するのなら良いのですが、道路上で電柱に立ち上げ、その後は今まで通りに電柱を使用して周辺に配電しているからです。そのような立ち上げ電柱には遮蔽用の特殊合金が使用されているのですが、それでも近くでは極低周波・電磁波はとても強いですから用心が必要です。

(6) スマートフォンと交通事故

携帯電話の普及とともに、交通事故が増加したことは良く知られています。その結果、運転中の携帯電話使用は禁止になったのですが、それでも携帯電話をしながら運転をする人を良く見かけます。若者を中心に自転車でのスマホ使用も増えたように思います。その中でも多いのが「歩きスマホ」ではないでしょうか。歩きスマホをしていて、「ホームから転落した」というニュースもありました。道路の横断中に歩きスマホをしている人の多いのに驚きます。

そんな時に米国ハワイ州ホノルル市が「道路横断時の歩きスマホ」を禁止し、初回の違反者には最大三五ドル（約三九〇〇円）の罰金を科す条例を制定したそうです。二〇一七年十月二十五日から施行されたそうですが、違反を繰り返すと罰金も高くなります。日本の若者に人気の高いホノルルですから、日本人の罰金者が増えるのではないでしょうか。このような条例が日本でも広がることを期待したいものです。

(7) ポケモンGOの危険性

「ポケモンGO」の人気が高くて、「夢中になっていて交通事故にあってしまった」といったニュースを読んだことがあります。そんな意味では、携帯電話・電磁波の危険性の一つと言えるかもしれません。以前よりもポケモン人気が下がってきたようで喜んでいます。

(8) 情報の漏洩問題

先進国で日本ほど「情報セキュリティの甘い国はない」といわれています。二〇一八年一月末に明らかになった仮想通貨大手のコインチェック株式会社で発生した仮想通貨NEMの四八〇億円もの盗難事件も情報の漏洩事件だといえましょう。勿論、この様な大規模な場合ではなくても個人間の情報漏洩のみならず国防に関するような秘密機関からも諜報が漏洩していたことは良く知られています。

パソコンから漏洩する微弱な電磁波を高性能なアンテナを使用してキャッチ出来ることは、以前から問題になっていて、東京都庁ビルに入っている警視庁などの情報防止のために、東京都庁ビルのコンクリートなどには電磁波漏洩を防止するための素材などが使用されているほどです。最近、建設されるビルにも情報保護システムがなされているはずです。サイバー攻撃も含めて「情報戦争」という言葉もあるほどですから、これからはますます重要な問題になることでしょう。

(9) 核兵器と電磁パルス（EMP）攻撃

二〇一七年九月三日に、北朝鮮が「水爆開発成功」とともに「電磁パルス攻撃を加えることもできる」と発表したことで、電磁パルス（EMP）が日本でも話題になりました。高度三〇～四〇〇㎞の上空で核爆発を起こさせますと、地上での人的被害などはないのですが、核爆発で生じる強力な電磁波が地上に降り注いで、送電線は勿論のこと、あらゆる社会的なインフラ・システムが破壊されてしまうという問題です。このEMP問題は、核兵器戦争を想定した場合の大問題として以前から考えられていたのですが、対策を先取りしていたのは旧ソ連だろうと思います。

一九七六年九月六日に、函館空港で「ベレンコ中尉亡命事件」が発生しました。中尉がソ連の「最新鋭のミグ二五」で函館空港へ着陸し、米国への亡命を求めた事件です。低空飛行だったことで日本の防衛網を簡単に突破して着陸したことでも、大問題になりました。結局は亡命が決まり、「ミグ二五」も日米の協力で徹底的に調査された後、ソ連に返却されました。その際の調査で、重要な電子機器には半導体ではなくて真空管が使用されていることが判明しました。当初は旧式な装置だと考えられていたのですが、「半導体回路を使用すると、核爆発の際に発生する電磁パルスに耐えられない」とも考えられて真空管を使用したともいわれています。

日本では真空管はほとんど製造されてはいませんが、米国では「電磁パルス」対策もあるのだと思いますが、セキュリティ重視で今なお製造され続けているようです。機器を構成する半導体素子が小さく高密度になるほどこの様なことがセキュリティ上では問題となるのです。宇宙線の多い人工衛星内の機器には、この様な放射線防護対策がなされていることでしょう。宇宙飛行士の目の異常も「宇宙線効果」が原因だと言われています。

⑽　電磁波兵器

電磁波利用した兵器には色々なものが考えられます。原爆・水爆も爆発力は核分裂や核融合現象ですから、電磁波兵器ではありませんが、その後に残留する放射性物質から放出されるガンマ線は電磁波ですから、広い意味では電磁波関連兵器といえるかもしれません。

光線や電波やレーダー・メーザなどの強力な電磁波を利用したエネルギー指向性の高い電磁波は、攻撃用に利用できますので、開発が進められています。第二次世界大戦中にナチスは「X線ビーム兵器」「電子線兵器」を開発していました。日本軍も飛行士を狙ったマイクロ波を使用した殺人光線の開発をしていたことは有名ですが、朝永振一郎がそのようなマイクロ波発信管の増強理論を開発したことも知られています。色々な軍事用レーダーなどに使用されている「フェーズド・アレイ・アンテナ（位相配列アンテナ）」を使用すると、マイクロ波を鋭いビーム状にすることが可能ですから、そのようなエネルギー兵器も開発されていることでしょう。このようなアンテナを使用すると、遠方のミサイルなどをも検知しやすくなることを利用したのが「イージス艦」「Xバンド・レーダー」や日本に設置が進められている「イージス・アショア」です。

そのような「軍事用レーダーの危険性」に関しては第19章で説明することにします。地球表面を覆っている電離層を利用して、敵地の通信機能などを広範囲に破壊する兵器も開発されているといわれていますし、変調させたマイクロ波を使用しての「神の声・兵器」もあるそうです。敵兵の頭に照射して「神の声」を聴かせて戦意をなくさせるという話ですが、どこまで実用化されているのかはわかりません。米軍はキューバの基地内で捕虜を使って実験をしている……との噂もあります。最近になって話題になっている「ロボット兵器」も電磁波兵器と考えて良いでしょう。

(11) 携帯電話と資源戦争

携帯電話の大普及が「戦争を招いている」というと驚かれるかもしれません。携帯電話にとって重要な希少金属にタンタルがあります。その最大の産出国がコンゴです。携帯電話に必須な微小コンデンサーに必要な金属がタンタルなのです。このタンタルの原料鉱石は「コルタン」と呼ばれているのですが、その利権をめぐって独立したばかりのコンゴが内乱状態になったわけです。裏には欧米の国々の利権も絡んでいるようです。

将来のこのような貴金属不足にそなえて、資源ごみの回収も進められています。使い捨てられた携帯電話は都市資源鉱山でもあり、東京オリンピックのメダルはこのような廃棄物から作るというので、賞賛する声が世界中から上がっていますが、この事実も携帯電話などの及ぼした社会的な問題点だといえるでしょう。

【第19章】「イージス・アショア」と軍事用レーダーの危険性

「イージス」とは「盾」のことで、「アショア」とは「陸地」のことですから、「イージス・アショア」とは、陸上に設置された「大型のレーダー基地」のことです。二〇一七年末に突如として安倍首相が、日本にも「イージス・アショア」を二カ所で建設することを発表しました。今まで「イージス艦」はありましたが、「イージス・アショア」という言葉を初めて知った人が多かったようです。山口県と秋田県とに設置し、二基で総額五〇〇〇億円にもなる高価な施設だそうで、陸上自衛隊が運用することになるようです。

(1) はじめに

山口県は萩市にある「陸上自衛隊・むつみ演習場」、秋田県は秋田市にある「陸上自衛隊・新屋演習場」が候補に上がっていて、二〇一八年度予算で調査費が計上され、二〇一八年五月には調査が開始されるようで、六月には地元説明会も開催されています。何れの地域も近くに民家や小学校もあり、地元では反対運動が起きています。萩市には「イージス・アショア配備計画の撤回を求める住民の会」（連絡先：森上雅昭さん）が、秋田市には「イージス・アショア問題を考える新屋住民の会」（連絡先：佐藤信哉さん）がすぐに結成されて、講演会や学習会などを活発に行っておられます。

「イージス・アショア」からはどのような電磁波（電波）が放射されているのでしょうか。あまり知られていないようですので、そのことから説明することにします。二〇一八年一月十一日の『京都新聞』によると、ハワイの「イージス・アショア」の実験施設を視察した当時の小野寺・防衛相は米軍側から「人体への影響は全くない。通信機器への干渉についても影響は出ていない」と説明を受けたそうです。

ハワイの施設周辺の地図を見ますと、海岸近くの立地であることは「新屋・演習場」と良く似ていますが、周辺に農地はありますが民家は殆どありません。「新屋・演習場」は秋田駅にも近く、沢山の住宅が近接しています。「むつみ演習場」は日本海から約一〇㎞も内陸に入った山地にありますが、それでも近くには民家や牧場や小学校もあります。どうしてこのような場所に巨大なレーダー基地を建設するのか疑問に思う人が多いのは当然でしょう。

「イージス・アショア」の最初の施設はアラスカでしたが、全面的に半導体素子を使用した最初が米国ボストン郊外・コッド岬に設置された「PAVE―PAWS（ペーブ・ポウズ）」です。一九八〇年に稼働した施設ですが、今なお住民の反対運動が続いています。ソ連の潜水艦からのミサイル察知用としてマサチューセッツ州ケープ・コッド郡に設置されたのですが、この地域は住民の多いところです。高周波の規制値が低くならない背景には「このような米国の軍事利用にある」と私は考えています。

二〇一八年九月三日の「自衛隊高級幹部会合」で、安倍首相は「サイバー、宇宙、電磁波の新たな領域で優位性を保つことが、我が国の防衛に死活的に重要だ」との発言をしたそうです。イージス・アショアを念頭に発言したのでしょうが、軍事優先ではなく、国民の健康第一にして欲しいものです。

(2) イージス・アショアからの電磁波

① 電磁波の周波数と波形

イージス・アショアはSバンド・電波の約三GHz領域です。使用されているアンテナは「ダイポール・アンテナ型に近いフェーズド・アレイ（PA：位相配列）アンテナ」で多数（五〇〇〇本とか）の半導体素子で、前方方向へ一度前後の狭い幅の電波が発信されます。隣り合ったアンテナの数をNとしますと、「一〇二÷N」で電波の幅（度）が決まりますから、敵国のミサイル基地位置がハッキリしている時は、狭い幅で探査するはずです。

パラボラ・アンテナは凹レンズ型で横や後ろの電磁波はとても弱いのですが、PAアンテナでは「サイドローブ」と呼ばれる横方向の電波が広がりますので、それが問題になります。電気信号で操作されるESA（電子走査配列）方式で、電波の位相（波の形）を微妙に変化させることによって発信方向や幅や強度を変えますから、パラボラ型の様に回転させる必要がなく「時間ロス」を少なくして探査できるという利点があります。高周波は水に吸収され易く、地球は丸いですから四〇〇mの高さからでも沖合七〇km位までしか地平水面に電波は届かないわけで、それでは潜水艦からのミサイルに対応するには時間が短すぎます。

その様なミサイルが心配で、水面下をもある程度は透過する探査方法も研究され、水にも吸収されにくいような極低周波変調技術が開発されたと言われています。米軍のXバンド・レーダーは約一〇GHzですから、「数mm幅・数cm長のアンテナ素子」を約一cm（半波長）間隔で並べているはずで、九・二m²の範囲に二五三四四本ものアンテナ素子があるそうで、〇・三度程度の幅の電波を放射しているようです。

京丹後市のXバンド・レーダーでは、医療用・災害用の緊急ヘリコプターの周辺移動も「米軍の事前許可」が必要で、前面一八〇度範囲・前方六km以内が飛行禁止区域になっているとのことです。二〇一八年五月末には「ドクター・ヘリコプター搬送」で、米軍がXバンド・レーダーを停止しなかったために、遅れたことが報道されています（『京都新聞』二〇一八年六月二日付）。イージス・アショアの出力はそれよりも大きいでしょうから、Xバンド・レーダーより広範囲の飛行禁止地域が設定されることでしょう。ミサイルの要撃や迎撃を考えると地上設置型で遠方まで正確に補足可能な「イージス・アショアが必要だ」と米国・日本政府も考えたのではないでしょうか。

また、Xバンド・レーダーの際にはなかったことなのですが、イージス・アショアの建設に対しては、ロシアや中国が強く反対しています。その背景にはXバンド・レーダーは一〇GHzで、一〇〇〇km程度までしか届かないのですが、イージス・アショアは三GHzですから約三〇〇〇km程度までは届きますから、ロシアや中国としても無視できなかったのでしょう。

② 周辺の電磁波強度について

主ビームがピークで約二・五MW（二五〇万ワット）相当で、平均でも一〇〇kWだそうで、とても強いわけですから、サイドロープ強度を無視するわけにはいきません。携帯電話基地局の場合は一本のアンテナで約五〇W相当の出力ですから大きな相違です。そのような電波強度が地上でどの程度なのか……ということが重要です。PAVE―PAWSの測定値によると、一〇km離れた場所で初めて〇・一μW／cm²に低下していることを示しており、約三kmの位置で一〇〇μW／cm²を超える可能性もあります。少なくとも一kmの設置敷地が必要なことが日本海側の「既存の陸上自衛隊演習場」を選んだ理由の一つになっていたと思いますが、PAVE―PAWSの測定結果を見ると三kmの範囲まではとても強く一〇km程度まで用心が必要です。

(3) イージス・アショアの環境影響について

PAVE―PAWSは当初から住民の反対が強く、色々と疫学研究も行われました。まず話題になったのが乳ガンなどの増加問題で、水質や農薬などとの関係なども調査されましたが、明らかにはならずじまいでした。マサチューセッツ州の報告書によると「エウィング類（柔らかい組織）の小児ガン」がケープ・コッド郡で三・八四倍（九五％信頼区間CI＝一・五四～七・九二）と有意に増加していますし、小児リンパ腫も異常な増加を示しているのですが、それでも確定は出来ません。また子供の注意欠陥多動症（ADHD）もPAVE―PAWSの東方で増加しているようですが、決定的な証拠とはいえないのです。一体、どのような場合に証明されたことになるのでしょうか？　一度、建設されてしまうと危険性の証明はとても困難で、コッド岬の多くの住民は今なおお不安感を持っているようです。そのような現地の調査を、イージス・アショアを導入しようとする日本政府は本気で行うつもりなのでしょうか？

沖縄・宮古島のレーダー基地周辺で、琉球大名誉教授の賀義先生たちが測定をしておられます。私が「沖縄・与那国島の自衛隊のレーダー基地」の反対運動の方に頼まれて現地へ講演に行った時に、宮古島・

野原岳レーダー基地や沖縄・与座岳レーダー基地の周辺測定値がとても高いことを知りました。

これらもPAアンテナを使用しているはずですが、敷地外で二〇〇μW／㎠を越える観測値があるのに驚くとともに、基地の島である沖縄の現実を実感したのでした。野原岳は標高一〇九m、与座岳は標高一六八mで、レーダー施設も高い場所に設置されているのですが、サイドロープが強いことを示しているのではないでしょうか。また、沖縄の測定例で興味深いのは同じ場所での「自衛隊の二〇一三年測定値」と「糸満市が委託したNHKアイテックの二〇一六年測定値」がありますが、一〇～三〇倍もの大幅な相違で、自衛隊測定値が異常に低かったのでした。自衛隊の測定時の写真を見ると、レーダー波の測定には不適切な測定器を使用していたようです。自衛隊などからイージス艦の測定値が発表されたとしても信用しない方が良いでしょう。韓国では、二〇一八年四月に星州に設置された米軍の最新鋭迎撃システム「THAAD」を巡って、住民が「電磁波の危険性」を理由に大反対運動をしているそうです。「測定をするかどうか」でも混乱しているらしいのですが、沖縄の例もありますから、韓国軍の測定ではなく、第三者機関の客観的測定をして欲しいものです。

二〇一八年九月二十日に、「むつみ演習場」の地元である阿武町の花田憲彦町長が「イージス・アショアに反対する」ことを発表しました。二十日の阿武町議会で、周辺の一六自治会長らが出した「配備計画撤去を求める請願」が全会一致で採択されたことを受けて「配備は町民の安全・安心や平穏を著しく損なうことにつながる。進めてきた街作りに逆行する」と町長は述べています。電磁波問題も理由の一つになっているのでしょうが、反対運動が広がることを期待したいものです。

【第20章】電磁波の医療応用の問題点

一九七〇年頃は健康診断の目的は「エックス（X）線撮影だ」といわれていて、ある女子短大では「年に二回もX線撮影をするほど健康管理に重点を置いている」ことを自慢していましたし、小学校でも「毎年、エックス線撮影」をしていたのです。私の計算では、そのようなX線の多用の方がリスクが大きいことに気付き、私は一人で反対運動をしたのですが、話題になることが少なかったのです。

その後、一九七〇年代の中頃に「X線診断の縮小方針」を厚生省が決めたことは評価しても良いでしょう。しかし、多くの電磁波応用の医療機器があるのですが、それらが本当に良いのかどうかを点検しているところがあるのでしょうか。

リスク（危険性）とベネフィット（利益）とのバランスを良く考えて選択してほしいものです。

(1) ピップエレキバン

磁石の利用で有名なのが「ピップエレキバン」（商品名）だろうと思いますが、医療品医療機器法での名称では「磁気治療器」として厚生労働省から認可されています。

大人気だった頃のことですが、京大で電磁波関連の研究会があり、私も出席したのですが、丁度、ピップエレキバンの話をする大学の先生がおられました。会社から「ピップエレキバンの効用」を調査したいので「研究をして欲しい」との依頼だったそうです。厚生省から会社へ「効用を示す研究」が要求されたのだそうです。毎日のように会社の重役が「研究成果を聞きに来る」ので、困ってしまって「ヌード・マウスの尻尾に磁石を張り付けて反対側の温度を測定」してみたところが、「僅かに温度上昇がみられた」ので、それを報告したら、その重役が喜んで帰って行ったとの話でした。「極僅かな温度上昇が何故良いのかは私には全くわからなかった」と笑いながら話されたことを思い出します。確か、当時の磁界強度は五〇〇ガウス（五〇μT）ぐらいだったと思いますが、現在では最大で一九〇〇ガウスにもなっているようです。地球磁界が〇・五ガウスなのですから、そんな強い永久磁石を体に張り付けて大丈夫なのでしょうか。血液にはヘモクロビンという鉄成分があり、それが強い磁界で乱されることによりマッサージ効果のような良い効果があるのだそうですが、そのような研究論文を私は見たことがありません。

一九七二年に売りに出されてから、現在まで「ピップエレキバンの効用」に関する論争が続いているのですが、最近になってもネット上で話題になっています。『Business Journal：二〇一七年三月十七日号』によると、「ピップ（株）」が二〇一五年五月に三〇〜五〇代男女三三一人を対象に「磁気治療器に対する意識調査」を実施したそうです。その結果「肩コリ有訴者」の内「信頼している：五五％」「信頼していない：四五％」だったそうです。ピップの調査でもこのように伯仲していることを考えると、効用は怪しいと考えるべきではないでしょうか。強い磁石を張り付けるのですから、筋肉や血液が何らかの反応があって当然であり、それを「効果があった」と判断することもありえるでしょうが、そのうちにどのような悪影響が現れるのかは「まさに神のみぞ知る」ではないでしょうか。このような磁石の利用機器には「磁気枕」や「敷物」などもあるのですが、科学的な効用研究が本当になされているのか……心配になります。認可をした厚生労働省の責任が大きいと思います。

(2) ヘルストロン・ドクタートロン

磁界の応用が「ピップエレキバン」であるとすれば、電界の利用の代表例が「ヘルストロン・ドクタートロン」ではないでしょうか。身体に高電圧をかけて、空気中に放電させる効果で健康になるというので、お年寄りにとても人気があるそうです。二〇年ほど前に静岡県の整形外科のお医者さんから電話相談を受けたことがあります。「最近、ヘルストロンで体の調子が悪くなった」という患者が増えているのですが、「本当に良い医療機器なのでしょうか」との質問でした。そのような質問を講演会で受けたこともあり、その場合は「あなたの体の調子が良いのなら、良かったですね。しかし、良い効果がある理由が私には納得出来ませんので、子供さんには使用しないでください」と答えていました。

私も「ドクタートロン」を持っているのですが、友人から「効果が全くない」というので頂いたものです。高電圧をかけるのが怖くて縁側において「椅子」として使用しています。「ヘルストロン」は「白寿会」という会社が販売しているのですが、それを考案した人の博士論文なのだそうです。お医者さんからの問い合わせもあったので、私は厚生省（当時）まで行って「認可するにあたっての提出文章」の閲覧をお願いしたことがあります。健康にかかわる申請書類なのですから、当然のことですが「効用を示した報告書などは公開だ」と思っていたのですが、担当官に断られてしまいました。かなり執拗に粘ったのですがダメでした。「日本の官僚はどちらを向いているのか」と悲しく思ったことでした。また、ある講演会の後で私に近づいて来た人がいて、「私はヘルストロンの宣伝役をしていたことがあります」といって、私に説明する人がおられました。購入しそうな人の横に座って「家の機器を点検に出しているので、ここへ来ているのですが、とても良いですよ」と宣伝する役割だったそうです。本当かどうかは確かめようがありませんが、今はどうなっているのでしょうか？　相変わらず人気があるのでしょうか？

(3) 波動医療など

ここ二〇年程前から「波動医療」の本が増え、それとともに、色々な波動関連機器が宣伝されてきています。人の体には特有な波動があり、色々な症状にあった体特有な周波数の弱い電流を流すことで病気を治すという方法です。「医療機器ではない」といっているようですから、厚生労働省の認可はないようですが、色々な研究会を開催して宣伝しています。多くはロシアやドイツ系統の機器が多いようですが、日本独自のものもあります。

浜松市で評判になった「医学研究所」の「ＡＷＧ機器」もその一つですが、この機器は極低周波の電磁波を症状に合わせて周波数を変化させて治療する方法でした。「薬事法違反」で起訴され一九九九年八月に浜松地裁で違反を認知されて罰金刑となり、最高裁でも違反が確定しました。その後はどうなっているのでしょうか。色々と論文を調べてみたのですが見つからず、本には紹介されていますが信用できるようには思えませんでした。

また「メタトロン：MTR」というロシア発の波動機器もあります。二〇一六年から「量子エントロピー医療研究会」を立ち上げて、研究会などを開催して購入を呼び掛けています。それ以外にもドイツ発の「レヨコンプ」というバイオレゾナンス実践機もあるようですが、いずれの機器も極低周波を使用して体のバランスを測定して、治療にあたるようですが、本当に効果があるのでしょうか？　二〇一八年九月には磁気治療器の預託商法などで破綻した「ジャパンライフ（東京）」に対して約八八〇〇万円の損害賠償を求める提訴があったそうです。

これらの「波動医療」「波動医学」「波動治療器」が人気を持つ背景は、やはり近代的な西洋医学に不信感を持つ人が多いからでしょう。電磁波治療を含めて、色々な治療法があるのですが、それらは科学的な方法論にキッチリと従っていないように私には思われます。「ガンが治った」という人の証言を聞いたとしても、同じ方法で沢山の人が亡くなっているかもしれません。そのような民間治療法には「ぜひ客観的な検証をして欲しい」と思わずにはおれません。そうでない限りは、信頼を得るのは難しいと思います。

(4)　ベビー・モニターの問題点

米国では、ベビーのモニターとして電波が良く使用されているそうです。赤ちゃんの安全確認などのため、無線で音声や映像を保護者に送る機器です。電磁波強度は携帯電話の約一〇〇分一程度で、オシッコを知らせたりするのだそうですが、睾丸や子宮に近いところでの電磁波被曝を心配する人は少ないようです。その様な赤ちゃんが今後どのようになるのか……という研究は全くないのですから、心配になります。卵子の個数は生まれた時にすでに決まっていて、成長と共に減っていくのですが、赤ちゃんの卵子が電磁波被曝で劣化する可能性が高いように私は思います。少なくとも安全性が確立してはいないのですから、ベビー・モニターは使用すべきではないはずです。日本でも販売され始めていますが、普及しないで欲しいものです。

(5) スマートフォンの医療利用

最近、「スマートフォン」と「電磁波」で検索すると、スマートフォンを使用した「医療相談」「緊急時の連絡」「心房細動の検出」「認知症患者の追跡」「デジタル・メディスン」などの利用論文が増えたことに気付きます。二〇一八年八月の「ル論文（米）」では「脊髄に経皮的に磁気刺激を与えることで膀胱機能が良くなり排尿が可能になった」とのことです。電磁波がガンの身体に色々な影響を及ぼしているわけで、良いこともあるでしょうが、逆に悪影響を与えることも明らかでしょう。この様な研究傾向は、学会発表でも多くなってきているのですが、スマホをうまく活用することで「医療革命が起きるのではないか」ともいわれているほどです。これだけ普及しているスマホですから、やむを得ないのかもしれませんが、電磁波の被曝問題を考えて使い過ぎに用心して欲しいものです。

【第21章】リニア中央新幹線の電磁波問題

リニア中央新幹線（以下「リニア」という）は「超電導リニアモーターカー」と呼ばれることからもわかりますが、車内に強力な超電導・磁石が設置されています。車外の側壁には浮上コイルと推進コイルとが並んで設置され、走行にあわせて次々と浮上と推進力を得るわけです。このリニアの電磁波問題は重要なことだと思うのですが、メディアなどでは推進の記事ばかりで、危険性に関する報道が全くないのが心配になります。

(1) 問題山積

リニアは、超電導磁石を車内に配置して走行するため、電磁波問題は重要な問題であることはいうまでもありません。すでに二〇一一年五月には、前田・前国土交通大臣から「建設認可」が降ろされているにも関わらず、具体的な電磁波強度に関する情報は殆どないに等しいのです。私は名古屋市にある「リニア鉄道館」へ出かけて、リニアに関する調査をしたことがあります。「具体的な磁界の強度などが展示されているだろう」と期待して行ったのですが全くありませんでした。

係員の人に「推進コイルに流れる電流値」などを質問したのですが、「まだ最終案が出来ていませんので、答えることは出来ません」とのそっけない返事だけでした。リニアで最も重要なのは、車内に設置されている超電導磁石と、側壁に設置される「浮上案内コイル」「推進コイル」でしょう。それらにどのような電流が流されるのかは、電磁波問題のみならず、建設費用に関しても重要な問題です。山梨試験線では、浮上案内コイル・推進コイルは二重構造に設置されていますが、価格低減のためもあって、それらのコイルを一体化した構造の開発も進められているので、まだ具体的な電流値が発表できないのかもしれません。超電導磁石に関しても、現在は液体ヘリウム冷却ですが、液体窒素の為の研究も進められていますから、この点も費用低減の観点から重要な問題点です。

リニアに乗る乗客の被曝や沿線住民の被曝のみならず、送電線による住民の被曝問題も真剣に考える必要があるのですが、ＪＲ東海は電磁波問題には真面目に答えようとはしません。「法律に合致します」としかいわないのですが、その法的規制値が異常に高いことが問題です。資料が少ないので、推定の部分もあり、間違っている点もあるかもしれませんが、その場合はお許し願いたいと思います。

(2) リニアの構造

二〇一二年は「リニアモータ推進浮上式鉄道の研究開発」が国鉄・鉄道研究所で始まってから五〇年目であり、宮崎実験センターでの「ＭＬ—五〇〇型」の走行実験が開始されてから三五年目です。一九九〇年に山梨実験線の建設が開始され、一九九七年には走行実験を開始し、無人走行で五五〇km／hを達成、二〇〇三年には有人走行で五八一km／hの世界記録を達成しています。二〇〇五年三月には、国交省・実用技術評価委員会が「実用化の基盤技術を確立した」との評価を行い、二〇一一年五月に（前）前田・国交相が「建設を承認」し、環境アセスメントや住民説明会などを開催して、建設を急いでいるのが現状です。

リニアが走行するのは、車内にある超電導磁石と側壁に設置されている推進コイルとが作用し合っているからで、推進コイルの役割は重要です。推進コイルは側壁にズラリと取り付けられているのですが、走行中には超電導磁石からの誘導磁界を受ける為に、推進力を妨害するような磁界が強く誘導されますし、電位も高くなります。それを消去するために電源指令所から三三kVの高電圧で大電流が流されることになります。そのタイミング・電圧・周波数などをベストな条件で供給することが監視センターである指令室の重要な役目です。運転員もいないわけで、すべてが外部コントロールですから、すべてがコンピューターに頼らざるを得ないでしょう。

リニアの走行をコントロールする為に、各地には地上コイルに電力を供給する電力変換所が設置されます。この電力変換所から地上コイルへ電力が供給されるのですが、その電力は高圧送電線から供給を受けた三相の交流を直流に直し、それを更に交流変換したりパルス状にしたりして供給されます。走行車に電力を供給する場合、すべてに供給すると膨大な電力が必要となるので、山梨実験線では、約四〇〇〜八〇〇mの範囲に供給を限定しているようですが、実際には秒速一三八・九mで高速走行しているわけですから、そのような短距離のみの電力供給が可能とは私には思えません。この問題は、消費電力とも大きくかかわっているはずですので、経済性に関しても重要な問題でしょう。

電磁波問題と関連することとして、極低周波・電磁波以外にも高周波・電磁波のことや、短いとはいえ「明かり区間」もあるわけですから太陽光線のことも考える必要があります。リニアで使用される高周波は制御、監視、計測、音声、画像情報などを伝送するために使用されていて、全線に張り巡らされているのが「交差誘導線」と「LCX（漏洩同軸ケーブル）」と「光ファイバー」で、所々に設置されているのが「ミリ波無線基地局」です。勿論、指令室との連絡の為もあってミリ波での通信連絡を受ける「ミリ波地上アンテナ」が先頭車両に設置されています。「交差誘導線」は車両の位置を検知するものです。リニアでは、この交差誘導線を使用して推進コイルの調整を行っているとのことですから、その位置精度は数cm程度と推定できるので、五〇〇km／hの走行中であれば約一四KHz相当の信号のはずです。

「太陽光線」問題は、「明かり区間」でのみ問題になるのですが、窓からの外部入射光がパタパタと急速に変動する問題です。二〇一二年夏に、私は名古屋にある「リニア鉄道館」へ行き、模擬乗車体験をしたのですが、待機中に並んでいましたら、「この体験で気持ちの悪くなる方がおられますので用心して下さい」との主旨の警告文が書かれていました。そして体験して驚いたのですが、高速走行中では「窓から入る太陽光線がまるでフラッシュ光のように点滅している」ように思えたことでした。模擬体験は短時間ですが、山梨実験線での乗車体験者の方々には、「気分の悪くなる」人がいたことをこの警告文は示しています。

その警告文を読んで、私は一九九七年に発生した「ポケモン事件」を思い出したのでした。テレビ画面がパカパカと一五Hzで変動したことで発生した事件なのですが、リニアの場合でも「てんかん症状が多発する」可能性が高いと予測されます。あの短い山梨実験線へ乗車した乗客中の何人がおかしくなったのかをＪＲ東海は明らかにする責務があるはずです。

(3) リニアの電磁波の波形と周波数

超電導磁石は直流の電流を流して形成された直流磁界です。波形も連続であり、周波数もゼロ相当であって、いわば地球磁界と同じことです。

また超電導磁石に電力を補給するためにバッテリーやガスタービン発電機などが設置されているそうですが、それらを使用してドアの開閉や車内で必要とする電源が供給されるようです。停車中や低速走行中はそれらの車内電源を利用するのですが、高速走行になれば、地上コイルからの誘導電流を使用して車内用電源に利用されることになります。浮上案内コイルは字の通り「浮上」と「左右位置の安定化」の為のコイルですから、車内の超電導磁石と対応しての強い磁界を作れば良いだけですが、推進コイルは速度に対応して周波数を変化させたり位相を変化させたりする必要があります。それらの変化は、当然のことですが、超電導磁石の位置・幅・極性と深く関係しているのですが、この場合の超電導磁石のパラメータもまだはっきりしていません。

高周波の電磁波の波形や周波数に関しては、データが少なく、発表されているのは私の知る限りは「ミリ波無線基地局」の「四五GHz」と、「ＬＣＸ」の「一〇GHz」のみの様に思います。波形に関しても「携帯電話と同じようなデジタル変調方式」だそうです。交差誘導線は今までの技術の延長だそうで、周波数は〇～一四KHzであり、五〇〇km／h走行中は約一四KHzの「中間周波数」の電磁波を発生していることになるようです。

(4) リニアの電磁波強度

静磁界の場合

車内に設置されている超電導磁石の磁界強度は、最高値がコイルの中心部では約五テスラ(五T)、ガウスで言えば五万ガウスに相当していると発表されていますので、超電導磁石の側壁に面している表面では約一T(一万ガウス)程度と考えて良いでしょう。この値は静磁界ですが、地球表面にある地球磁界の大きさが〇・〇〇〇〇五T＝〇・〇五mT＝五〇μT＝五〇〇mGですから、いかに強い値であるかがわかります。

リニアでは、静磁界と交流磁界とが問題になるのですが、まず超電導磁界による静磁界の強度に関してはJR東海も二〇一三年十二月に測定値を発表しています。「車内貫通路」で、停車時の最大が高さ三〇cmで〇・九二mT、走行時では〇・九〇mTなのですが、最大なのかどうかは書かれていません。もしペースメーカーをしている人が倒れでもすれば、一mTを越えることでしょう。また脚注に「厚労省の植込み型心臓ペースメーカー等承認基準値：静磁界一mTを満たすように設計しています」と説明していますが、ICNIRPのガイドラインに対する比率の測定結果は示されていません。ICNIRPの静磁界ガイドラインは四〇〇mTですが、ペースメーカーの場合、ICNIRPは「〇・五mTでも影響がある」と指摘していたはずですが、JR東海はそれを知らないのでしょうか。

「静磁界・被曝で心配な場所は便所等」です。便所が超電導磁石のすぐ横にあるからですが、その強度が発表されていないからです。

ところで、ホームから車両に乗る「乗車口」は、飛行機に乗る場合のような蛇腹式になっていて電磁波防護がなされています。「乗車口」のすぐ近くに超電導磁石が設置されていて、推進コイルに強い磁界を与える為もあって車両の外壁の遮蔽が弱いからです。

極低周波の場合

電磁波の健康問題に関しては、以前から問題になっていたのが、この極低周波の場合でした。リニアに関しても、この問題が最重要事項であり、ＪＲ東海の発表では「法律を順守しているから安全だ」といいながら、どの法律なのかを明記していませんでした。極低周波の電磁波では、電界と磁界とを考える必要があるのですが、日本の法律では「電界」に関しては商用電磁波で「三kV／m」の規制があるだけで、長い間、「磁界」に関する規制値はありませんでした。

電磁波問題が一般的に知られるようになったのは、一九九〇年頃からなのですが、それ以来、規制当局である「経済産業省」は磁界に規制値を作成することを目論んできました。その結果、二〇一一年三月末に「省令」を改定し、十月一日から施行したのです。その後、二〇一二年七月二日の官報の「経済産業省令第四八号」で「電気事業法の電気設備に関する技術基準を定める省令」を変更し、それと共に「国土交通省令第六九号」で「鉄道事業法」「軌道法」「鉄道営業法」の三つの法律に関係する「鉄道に関する技術上の基準を定める省令」を改定し、「第五一条の二」として「電磁誘導作用による人の健康に及ぼす影響の防止」条項を加えています。

この改定によって、変電所からリニア沿線にある「き電線」や「き電区分開閉装置」でのコントロール用の外部送電を行うことを可能としたのだと思いますが、「人の健康に及ぼす影響の防止」を国土交通省はどんな研究で確かめたのでしょうか。

「健康」に関する問題は、厚生労働省や環境省が受け持つべきであり、リニアのような複雑な電磁波に同時被曝するような研究結果を私は見たことがありません。これでは、まさに「人体実験」を行うようなものではないでしょうか。最終的に「法的にOKとした」のは「特殊鉄道に関する技術上の基準を定める告示：第六条」の「浮上式鉄道　五の四及び五」を受けて、「特殊鉄道に関する技術上の基準を定める告示の解釈基準」の「I―五　第六条（浮上式鉄道）関係　二（四）」の①〜③で初めてICNIRPのガイドライン（二〇一〇年）に従うことが明記されているのですが、これでは正式な法律とは言えないのではないでしょうか。まさに官僚とJR東海とが作り上げた「忖度・規制」のように思うのですが、現在行われている、「リニア反対訴訟」で明らかになることを期待しています。

具体的に「どのような極低周波・電磁波を発生させているのか」も重要ですが、その点に関しては平成二十二年（二〇一〇年）四月十五日に開催された「国土省・交通政策審議会・陸上交通分科会・鉄道部門・中央新幹線小委員会」の第二回会合で、国土交通省鉄道局から「技術事項に関する検討について」と題する「資料」が提出されています。この「資料」は、超電導磁石や推進・浮上案内コイルから磁界が発生していることを認め、磁気シールドによって静磁界も変動磁界も国際非電離放射線防護委員会（ICNIRP）のガイドライン以下であるから「安全である」と結論しています。

しかし、ICNIRPのガイドラインは、「静磁界」「交流磁界」をそれぞれ別なものとしてのガイドラインであり、リニアの様な強い「静磁界」「交流磁界」に同時に被曝するような場合は想定していないはずですし、人間への影響を調べる疫学研究を採用しないガイドラインであることを忘れないようにしましょう。また、最近になるほど「電磁波・被曝と他の被曝」との相乗効果が問題になっているのですから、JR東海はリニアの電磁波被曝に関する広範囲な研究を早急に行うべき責務があるはずです。

「資料」には「推進コイルからの影響は超電導磁石からの影響より小さい」と書かれていますが、浮上案内コイルからの影響は一言も触れられてはいません。推進コイルは変調パルス波であるのに対して、浮上案内コイルは商用電磁波のアナログ波であり、波形が大きく異なりますし、長さ二四・三mで二五トンもある車両を一〇cmも浮上させるのですから、高い磁界が発生しているはずです。一言も触れていないのは何故なのでしょうか?

二〇一八年五月十一日に「東京都大田区民プラザ」で開催された「JR東海のリニアに関する説明会」で、「磁界に関する説明」を求めた住民の方にJR東海は「磁界の強さはピップエレキバンより小さい。地磁気より小さい」との主旨の説明をしたそうです。また「資料に六ヘルツの磁界についてのICNIRPの基準値として一・二mTと、測定値が〇・〇〇〇一五mTとのみ書かれている。六ヘルツ以外の周波数はなぜ明らかにしないのか?」との質問に対して、JR東海は「発生するのは六ヘルツ。これ以外の周波数ではほとんど強度がない」と回答したそうです(『がうす通信:一五一号(二〇一八年六月十五日)』より引用)。

六Hzとは、一一Hzの半分の周波数のことでしょうが、一車両に一組の設置されている超電導電磁石からの交流磁界が「六Hzで一五μTである」という説明に驚いたのでした。この値は「トンネル上部で土被りが厚い場所（土被り約三七ｍ）」の場合のＪＲ東海の発表による「変動磁界の測定値」なのです。周波数が六Hzのみと考えるのは、長い車両に設置されているので、バースト状に六Hzに相当すると言っているのでしょう。その「超電導電磁石」や「推進コイル」「浮上コイル」などは約一ｍ幅ですから、それらから放射される電磁波は「最大で約七〇Hzに相当するはずだ」と私は推察しているのですが、間違いなのでしょうか。また、六Hzはカルシウム漏洩の起きる周波数として知られていて、細胞膜のイオン・チャンネルへの影響が心配になります。

最近になって、リニアに乗車しての交流磁界の測定値も知られるようになりました。その値を見ると「二八Hzで八一mG」との報告（『電磁波研会報一〇四号：二〇一七年一月二九日』）や、「窓際の床面で三〇〇ミリガウスが出た」「列車の床においたところ、通路側の床と窓際の床とでは数値が一ケタ違い（一〇倍以上）通路側が高い」との報告（『がうす通信一五〇号：二〇一八年四月二十日』）とがあり、ＪＲ東海の客室での交流磁界よりも高い数値になっています。

交流磁界の強度や周波数に関するＪＲ東海の発表値に疑問を持つ必要があるのではないでしょうか。測定器にも色々なタイプがありますから、早い時間検出感度を持つ測定器を使用し、信頼できる第三者機関での客観的・科学的な測定結果を知りたいものです。

(5) 中間周波数の場合

リニアで使用される中間周波数の電磁波としては「交差誘導線」で使用される電磁波しかないように思

われます。交差誘導線とは、車両の位置を正確に知るために開発された「列車位置検出技術」であり、リニアでは、推進コイルの極性を制御するために使用されていますので、位置精度は数cm以内ではないでしょうか。なお速度五〇〇km/hの場合は、一秒間に一三八・九mも走行しますので、一cm以下の位置検出を必要とすると、一〇KHzを越えることになり、中間周波数帯の電磁波だということになります。

この様な周波数帯の電磁波は、電磁調理器（IHクッキングヒータ）に相当する周波数帯ですが、影響に関する研究が殆ど行われていないので、世界保健機関（WHO）でも問題になっていますから、JR東海も率先して研究して欲しいものです。

(6) 高周波の場合

リニアでは、LCX（漏洩同軸ケーブル）で使用される約一〇GHzの高周波と、ミリ波基地局で使用される四五GHzのマイクロ波が問題になります。いずれも、携帯電話やレーダーで使用されている変調電磁波が使用されているはずであり、一般に使用されている携帯電話の周波数よりも約一〇倍以上も高いマイクロ波で、法律での規制値も完全ではないはずですが、どう対処するつもりなのでしょうか。

これらの高周波の電力密度値は、JR東海からは一切公表されていないので、その被曝強度を推定すらできないのです。特にリニアではトンネル区間が多いので、車両全体が高周波の雲の中を走行しているような状況ですから、窓などからの侵入が問題になるのではないでしょうか。特に四五GHzもの高周波では、DNAレベルでの共振が問題になるはずですから、慎重に対処して欲しいものです。

(7) リニア電磁波の健康影響など

リニア電磁波の特徴

リニアの電磁波の特徴は、静磁界と交流磁界とが複雑に絡み合っていることです。更に、それらの交流磁界の周波数が〇から一〇〇Hz近くまで幅広く分散していることに加えて、アナログ波形やパルス波形になっていることも重要です。高周波の電磁波も中間周波数から四五GHz帯までが使用されており、しかも携帯電話と同じように変調されているものが多いはずです。JR東海はICNIRPのガイドラインを安全性の根拠にしていますが、ICNIRPは混合した電磁波の規制ではなく、あくまで単独被曝での研究に基づいているはずです。

また、中間周波数の危険性研究は全くといって良いほど行われておらず、今後の課題になっているにもかかわらず、ICNIRPのガイドラインは「熱作用のみ」「長期影響は無い」との前提で決められていますし、人間を対象にした疫学研究を軽視したり認めていないのです。リニアの電磁波は、〇Hz～四五GHzまでが使用されているのであり、いわば、壮大な人体実験をしようとしているともいえるのではないでしょうか?

JR東海などの影響研究結果

リニアの研究が国鉄・鉄道研究所で開始されたのは一九六二年で、一九七三年には東京～大阪間が基本計画路線に決定されました。その後も宮崎や山梨での実験を行って、現在にいたっているのですが、最も重要な人体への影響問題に関しては、驚くほど研究が少ないのです。人体への影響研究は、疫学研究が重要なのですが、私の知る限りは行われてはいないはずです。

その中でも、電磁波の疫学研究を文献調査した論文が、鉄道研究所（当時）の中川正祥氏によって一九九七年に発表されています。中川氏はこの論文を書いた後で定年になっておられるようですから、この論文はいわば「最後の研究論文」ではと私は考えて来たのでした。その論文では、世界中で行われてきている疫学研究の比較がなされていて、それを図14として示しました。職業人を対象にした疫学研究が多いのですが、「極低周波・電磁波被曝と小児白血病」の研究も幾つか含まれています。

また、図14の中には、「サール論文*」が二件紹介されていて、いずれも増加率が低い結果になっているのですが、この論文は、南カリフォルニア電力会社の研究者の論文です。外国でも、このような原子力ムラ的研究者も多く、これらのこともあって「利益相反」問題が欧米では重視されるようになりました。日本では、福島原発事故で初めてこの様な問題が議論されるようになったのではないでしょうか？「中川論文」はリニアを建設する為に作成されたのだろうと私は考えていて、職業人や子どもを対象にする疫学研究が行われることを期待していたのですが、残念なことに国鉄やJRはしようとしませんでした。

最近のリニアの本を読みますと、「電磁波への対処」とか「気になる磁気の影響」とかいった項目が必ずあります。そして、「ICNIRPのガイドラインを大きく下回っている」「鉄道総研での研究でも、問題が生じない」ことを確認しているので、「心配は無い」とされています。その内で、鉄道総研で行われていた研究は、最大で五Tまでの静磁場と、最大で四〇mTまでの五〇Hzの変動磁界で行われている研究で

図 14　中川（鉄道研）論文
（J .Occup.Health：1997）

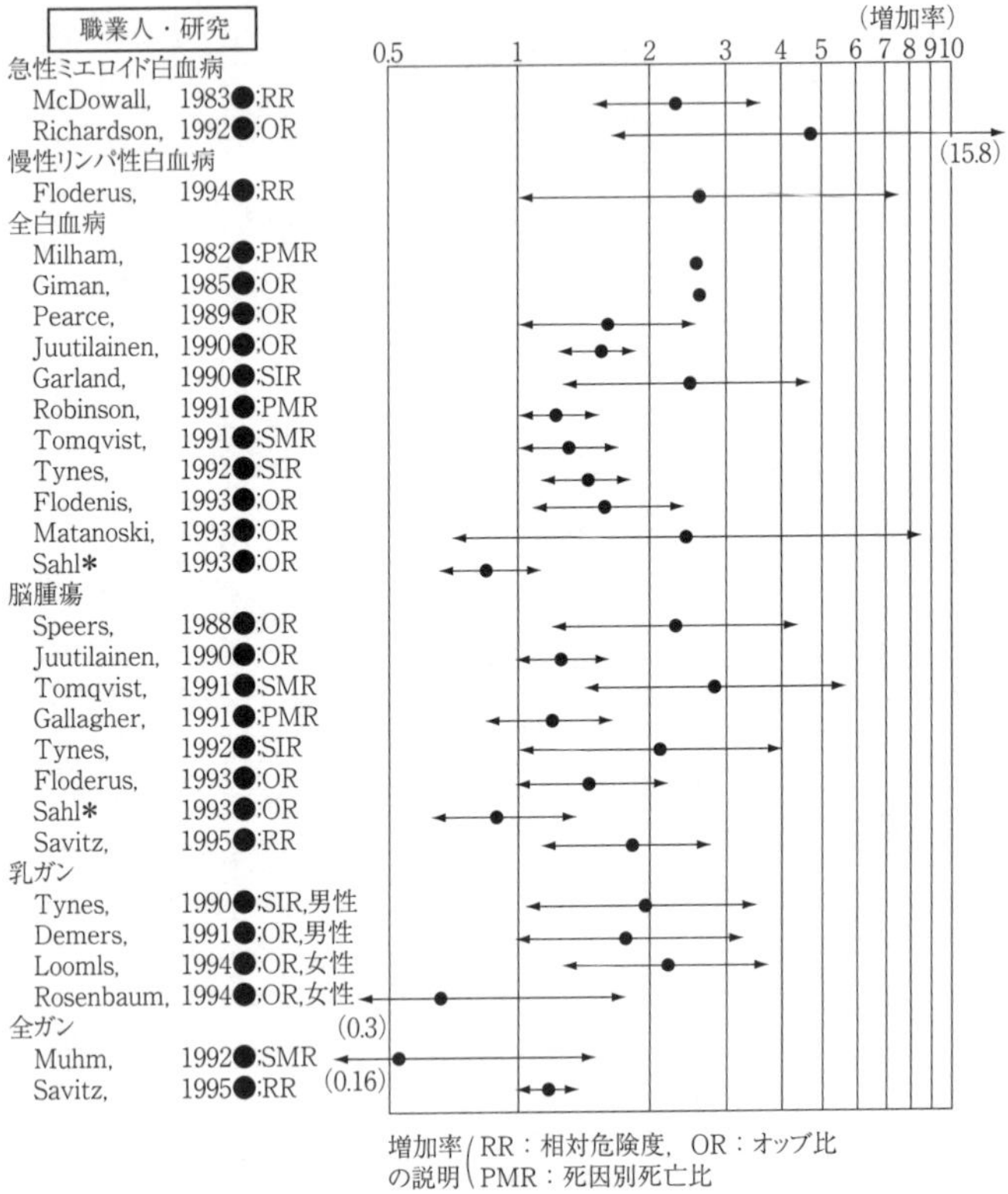

す。

その研究もバクテリアや酵母やショウジョウバエで突然変異を観察するもので、「変化が見られないので安全だ」との結論になっているのです。重要な疫学研究は全く行われておらず、また最近になって問題になってきている「遺伝子発現」「活性酸素種」「イオン・チャンネル」などの研究もなされてはいません。

そんな状況下でリニア建設を推進するのは、あまりにも時期尚早だと私は思います。

健康影響について

リニアの電磁波被曝に関する影響研究は、静磁界と五〇Hzの交流磁界との双方の幾つかの条件で行われているのですが、そのような被曝条件は周波数も強度も限定された条件で行われているのみです。

私が「リニア」で一番に心配しているのが、妊婦や乳幼児や子供の健康問題です。今までに人類が経験したことのないような電磁波を被曝するわけですから、その場合の安全研究を行うことは急務だと思うのですが、JR東海はやっている様に思えないからです。現在、テスト走行中ですが、人を乗せるよりも車内での色々な実験をする方が重要だと思うのですが、しているのでしょうか。速度と対応して、複雑な電磁波が発生するわけですから、慎重に影響問題に対処すべきです。

特にカルシウムのイオン・チャンネルの影響問題は、六Hzでも重要なことですから、リニアでも重要なはずです。細胞からのカルシウム・イオンの漏洩が最初に見つかった電磁波の周波数は六Hzや一六Hzの変調周波数だったからです。以前から問題になっていることですが、「周波数」「波形」「強度」「対象生物」「化学物質の相乗効果」などには、「窓効果がある」といわれているのですから、単に「ICNIRPのガイドラインを守れば良い」ですむはずがありません。リニアが完成したころには、「妊婦は乗らないようにしましょう」ということになっている可能性もあるように思います。

トンネルによる自然破壊

リニアは大都会では地下走行ですし、全体の八六％の三六九・二四㎞はトンネル走行ですから、そのトンネルによる自然破壊が問題になっています。特に問題になっているのが南アルプスを貫く大トンネルで、それによる自然破壊がどのような結果をもたらすのか心配されています。一番に長いトンネルは品川駅から相模原市までの大地下トンネルで、「大深度地下法」により自由に使用できるそうです。二〇一八年五月には住民説明会が行われたのですが、「活断層があるのではないか」「何かの異変があった時にはどうするのか」などの反対意見が多く出たそうです。

巨大な残土の処理問題

トンネルが多いですから、その残土の処分も大変です。リニアの通る場所は海から離れていますから、埋め立てに利用することも出来ず、残土の置き場に悩んでいることでしょう。品川・名古屋間の工事で出てくる建設残土は約五六八〇万㎥だと言われており、その活用先が確定しているのは僅か二割程度だそうで、一体どこへ持って行く予定なのでしょうか。東濃のウラン鉱の地域も通るようですが、強大な穴を掘りますと、地中のウランの崩壊ガスがドンドンと地上に拡散することもありうるでしょう。人形峠のウラン残土の処分も出来ていないのですから、心配になります。

周辺動植物への影響

日本で最も自然が残っている貴重な南アルプスにトンネルを通し、一部では陸上走行も計画されていますから、周辺の動植物への影響も懸念されています。トンネル走行による振動などに敏感な動物もいるはずですし、送電線も出来るはずですし、リニアからの電磁波で影響を受ける動植物もいるのではないでしょうか。第25章でも触れますが、想像以上に動植物は電磁波に弱いのですから、心配になります。天然記念物の貴重な鳥もいるようですが、ＪＲ東海はキッチリと調査しているのでしょうか。

水資源の枯渇問題

河川の水源をもつ地域を通るわけですから、それらの水問題も重要課題でしょう。すでにリニア実験線の工事で、一九九四年には大月市朝日小沢地区の水源だった沢が涸れました。それ以降でも二〇〇九年には笛吹市の天川が枯れ、二〇一一年には上野原市の棚の入沢が涸れたそうです。

今後工事が進むにつれて多くの沢が涸れるのではないでしょうか。そこに住む魚や動物はどうなるのでしょうか。また大きな河川でも、大井川が工事で毎秒二トンもの水量が減ることで反対が激しくなっていますし、長野県大鹿村の小河内沢川も問題になるでしょう。他にもリニアの通る大柳川・笛吹川・釜無川といった河川の流量予測などの環境アセスメントもシッカリとなされているのでしょうか。リニアが完成した段階で、これらの河川の水涸れが問題になった時に、だれが責任を取るのでしょうか。「補償金を支払えば良い」と思っているのであれば、あまりにも情けない話ではないでしょうか。

電力供給問題

中国ではリニアの延長が電磁波問題でストップしているのは良く知られた事実ですし、ドイツも計画していたリニア建設を断念した理由は、経済性と電磁波問題だったのです。日本では電磁波問題は話題になることも無く「夢のリニア中央新幹線」として期待を集めています。

日本でも、福島原発から東京への一〇〇万V送電線建設に住民が反対して、当時の青島・東京都知事に「福島での送電線建設を中止して、東京湾に原発を建設して欲しい」との署名を提出したのですが、それ以降の東京電力の執拗な反対運動潰しに住民が負けてしまったことをも思い出します。柏崎原発から甲府近くまでにすでに建設されている一〇〇万V送電線網や、浜岡原発から富士川沿いに建設されている高圧送電線網なども、リニアと無縁ではないと思います。

リニア関連工事の談合問題

二〇一七年十二月に大手ゼネコン四社（大林組・大成建設・鹿島・清水建設）の「リニア新幹線建設・談合事件」が問題になり、談合を否認している大成建設と鹿島の担当者二人が「独占禁止法違反」容疑で二〇一八年三月に逮捕されました。総工費九兆円に群がる大手ゼネコンは、国の税金三兆円もが財政投融資分であり、安倍政権との癒着が問題になっています。森友学園・加計学園などと同じような問題に検察がどれだけ迫れるのかに国民の関心が集まっています。

【第22章】スマート・グリッドと電磁波問題

極低周波・電磁波の健康問題が大きな問題になった最初は、一九七九年に発表された「ワルトハイマー論文（米国）」だといって良いでしょう。この論文は「配電線からの電磁波」による小児白血病の増加を示した最初の疫学研究でしたが、その後に数多くの疫学研究が主に送電線周辺や家電製品で研究されることになったのですが、ここ最近になって送配電線網にも高周波の危険性が加わり始めたのです。それが「スマート・グリッド」システムです。

電力は発電所で作られますが、最初は水力発電が中心だったのですが、その内に火力発電所が中心となり、更に原子力発電所が建設されるようになりました。電力は貯蔵が難しいので、水力発電所であれば電力が不必要なときは水を落とすのをやめれば良いのですが、原子力発電所では簡単に停止することはできません。火力発電所も水力発電所ほど容易ではありません。特に問題なのは、夜間に使用電力が減少することでした。その為に、原子力発電所の夜間電力を使用しての揚水発電所が作られたりしたわけです。また、電力を送電するためには送電線網が必要ですが、それらの送電線網での電力のやり取りも重要であることはいうまでもありません。

先進国で送電線網による電力融通の一番困難な国が日本でした。一つの国の中に五〇Hzと六〇Hzの二種類の電力周波数を使用しているのは日本ぐらいだからです。二〇一一年の東日本大震災と原発事故によって、東京地域の電力融通が危機に瀕したことは有名ですが、それでも節電や企業発電などで何とか切り抜けることが出来ました。その様な送電線網を使用した電力の有効利用をはかることが急務になって来たのです。また、再生可能エネルギーの急増に対応するためにも電力の有効利用システムが重要なことはいうまでもありません。

東日本大震災と福島原発事故で明らかになった日本の独占電力体制を変える必要があることと、再生可能エネルギー（自然エネルギー）の増加と企業内発電所の増加もあり、送電線網の更新も重要になってきました。特に、再生可能エネルギー（太陽光・太陽熱・水力・風力・バイオマス・地熱など）は化石燃料や原子力と異なり規模が小さいですから、送電線網に乗せるには、こまめな対応が必要です。

そこで登場してきたのが、米国が先行していた「スマート・グリッド」システム、つまり「賢い送電線網」「次世代送電網」の導入でした。米国のオバマ大統領が「グリーン・ニューデール政策」の一つとして打ち出したのです。「情報通信技術」を利用して、電力の供給側と需要側を把握して送電するという電力の有効利用システムですが、その要になるのが「スマートメーター（賢いメーター）」といわれる通信機能を持つ電力メーターの設置です。家の中に「小型の携帯電話・基地局」を設置するわけで、放射する電磁波強度は携帯電話の数十分の一と弱いようですが、電磁波過敏症の方には耐えられないことでしょう。少なくとも、設置することに個々の住民の了解が必要だと思います。

「スマートメーター」の設置で、電磁波過敏症の人にとって一番問題になるのは電磁波強度ではないでしょうか？　家にある高周波・電磁波発生源には色々なものがありますが、一番強いのが「電子レンジ」でしょう。その後は「携帯電話（スマホを含む）」で、家庭内コードレス電話やWi‐Fiルーターは家の周辺だけで使用しますから弱い部類になります。「スマートメーター」も目的が限定されていますから同じように弱い部類に相当するでしょう。

「スマートメーター」がテスト配置されるようになった頃に、設置された家の中のメーターを測定に行ったことがありますが、とても弱いのに驚いたことがあります。電柱上に設置されているアンテナが近かったからかもしれませんが、スマートメーターと通信している基地局は携帯電話基地局と異なり、狭い範囲をエリアにしていますから弱いのでしょう。また、「スマートメーター」は家の外壁に設置されますから、家の中に入る電磁波も弱くなります。被曝が心配な場合は、スマートメーターの裏の家側壁に金属箔や金属板などを張り付けることで電磁波は弱くなることでしょう。問題なのは、一日中たえまなく発信していることでしょう。

二〇件ぐらいの新築の建売住宅地を見つけて調べましたら、設置されている電気メーターが全てスマートメーターなので、さっそく測定したことがありますが、メーターから数ｍほど離れると周辺の環境強度と同じような強度でした。驚いたのは近くの低い丘の上にある公園の方が強かったことです。遠方にある携帯電話基地局からの電波の方が強かったのだと思います。

また、旧式のアナログメーターとスマートメーターとの交換の前後時に比較測定をしたこともあります。その経験から言うのですが、極低周波・電磁波はアナログメーターの方が強く、高周波はスマートメーターの方がすぐ近くは強いのですが、一ｍも離れれば同じ程度でした。電磁波過敏症の方々の耐えることの出来る電磁波強度にもよりますが、スマートメーターからの電磁波シールド対策は可能なのではないかと私は考えています。問題なのは隣家のスマートメーター対策をどうするかなのではないでしょうか。

家の中の電気使用がわかるという個人情報の問題もスマートメーターの問題点として指摘されています。アナログメーターでの電気使用量は、メーターにある回転盤の回転速度を調べることで容易に電気使用量をチェックすることが可能ですが、スマートメーターではその様なことはできません。勿論、電力会社は知ることは可能ですが、個人情報ですから公開することはできないはずです。その様な点ではスマートメーターの方が問題が少ないのではないでしょうか。将来はスマートメーターを経由して、外部から家の中の電気製品をコントロール出来るようになるでしょうが、その場合は特別な契約が必要でしょうから、電磁波過敏症の方はそのような契約をしないようにするのが良いでしょう。

電磁波過敏症の方は、どの程度の強度で過敏になるのかを知るように心がけるのが良いかもしれません。その上で隣家からの強度や周辺での環境強度に対する対策を考えることが出来るでしょう。

最近、無線通信技術として「LPWA技術」が注目を集めています。「LPWA」とは「Low Power, Wide Area」のことですが、低消費電力で長距離伝送が可能な技術として、「IoT（物のインターネット）技術」関連で開発が進められています。周波数や強度などの詳細はまだ明らかではありませんが、場合によればスマートメーターにとってかわる可能性もありますが、安全性の確認研究は行われているのでしょうか。

【第23章】電磁波過敏症

「電磁波過敏症」とはどんな症状でしょうか？　『現代用語の基礎知識』（二〇一八年創刊七〇周年号）は次のように書いています。

「いまだに疾患として認められていないものに電磁波過敏症（ES）がある。電磁波への反応は個人差が大きく、波長の短い携帯電話の電波から長波の家庭内電源に反応する人まであり、頭痛や疲労感など化学物質過敏症と同様の反応を示す。世界保健機関（WHO）は三〜四ミリガウス程度で健康被害を生じるとして規制を勧告しているが、二〇一一年、日本は二〇〇〇ミリガウスまでというきわめて甘い規制を決めた」

化学物質過敏症は認知されているのですが、「電磁波過敏症」の人は今なお苦しんでいるわけです。「電磁波過敏症」の存在が見いだされたのは一九五〇年代のソ連で、レイ博士（米国）が命名したのが一九九〇年でした。レイ博士はダラス（米国）にある「環境医学病院」の院長であり、国際会議も開催しておられます。世界中に多くの患者がいて増える一方です。今までに多数の報告があり、増加傾向がこのまま続くと仮定すれば「二〇一七年には五〇％になる」との「ハルベルク論文（スウェーデン）」も二〇〇六年に

図15　電磁波に過敏だと考える人の割合

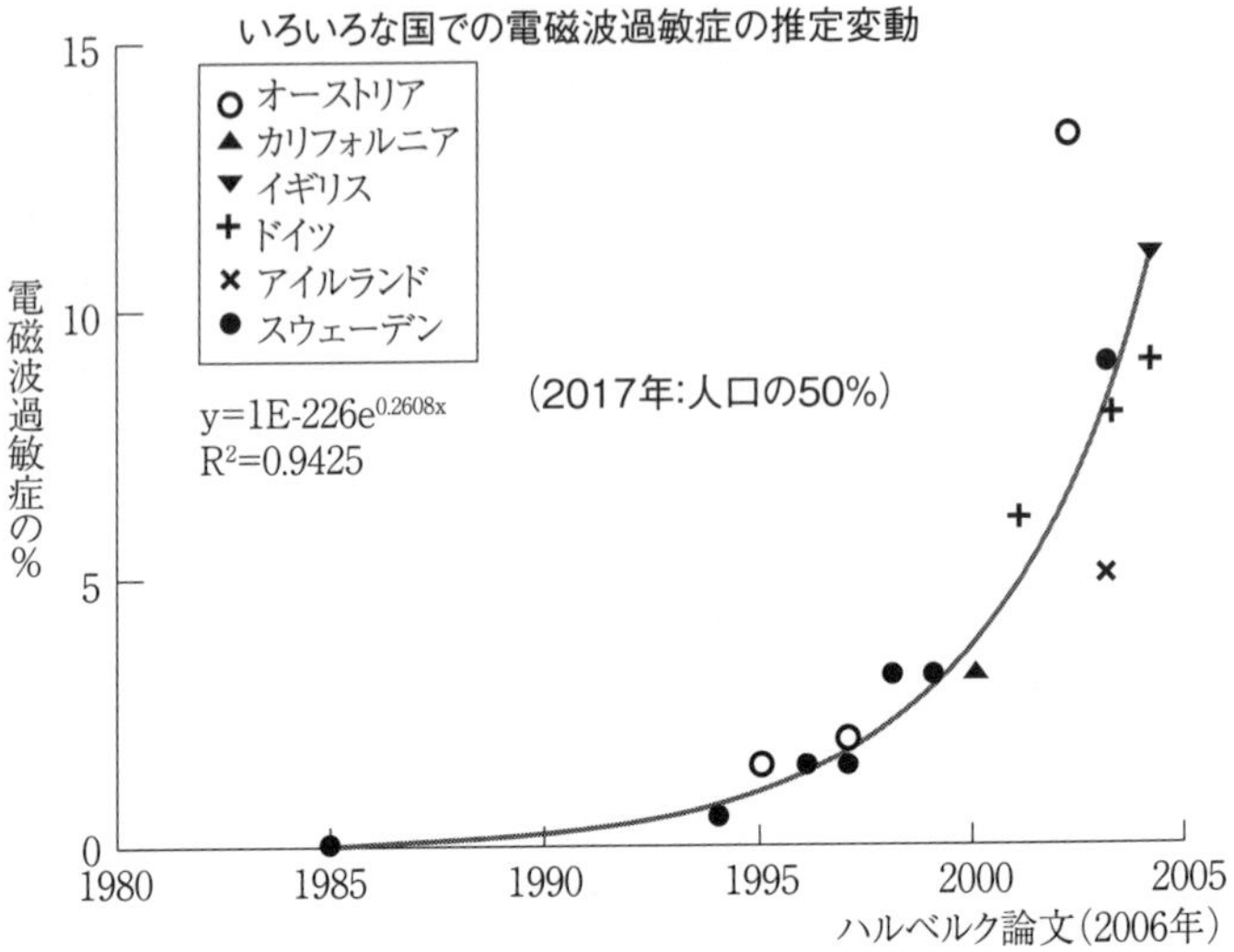

発表されていますので、それを図15にしました。日本の研究が無かったのですが、二〇一六年に北條論文が発表され「三・〇〜四・六%」との内容でした。二〇一七年は最近のことですから、五〇%にはなっていないようでホッとしているのですが、かなりの人が電磁波過敏症になっていることは間違いない様です。図15中の最高値は一三・三%ですが、大体「五%前後ではないか」と推定されています。国によって異なる可能性もあるのかもしれません。

　電磁波過敏症の症状は多く知られていて、代表的な症状としては「頭痛」「耳鳴り」「視力障害」「意識障害」「集中力欠如」「しびれ」「鼻血」「めまい」「倦怠感」「疲労」「ドライアイ」「吐き気」「うつ傾向」などがあります。いわば「神経的精神症状」ともいえるでしょう。

　多くの研究が知られていて、三〇件近くの疫学研究がある中でも、フランスの「サンティニ論文（二〇〇三年）」が有名です。携帯電話基地局から三〇〇m以内で多くの人に症状が見いだされるので、「基地局は民家からせめて三〇〇mは離すべきだ」との提言でも知られています。その結果は図10（第15章）にしています。民家の近くに沢山の基地局のある日本の現状が心配になります。

電磁波過敏症は女性に多いといわれています。北里大学を中心に進められていた化学物質過敏症・報告書が二〇〇七年一月に厚生労働省のホームページに公開され、その中に日本で始めて電磁波過敏症患者のことも紹介されました。WHOも電磁波過敏症に関する会議（二〇〇四年十月）を開催していますが、結論合意にいたらず、WHOのファクトシート（二〇〇五年十二月）では「存在は認めた」が、多くの人は「思い違いをしているようだ」との内容でした。診断方法がはっきりしていないのが問題なのです。

電磁波過敏症を認知すると基準値を大幅に低くする必要性が生じますから、世界中の大企業や軍関係者にとっても由々しき大問題です。ブルントランド元WHO長官（元ノルウェー首相で小児科医）は二〇〇二年三月九日のノルウェーの新聞紙上で「自分が電磁波過敏症であることを告白」しています。携帯電話の使用で耳のあたりが熱くなり、周囲四m以内の携帯電話にも反応するようになったそうです。

日本でも「携帯電話使用が脳血流を低下させるらしい」との電磁波過敏症に関する報道が朝日新聞（二〇〇三年八月二十一日）でありました。山奥も含めて日本中に携帯電話基地局が立ちつつありますから、「電磁波過敏症」の方々は逃げるところもなくなってきて困っています。自分が「電磁波過敏症」であることがわかればまだしも良いのですが、原因がわからず医者へ行っても「精神障害」の診断をされる人も多く、自殺にまで至る例もあるそうです。

特に日本ではメディアが報じませんから、「電磁波過敏症」の方は孤立しているのが現状です。それでも「電磁波過敏症」をすべてのメディアが大々的に報道したことがあります。いわゆる「白装束集団」のことでした。TV局のカメラに向かって「電磁波が出ているから向けるな」「電磁波に過敏だからヘリコプターを飛ばすな」といった映像もあったように思います。面白おかしく「白装束集団」を対象にしながら「電磁波過敏症」を笑っているようにすら私には思えたのでした。コメンテーターの科学者も電磁波ムラの人のようで、TVを見ていた私も悲しくなったことを覚えています。カメラやヘリコプターよりも「白装束集団」の乗っている自動車の方が「電磁波が強い」のに、そのことを指摘する人が一人もいなかったからでもあります。米国には宇宙電波研究の為もあって、電波発生源を厳しく規制している日本の四国の半分ほどもある広大な敷地があるのですが、「電磁波過敏症」の人たちはそこへ移動しているとのことです。

二〇一〇年には電磁波過敏症に詳しいスウェーデンのトンデル博士の講演会が大阪で開催されました。電磁波過敏症を認知している国がスウェーデンであり、トンデル博士は電磁波過敏症の患者を診察する医師で、チェルノブイリ事故の研究者でもあります。講演では「スウェーデンでは電力会社も四mG（〇・四μT）以下になる様に協力してくれている」との話しに、日本との相違に驚いたのでした。講演会に出席されていた関西電力の職員の方に感想を聞いたのですが、「日本は土地が狭いから無理ですよ」との答えでした。二〇一五年五月にはベルギーで「電磁波過敏症」に関する国際会議も開催されていて、WHOの「電磁波過敏症の認知」問題に世界中の関心が高まっています。放射線（能）に過敏な人がいることは被爆（曝）者を研究した「中川保雄論文（神戸大）」でも明らかで、特に子供や胎児が問題ですが、同じことが電磁波でもいえるでしょう。

【第24章】新しい電子機器と子どもの健康：最近の話題から

最近になればなるほど電子機器が進歩しています。ＡＩやＩｏＴやビッグデータなど、どこまで広がるのでしょうか。その中でも身の回りの代表例が二〇〇七年にマイクロソフトが発表した「ｉＰｏｄ：スマートフォン：スマホ」ではないでしょうか。小型のコンピュータですから、電車の中でもスマホを操作している若者の多いことに驚きます。

日本の青少年のインターネット利用は、今までのタブレットや携帯ゲーム機などに加えてスマホの登場で急増しています。二〇一八年二月に内閣府から発表された「二〇一七年度の実態調査結果」によれば「平日一日当たりの平均利用時間」は「一年間で中学生は一〇分増えて約二時間二九分、高校生も七分増えて約三時間」だとのことです。二時間以上利用する割合は、小学生三三・四％、中学生五六・七％、高校生七四・二％にもなっているとのことで驚いてしまいます。スマホでネットを利用している青少年は五六・四％で、複数回答で使い道を聞いたところでは「コミュニケーションが八三・九％、動画視聴が七八・八％、ゲームが七二・一％」と高い率を示しています。保護者の八四・四％が閲覧制限（フィルタリングなど）で管理しているようですが、このような使用時間の長さは異常ではないでしょうか。勉強や読書や睡眠の時間が少なくなっていることはいうまでもないでしょう。この様なスマホ・インターネットの利用増は今後も続くことでしょうが、電磁波問題の観点からの問題意識が全くないことを心配しています。

(1) LED画面の危険性

すでに携帯電話などに関しては、「高周波の危険性」で述べていますので、ここではスマホやTVなどの画面に使用されている「LED」の問題に焦点を当てたいと思います。以前から「LEDの青色光」に警告を発していた私ですので、まず「LED問題」を指摘することにします。

以前から「青色光障害」が問題になっていたのですが、日本で発明・開発されノーベル賞も受賞したものですから、話題になることを期待したのですが、報道されることが少なかったように思います。

省エネルギーに優れていることもあり、今や白熱灯も蛍光灯も「風前の灯」になっています。蛍光灯には紫外線がありますから、美術品などの「紫外線焼け」が心配されていたのですが、LEDはその心配も少なく美術館でのLED照明が広がっています。図16は白熱電球と白色LEDとの光の強度を京都薬科大学の友人の協力で測定した比較図ですが、青色光に相当する波長のところでLEDの方がとても強いことを示しています。その位置にある山のような曲線は「メラトニンの抑制率」を示しているのですが、如何に青色光がメラトニンを抑制するかがわかると思います。

青色光障害が問題なのは、脳内ホルモンである「メラトニン分泌」を抑制するからで、ドイツではLEDに対して規制がなされているほどです。「メラトニン」は電磁波被曝でも減少するのですが、「睡眠の

図16　青色光強度とメラトニンの抑制（縦軸は概略値）

消費者リポート：2013.3.21号より

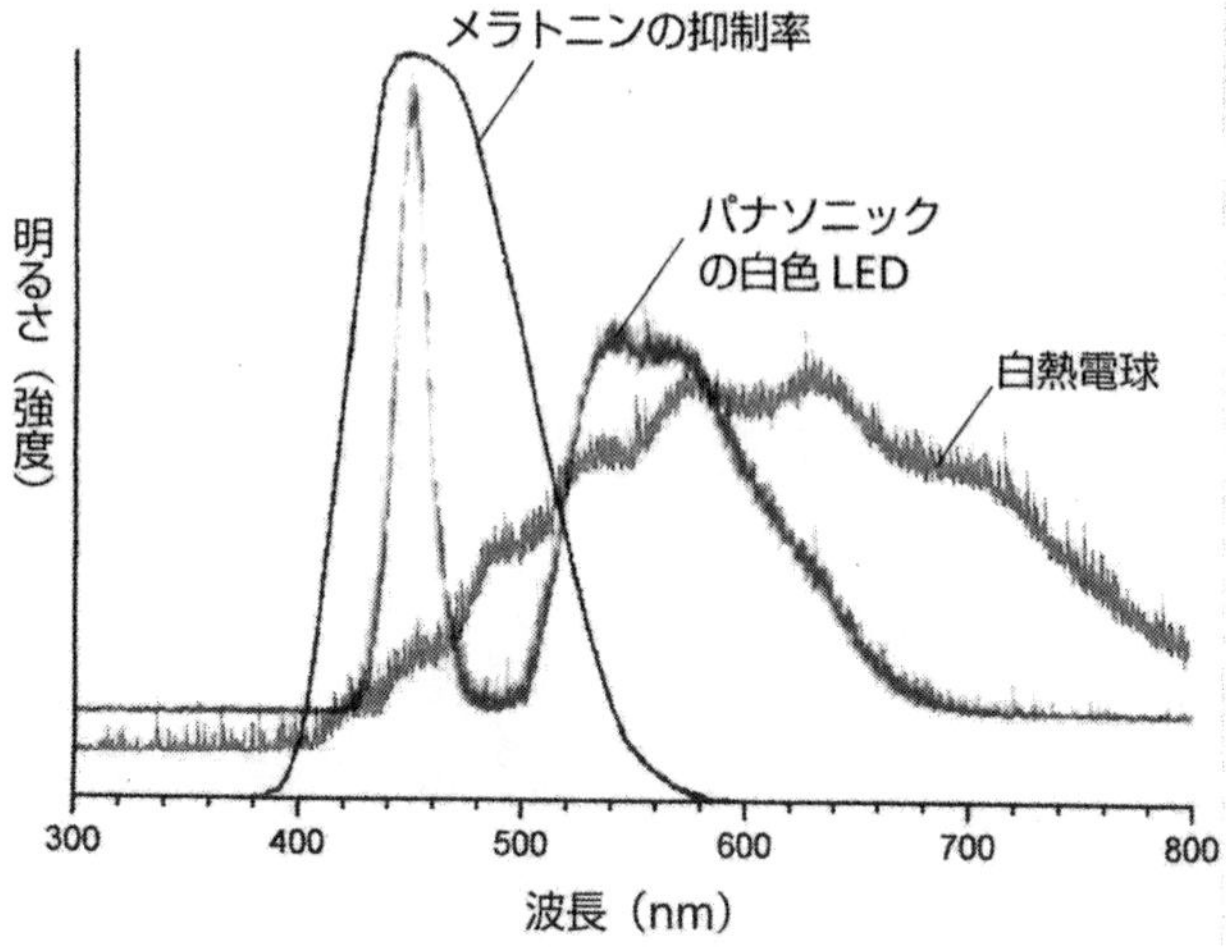

促進」「ガンの抑制」「身体の酸化防止」などのホルモンで松果体から分泌しています。生物が海から陸に上がって活動できるようになったのも「メラトニンのおかげ」と言われ、進化とも関係があることは第9章でも説明しました。メラトニンの先駆体の「セロトニン」や「ドーパミン」も「鬱病」「パーキンソン病」「注意欠陥多動症：ADHD」「快楽感」「学習意欲」などと関係しています。

LEDの青色光は目の網膜を傷つけて「加齢黄斑変性症」の要因にもなるのですが、二〇一四年十二月に東北大から発表された論文を第7章図3に掲げましたが、LEDの青色光で「ショウジョウバエのさなぎが死んでしまう」のです。現在はLED使用での新しい「殺虫剤」開発や「新らしい成分作成」開発などが進められているようですが、丁度、ノーベル賞受賞で沸き立っている時でしたから、多くの人はこの論文のことは知らなかったのではないでしょうか。人間はショウジョウバエとは異なりますが、心配になったのは私だけでしょうか？

LED照明だけでなく、普通の照明でも「照明と睡眠」との間に「鬱病」などの増加が懸念されています。子供を対象とした研究の無いのが残念ですが、大人よりも子供の方が敏感だと思われますので、そのことをも紹介することにします。以前から「夜間の光曝露」は弱くても「生体リズム」を変化させて、ガンになったり、鬱病になったりする可能性が指摘されていたのですが、「五ルックス」という低照度を境にして「鬱病が増加する」とのベトロシアン論文という疫学研究が二〇一三年に発表されました。そのことを追試した奈良県立医大の研究が「日本疫学会」で発表されたことを『Medical Tribune 二〇一六年二月二十五日号』が紹介していますので、その記事を図17としました。子供寝室の明かりにも用心することが必要です。

「携帯電話」が開発されたのは、一九八〇年代でスウェーデンが最初でした。それ以来、約三〇年以上が経過していますが、この様に大普及し、スマホにまでなることを誰が予想したでしょうか？　タバコ以上に、影響研究が追いつかないのです。タバコと同じように約七〇年も待たねばならないのでしょうか？

そのスマホ人気で心配されているのが、スマホを使用しての「ゲーム障害」の危険性で、子どもや若者の使用が多くなってきていることです。スマホのバック・ライトからの青色光はとても強く、二〇一四年十一月の「日本頭痛学会」で東京都済生会中央病院の荒木・小児科部長が「青色光を制限する」ことで、「難治性の思春期慢性連日性頭痛」が改善した症例を発表しています。そして、使用の制限が急務だと指摘し「スマホやパソコンなどの使用は一日に三時間以内」「午後八時以降はなるべく使用しない」「青色光カット眼鏡の着用」を提案しています。中国が規制しているように「子供のスマホの使用時間の制限」を

図 17　Medical Tribune 2016 年 2 月 25 日号

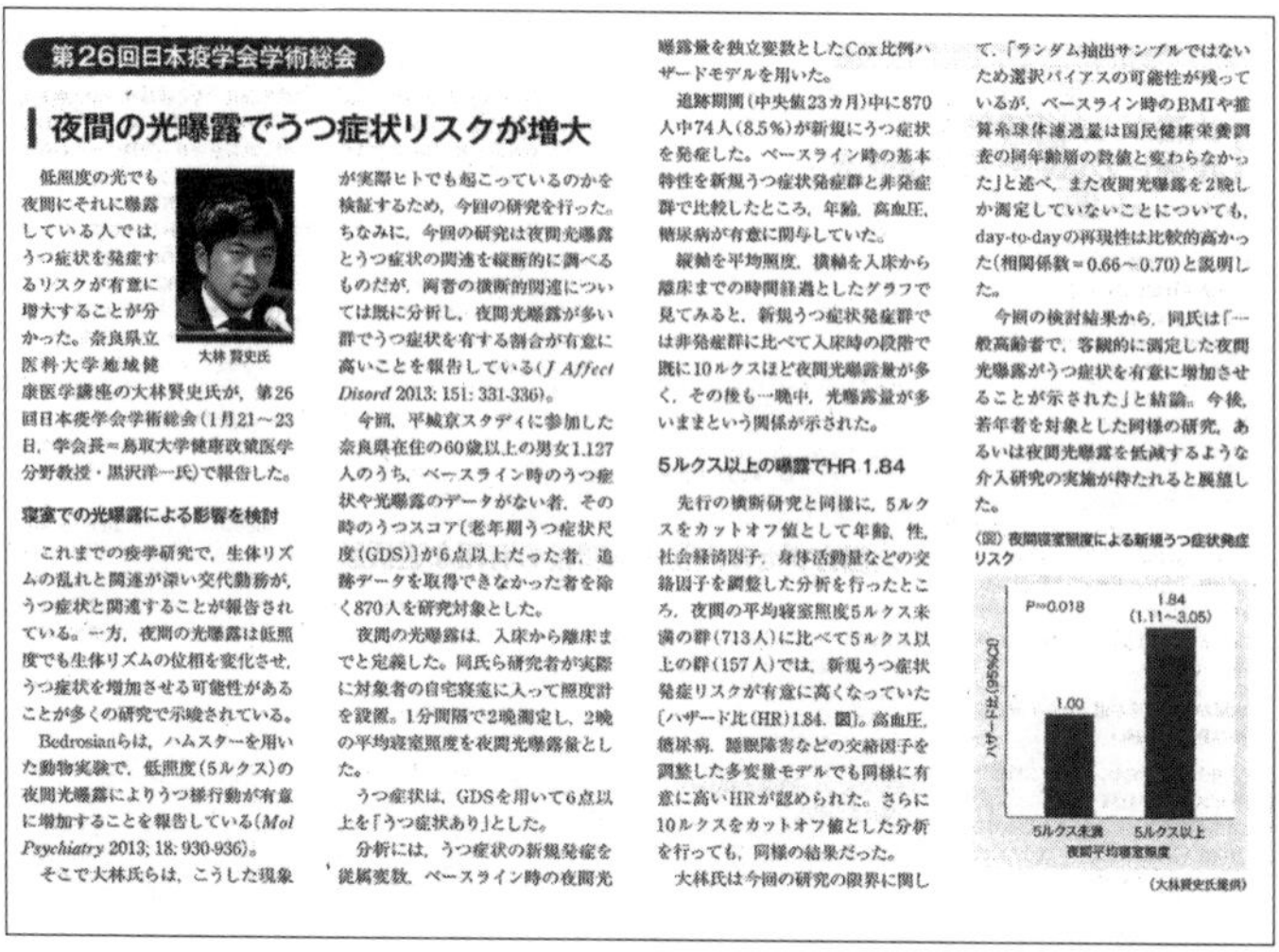

第26回日本疫学会学術総会

夜間の光曝露でうつ症状リスクが増大

低照度の光でも夜間にそれに曝露している人では，うつ症状を発症するリスクが有意に増大することが分かった。奈良県立医科大学地域健康医学講座の大林賢史氏が，第26回日本疫学会学術総会（1月21～23日，学会長＝鳥取大学健康政策医学分野教授・黒沢洋一氏）で報告した。

大林 賢史氏

寝室での光曝露による影響を検討

これまでの疫学研究で，生体リズムの乱れと関連が深い交代勤務が，うつ症状と関連することが報告されている。一方，夜間の光曝露は低照度でも生体リズムの位相を変化させ，うつ症状を増加させる可能性があることが多くの研究で示唆されている。

Bedrosianらは，ハムスターを用いた動物実験で，低照度（5ルクス）の夜間光曝露によりうつ様行動が有意に増加することを報告している（*Mol Psychiatry* 2013; 18: 930-936）。

そこで大林氏らは，こうした現象が実際ヒトでも起こっているのかを検証するため，今回の研究を行った。ちなみに，今回の研究は夜間光曝露とうつ症状の関連を縦断的に調べるものだが，両者の横断的関連については既に分析し，夜間光曝露が多い群でうつ症状を有する割合が有意に高いことを報告している（*J Affect Disord* 2013; 151: 331-336）。

今回，平城京スタディに参加した奈良県在住の60歳以上の男女1,127人のうち，ベースライン時のうつ症状や光曝露のデータがない者，その時のうつスコア〔老年期うつ症状尺度（GDS）〕が6点以上だった者，追跡データを取得できなかった者を除く870人を研究対象とした。

夜間の光曝露は，入床から離床までと定義した。同氏ら研究者が実際に対象者の自宅寝室に入って照度計を設置。1分間隔で2晩測定し，2晩の平均寝室照度を夜間光曝露量とした。

うつ症状は，GDSを用いて6点以上を「うつ症状あり」とした。

分析には，うつ症状の新規発症を従属変数，ベースライン時の夜間光曝露量を独立変数としたCox比例ハザードモデルを用いた。

追跡期間（中央値23カ月）中に870人中74人（8.5%）が新規にうつ症状を発症した。ベースライン時の基本特性を新規うつ症状発症群と非発症群で比較したところ，年齢，高血圧，糖尿病が有意に関与していた。

縦軸を平均照度，横軸を入床から離床までの時間経過としたグラフで見てみると，新規うつ症状発症群では非発症群に比べて入床時の段階で既に10ルクスほど夜間光曝露量が多く，その後も一晩中，光曝露量が多いままという関係が示された。

5ルクス以上の曝露でHR 1.84

先行の横断研究と同様に，5ルクスをカットオフ値として年齢，性，社会経済因子，身体活動量などの交絡因子を調整した分析を行ったところ，夜間の平均寝室照度5ルクス未満の群（713人）に比べて5ルクス以上の群（157人）では，新規うつ症状発症リスクが有意に高くなっていた〔ハザード比（HR）1.84，図〕。高血圧，糖尿病，睡眠障害などの交絡因子を調整した多変量モデルでも同様に有意に高いHRが認められた。さらに10ルクスをカットオフ値とした分析を行っても，同様の結果だった。

大林氏は今回の研究の限界に関して，「ランダム抽出サンプルではないため選択バイアスの可能性が残っているが，ベースライン時のBMIや推算糸球体濾過量は国民健康栄養調査の同年齢層の数値と変わらなかった」と述べ，また夜間光曝露を2晩しか測定していないことについても，day-to-dayの再現性は比較的高かった（相関係数＝0.66～0.70）と説明した。

今回の検討結果から，同氏は「一般高齢者で，客観的に測定した夜間光曝露がうつ症状を有意に増加させることが示された」と結論。今後，若年者を対象とした同様の研究，あるいは夜間光曝露を低減するような介入研究の実施が待たれると展望した。

（図）夜間寝室照度による新規うつ症状発症リスク

P=0.018
ハザード比（95%CI）
1.00
1.84
（1.11～3.05）
5ルクス未満
5ルクス以上
夜間平均寝室照度

（大林賢史氏提供）

真剣に考えるべきです。そのためにも大人が率先して「スマホの危険性」を学ぶべきです。韓国では子供のゲーム使用が大問題になっていて矯正施設もあるそうですが、日本は全くの野放しなのです。

(2) ゲーム障害の危険性

「ゲーム」はパチンコなどのギャンブルと同様に麻薬の様な働きがあり、脳内ホルモンである「ドーパミン」「セロトニン」「メラトニン」などの分泌を変化させるといわれているのですが、それらの脳内ホルモンは電磁波被曝でも影響を受けるのです。中国・韓国・台湾・ベトナムなどのアジア諸国では国を挙げて規制しているのに、日本では何の対策もありません。このような問題は日本特有なのかもしれませんが残念に思います。

二〇〇二年七月に森昭雄・著『ゲーム脳の恐怖』（日本放送出版協会生活人新書）という本が出版され、

子どもとテレビゲームとの関係が大きな問題になりました。以前から、電磁波問題に取り組んでいた私も、二〇〇二年十月には「危ない携帯電話」（緑風出版）で再びこの問題を紹介し、この「ゲーム脳」問題がこの機会に日本中に広がることを期待したのですが、その本に対する反対の声が何人もの精神科医の書かれた本になって出版されたのには驚いたのでした。そして「少年犯罪が起こるたび、ネットやケータイが悪玉にされる。だが今やそれらの機器が子どもにとって『唯一の居場所』であり、『自己の鏡』とさえなっている……」と本の裏表紙に書かれたり、「ゲーム脳」の内容を揚げ足取り的に批判したりと、まるで「業界や総務省の代弁者か」と思うような主張が多く現れてきました。

この問題は週刊誌などでも取り上げられることが多く、二〇〇四年には二月に「日本小児科医会」が、三月には「日本小児科学会」が「テレビ・ビデオが子どもの発達に与える悪影響を指摘」していましたが、七月に「日本小児神経学会」が「言葉の遅れや自閉症が、テレビやビデオ視聴のせいだとする十分な科学的根拠がない」と発表したこともあり、その後は下火になったのではないでしょうか。「十分な科学的根拠がない」という表現は、推進する側が良く使用する表現ですが、子どもの健康に関する問題である以上は「安全な科学的根拠」を示すべきでしょう。原発問題でも「危険性の指摘」に対して、同じような表現が良く使用され「絶対に事故が起きないので安全だ」といわれていたことを思い起こすべきでしょう。

それらの日本の学会での、その後の研究に私は期待を持ち続けていたのですが、研究が進んでいる様には思えず、神奈川県の久里浜医療センターなどの研究に期待を持っていただけでした。その様な中で、米国精神医学会が二〇一三年に「ＤＳＭ－５」を発表し、「ゲーム障害」を新しい病気に認定し、更にＷＨＯが二〇一八年六月にトルコで開催された総会で「ゲーム障害を新しい国際疾病病分類一一版（ＩＣＤ―

11）で認定する」とのニュースを『朝日新聞』二〇一八年一月三日付がトップ・ニュースで報道したことで、ようやく知られるようになりました。

WHOのこのような認定には、久里浜医療センターの役割も大きかったようです。勿論、任天堂を始めとする世界中のゲーム・メーカーなどの企業が反対声明を出したようですが、その圧力？にも負けず、総会で採択されました。二〇一九年に正式分類されるでしょう。その様なニュースを報道するかどうかは、その報道機関が「企業や総務省側か」のリトマス試験紙であるように思います。「ゲーム脳」などを批判した精神科医たちは、このことに対して、どのような反論の本を書くのかに私は注目しているところです。

この「ICD—11」の改訂時にあわせて、EU諸国の研究者を中心にして、「電磁波過敏症」をも含めようと運動したのですが、残念ながら入らなかったようです。

二〇一五年七月末に総務省から「未就学児等のICT（情報通信技術）利活用に係る保護者の意識に関する調査報告書」が発表されましたが、「四～六歳児の四割超」がスマートフォンやパソコンなどの情報通信端末（ICT）を使用し、保護者の八割以上が「子供の将来にとって、ICTを利用できるようになることに肯定的だ」そうです。「心身への影響が不安」が五〇％を越え、「脳への影響が不安」も三〇％程度が回答していますが、外国に比べると日本では「危険性が知らされていない」のが問題だと思います。

「ICTが子供の健康に良くない」という考えは欧米で広がり始めており、設置されたW-iF-iを学校から撤去したりする所もあるのですが、日本では積極的に導入されつつあります。「W-iF-iは人の健康への重要な脅威である」と題する「ポール論文（米：二〇一八年）」も学術誌にあることを知って欲しいものです。「W-iF-iは以前のアスベストと同じだ」と言われているのですが、文部省や総務省は本当に子供の健康を大切に考えているのでしょうか？　ネットやゲーム依存が悪化すると色々な問題が出てきて、「家族と：対話の欠如、摩擦など」「社交上：ゲーム友が多い」「感情・心理面：ネット使用で幸福感、鬱や孤立感」「健康状態：睡眠障害、目の悪化、肥満」「経済面：出費増、仕事の解雇」「将来：進学問題、専門性の欠如」など広範囲に及び、更に「障害」になるわけです。

中学・高校生約九万五〇〇〇人を対象に「睡眠障害」を調べた日本の「宗沢論文（二〇一一年）」があります。それによると、夜間の携帯電話使用で「睡眠時間の短縮・昼間の眠む気・睡眠の質の低下」が二倍近くになっているのですが、今では更に使用量が増加しているはずですから私はハラハラしています。その後、二〇一七年に「田村論文」が発表されました。一五～一九歳の若者二九五人を対象にした研究ですが、日に五時間以上携帯電話を使用すると「睡眠の短縮・不眠症」が「三・八九倍（九五％信頼区間一・二一～一二・四九）」でした。「うつ症状」に関しては、日に二時間以上もSNSを使用した場合で「三・六三倍（九五％信頼区間一・二〇～一〇・九八）」でオンライン・チャットの場合で「三・一四倍（九五％信頼区間一・四二～六・九五）」でした。スマホの使いすぎは、学力を低下させるとの仙台市の調査もあります。

二〇一七年には大学生六八八人を調査したレバノンの「バモスレ論文」が発表されていますが、スマホ中毒症では「うつ傾向・不安感」が増加していますし、同じ傾向は、弘前市の小・中学生を調査した日本の「高橋論文（二〇一八年）」でも示されています。

二〇一八年二月の「第二八回日本疫学会」で山梨大学の研究チームが「山梨県内の中学生約八〇〇人」を調査した「インターネット依存に関する報告」があったことを『Medical Tribune：三月二十二日号』が報じています。

それによると「ネット依存は全体の一四・一%」で、ネット依存の予測因子として統計的に有意だったのは、オッズ比が「女性が一・六六倍（九五%信頼区間一・〇二〜二・七二）」「就寝時刻が遅い二・六〇倍（九五%信頼区間一・四〇〜四・八二）」「一日のネット利用時間が一・五時間以上三・五五倍（九五%信頼区間一・四六〜八・六七）vs.〇時間）」「うつ症状あり三・五七倍（九五%信頼区間一・八六〜六・八八）」だったそうです。うつ症状については「うつ症状があるため、現実世界からネット世界への逃避、またはネット上での支援を求めている可能性がある」と解釈しているそうです。

脳は三歳までに八〇%、六歳までに九〇%で、一二歳でほぼ一〇〇%完成するそうです。幼い時に見たり聞いたり感じたりしたことは、脳に刷り込まれていくのであり、その積み重ねで成長していくのですから、幼い時の記憶はなかなか忘れないのです。生まれ落ちた時に会った最初の動物を親だと思う動物のことも聞いたことがありますが、そのような重要な時期に、スマホなどからの電磁波被曝やLED光線がどのような悪影響を与えるかははっきりとはしていないのであり、子供に責任を持つ大人としても用心する必要があります。二〇一七年八月十五日の情報処理技術者の国家試験「ITパスポート試験」に小学四年生二人が初めて合格したそうですが、何歳の時から練習をしていたのでしょうか。喜んで良いことなのでしょうか。

二〇一八年九月には、フランスは小・中学校へのスマホ・携帯の持ち込みを禁止することを決定しました。マクロン大統領の選挙公約だったそうで、日本との相異に驚いたのでした。

【第25章】電磁波被曝と動植物への影響

二〇年ほど前のことです。四国の山奥にお住まいのお年寄りの方から電話がありました。送電線の下に据え付けていた「ミツバチの巣」から「ミツバチがいなくなってしまった」という相談でした。場所を聞いて、近くの小学校の校庭でお会いすることにして、測定器を持って車で出かけたのでした。ところが約束の時間になってもその方が現れないので、近くの店の公衆電話から電話をかけたのですが、息子さんが電話口に出てきて「親父を会わせるわけにはいかない」「早々に帰ってくれ」といわれました。「京都からはるばる来たこと」「京大の研究者であること」「電磁波・測定をしたいので、せめて場所だけでも教えてほしい」と頼んだのですが、「電力会社を脅してお金をもらうつもりなのだろう」とまでいわれて、諦めて帰ったのでした。

ミツバチがいなくなるという話はドイツから話題になり、世界中でその現象が確認されるようになりました。宮崎県延岡市でもそのような話があったので行きましたが、その場合は近くに携帯基地局が出来てからの異変でした。二〇一〇年にはインドのパンジャブ大学から「ミツバチの巣の横に携帯電話を取り付けて「一日に二回、一五分間」電源を入れる実験を三カ月間続けた結果「巣を作らなくなり、女王バチの産卵数が半減し、巣の大きさも大幅に縮小した」との研究内容で話題になりました。

二〇一七年七月二十日に開催された「新世代モバイル通信システム委員会（第五回）」で専門委員の大谷和子・日本総研法務部長が「実証されているかは不明だが、携帯電話を使うようになってミツバチが飛ばなくなったなど、環境全体への負荷についてどのように検討されているのか教えていただきたい」と質問したのに対して、総務省の事務局は「電波による生体への影響は、電波が熱になって吸収される際の体温上昇という形で現れる」「国内のみならずWHOの関係団体を含めて、世界規模で長年にわたって疫学的な調査が進められているが、今までのところ、電波による健康への影響を示す証拠はみつかっていない」と相変わらずの熱効果説だけでの説明をしていました。勿論、熱効果はあるのは確かですが、現在、問題になっているのは「非熱効果がある」可能性なのであり、それだからこそ私はこの本を書いているのです。ミツバチの大量死の原因は「ネオニコチノイド系農薬説」が有力なのですが、電磁波との相乗効果も問題にする必要があるのではないでしょうか。

また、三〇年以上も前になりますが、送電線を設置する電力会社が、「線下補償」のために農家の人たちと相談していた時のことです。電力会社は「送電線の下は植物が良く育ちますよ」といって農家の方々を説得していたそうです。まだ電磁波問題が知られていない頃ですが、以前に私の話しを聞いていた農家の人が、電力会社のその様な説明に対して「良く育つということは、影響があるという証拠ではないですか」と反論したのだそうです。それ以来、その電力会社は、その様な説明はしなくなったとのことです。

しかし、電力会社の説明が、全くのデタラメではありません。良い場合もあるし悪い場合もあり、何らかの影響がある可能性は高いのです。「雷の多い時はキノコが良く生える」ということは昔から良くいわれているのですが、雷によって空間電界が高くなる状態がシイタケの成長にとって良いとの論文もあり、「電界をかけることで、シイタケの成長が早くなる」ということでシイタケ林の上に電線を張り巡らす栽培法を実施しておられる人もおられます。ある植物の根が地球磁界方向と関連している例も報告されていますし、鹿や牛が地球磁界の南北方向を向いて休憩するのですが、送電線の近くではバラバラな向きになるとの人工衛星を使って調べた論文もあります。

最近になって動植物への影響が問題になって来たのは、携帯電話の普及による異常報告が増えてきたからです。日本でも信州などでの植物異常が話題になりましたし、二〇〇五年には写真週刊誌に「北を向いて咲くヒマワリ群生」が話題になったこともあります。そのヒマワリの写真を見て「本当かどうか」確かめたくて、私ははるばると現地へ行ったのでした。デジタル・放送タワーが愛知県瀬戸市にあり、ヒマワリ畑の南の丘の上に立っていて、廻りには民家が無い所でした。その丘からは、「自然の叡智」をテーマに、「宇宙、生命と情報」をサブタイトルにした瀬戸市「海上の森」の「愛知科学万博」の会場が良く見えるのです。日本でも最初のデジタル放送タワーなのですが、そのタワーの敷地の北側の平地に植えられているヒマワリが全て北向きに咲いていたのです。「何故その様になるのか」をヒマワリの中に座り込んで考えたのですが、私にはわかりませんでした。

携帯電話からの弱いラジオ波（高周波）放射線の被曝による植物への影響をレビューした最近の「ハルガミユゲ論文（オーストラリア、二〇一七年）」によると、一九九六年～二〇一六年に発表された植物への影響論文は一六九件もあり、その内で「生理的な効果」に関して「変化あり」が一五二件、「変化なし」が一七件であり、「p—値＜〇・〇〇〇一」だそうです。それらの植物は良く栽培されるものが多いのですが、

表13　携帯電話・電磁波による植物への影響

植物	科学名	実験数	生理的効果有り	生理的効果なし	p - 値
大豆	Glycine max	7	6(85.7%)	1(14.3%)	0.0547
トウモロコシ	Zea mays L	17	17(100%)	0 (0%)	<0.0001
エンドウ	Pisum sativum L	13	12(92.3%)	1(7.7%)	0.0016
大ウキクサ	Lemna minor	28	28(100%)	0 (0%)	<0.0001
トマト	(Lycopersicon esculentum.VFN-8)	9	9(100%)	0 (0%)	0.0020
玉ネギ	Allium cepa-bulbs	8	8(100%)	0 (0%)	0.0039
米	Oryza sativa L	4	4(100%)	0 (0%)	0.0625
ヤエナリ	Vigna radiata	17	16(94.2%)	1(5.88%)	<0.0001
小麦	Triticum aestivum	4	3 (75%)	1 (25%)	0.2500
トウヒ	Picea abies l	4	0 (0%)	4(100%)	0.0625
ブナ	Fagus sylvaticu L	4	0 (0%)	4(100%)	0.0625
全体（29種）		169	152(89.9%)	17 (10.1%)	<0.0001

ハルガミュゲ論文（2017年）より

その中から「大豆」「トウモロコシ」「トマト」などに関する結果を中心に表13に示しておきます。

電磁波被曝による動物への影響報告には鳥・虫などの生物を対象として多数あります。その典型的な研究が二〇〇五年の「バルモリ論文」だろうと思います。第16章でも紹介しましたが、基地局周辺に棲むシュバシコウ（コウノトリの仲間）の巣中の雛の数が急減していて、二〇〇m以内の巣三〇個中で四〇%も雛がおらず、三〇〇m以遠では三・三%だったことを指摘したのです。これ以外にも「家スズメ・ハチ・アリ・オタマジャクシ・渡り鳥・コウモリ・ライチョウ・メダカ・イナゴ」などの動物での異変も報告されています。勿論、悪影響が「一〇〇%確定した」というわけではありませんが、悪影響を示す多くの研究報告があります。

素人の主婦が「携帯基地局の電磁波影響」を調べるために、家の庭にポプラの若木を植木鉢に植えて成長を調べた研究もあります。携帯基地局からの電波を遮蔽した若木と比べると直接に被曝した若木では成長が遅れて枯れ易いことを示したのです。確か米国の植物関係の学会の会長の推薦で、学会の学術誌に掲載されていたのを読んだ記憶があります。最近でも携帯基地局の周辺の樹木を調べた論文もありますが、携帯基地局に近い樹木ほど異常が多いのです。主婦の研究が正しかったといえるのではないでしょうか。二〇一六年にはドイツから「ワルトマン・セルサム論文」が発表されているのですが、携帯電話基地局の近くの植物でも影響の「ある」のと「ない」植物とがあり、影響を受けなくなる被曝強度は「〇・〇〇五μW／㎠以下」だとのことです。

最近、野鳥の激減が世界的に問題になっています。二〇一四年には「米国・内務省」が「国立通信情報局」に対して「野鳥の激減理由」として通信タワーなどの可能性を指摘し調査依頼を出しているのですが、その根拠として幾つもの影響研究を引用しています。二〇一五年には「電磁界と無線技術から人と野生生物を保護しよう」との世界中の科学者一九〇人のアピールが国連に提出されています。

人間への悪影響が明らかになる以前に、植物・動物への悪影響が何らかの形で現れるはずであり、その様な傾向がすでに明らかになりつつあるように私は考えています。現代は人間の科学技術の進歩によって「生物の大絶滅」を迎えていると考えられていますが、身の回りの自然の変化に関心を持ち続けたいものです。

【第26章】原発事故と電磁波問題

私は京大工学部原子核工学科を定年になってから一六年が経過し、原子力問題から離れて現在は電磁波問題に取り組んでいますが、広い意味での電磁波被曝の環境影響に興味を持ち続けていました。私自身は研究現場から離れていますので、大学にいた時に経験した原発事故による「環境異変」のことを思い出しながら「電磁波問題」のことをもこの章で紹介することにします。

この章は「京大原子炉実験所」で二〇一五年八月に開催された「福島第一原発事故による周辺生物への影響に関する研究会」で私が「原発事故による環境異変と電磁波被曝の環境影響」と題して話した内容を中心に書いたものです。電離放射線も非電離放射線も生物に対して極めて類似した効果があることが、最近になって明らかになってきていますし、電磁波被曝による生物への影響効果に関する研究も多いのですが、原発事故の環境調査に際しては電磁波問題も考えて調査して欲しいと思ったからです。

(1) 米国スリーマイル島原発事故の際の環境異変

一九七九年三月に発生した米国・スリーマイル島（TMI）事故の現地調査に私が中尾ハジメさん達と一緒に行ったのは、一九七九年の秋のことでした。TMI原発周辺の住民たちとお会いし、色々な話しを聞きました。そのことに関しては『スリーマイル島：中尾ハジメ著：ブログで公開されています』に詳しく書かれていますので参考にして下さい。ここでは、私が記憶している問題点を述べることにします。

現地の方々の証言は「紫色の雲が低く流れてきた」「その雲の通り過ぎた後では、その木の上部の葉が枯れてしまった」「金属をなめる様な変な味がした」「吐き気がした」などです。危険を感じた住民の中には移転する人も多く、アチコチに「売家」の札があったことが印象的でした。「TMI事故での外部の放出・放射能は僅かであり、環境調査などする必要がない」というのが米国・原子力規制委員会NRCの考えでしたので、国も州も調査を全くしませんでした。

事故での放出放射能では汚染水の放出などにも問題がありますし、ヨウ素131に関しては、米国の公式発表と故・瀬尾健氏（当時は京大原子炉実験所・助手）との間では約一〇〇〇倍もの相違だったと思います。汚染水に関しても、米国の発表では「希ガスは放出したが、原子炉内からの汚染水は放出されていない」とのことでしたが、私は放水口までボートで行き、川泥を採集したのですが、福島事故でも話題になったセシウム134とセシウム137とが検出され、その割合から考えても「事故による汚染水の放出」であることは明らかでした。

このことを京都新聞が紹介したのですが、驚いたことに米国の日本大使館から京大工学部へ問い合わせがあったことでした。米国の情報収集のすごさを実感したことでした。一方、周辺住民の方々は独自でTMI原発周辺での発ガン調査をなされていて、多くの発ガンが起きているとの結果でしたので、住民も訴

図18　米国スリーマイル島周辺で採集されたタンポポの葉
（1984年9月1日）

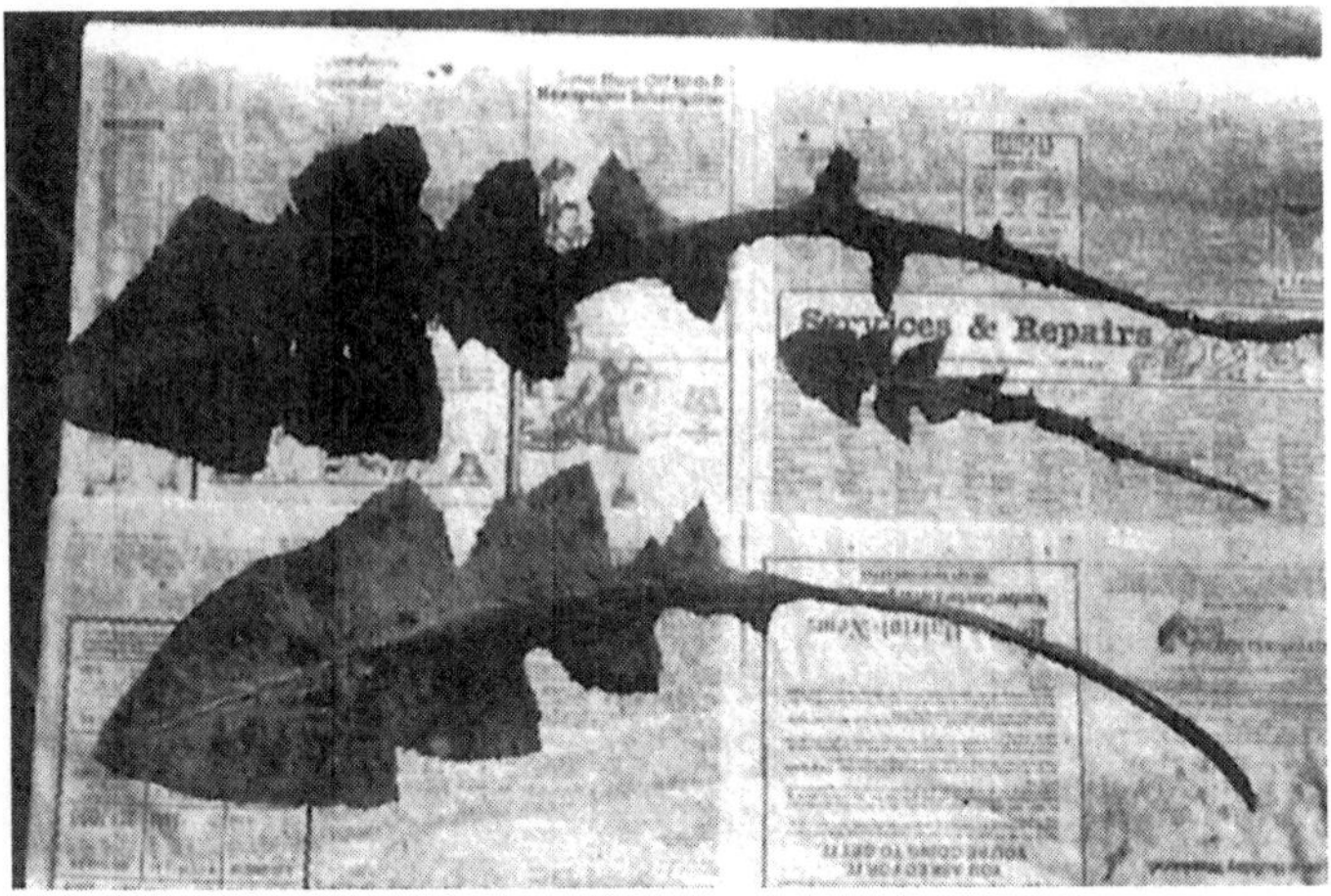

訟を起こしたのですが、その訴訟も住民が敗訴し、結局は「何もなかった」ことになってしまったのでした。

その後、住民のオズボーンさんが「巨大化したタンポポの葉」を採集されているという情報が入り、オズボーンさんを日本に招待しての講演会が企画されました。

図18がその際に持参された写真で、その講演録が『放射能の流れた町』（阿吽社）になっています。

オズボーンさんの講演から数カ月後に、日本の民放TV局が有名人を派遣して「どこを探しても巨大なタンポポの葉が見つからない」との内容で、オズボーンさんの話を否定するルポを放送したこともありました。

タンポポの葉の巨大化は、携帯電話基地局の近くでも問題になっています。図19は長野県伊那市で撮影された写真ですが、良く似ていることがわかります。放射線も電磁波も同じような影響を与えるといえるのではないでしょうか。

図19　50㎝以上に巨大化したタンポポの葉＝長野県伊那市で

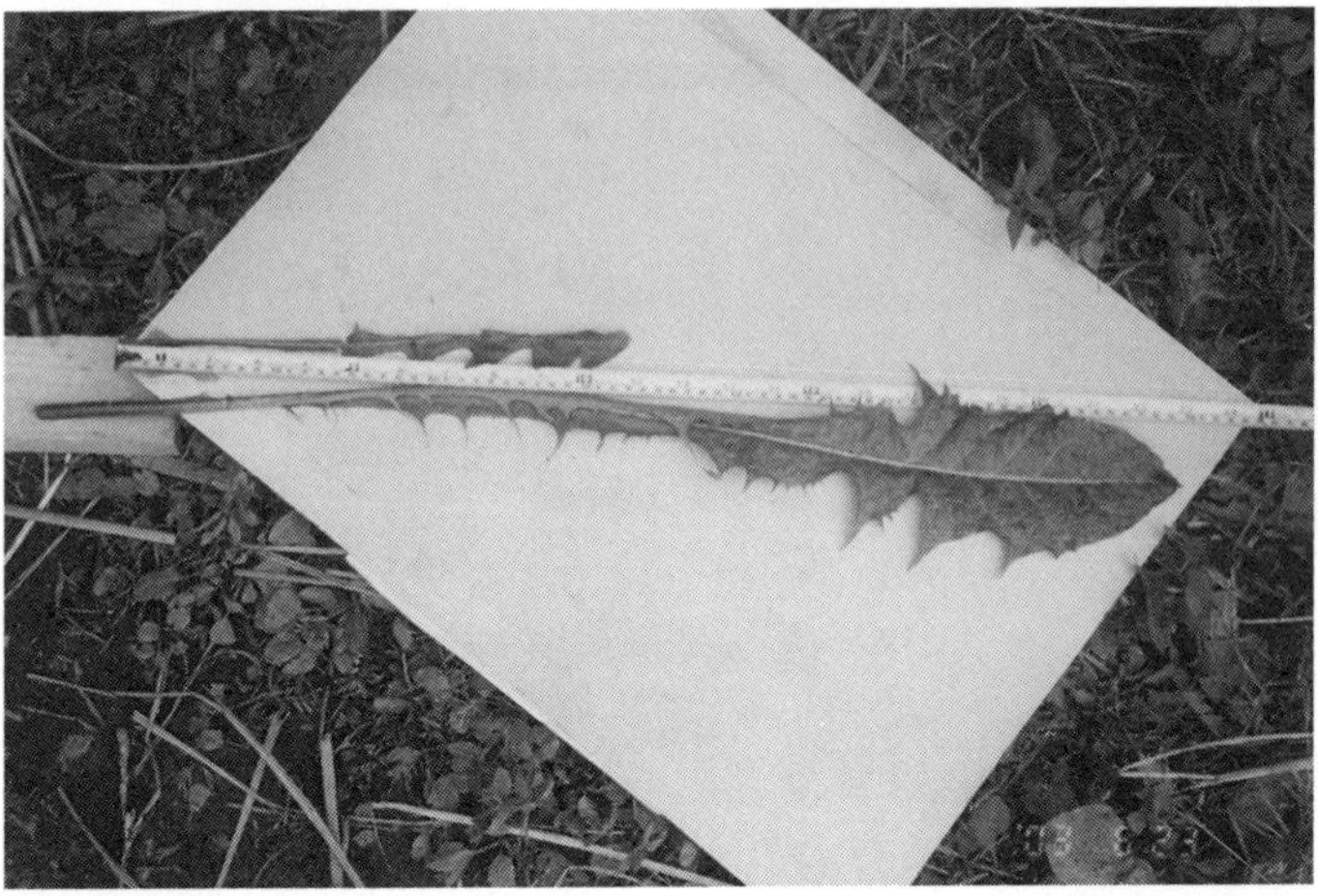

(2)　チェルノブイリ原発事故の際の環境異変

京都大学原子炉実験所の今中哲二さんの案内でチェルノブイリ事故の調査に行ったのは、二〇〇〇年三月のことでした。環境異変に関しては、小生は以前から関心を持っていた「巨大化」のことや、私が直接に関係した測定結果などに限定して紹介することにします。このことは日本政府が事故などに際して「どの様に行動するか」を知る良い例だと思うからですし、このことは電磁波問題にも当てはまるのではないでしょうか。

チェルノブイリ事故による放出放射能はスウェーデンで高い数値が検出されたことで、ソ連政府もチェルノブイリ事故を発表せざるを得なくなったのですが、そのことを私が知ったのは一九八六年四月二十九日の新聞でした。連休中でしたが、私は宇治市にある「京都大学工学部原子核工学教室の放射実験室」の屋上に「ダストサンプラー」を設置して、すぐに測定を開始しました。一日ごとにフィルターを交換して、それを「Ge（Li）検出器」で測定しつづけたのです。

数日後から放射能強度が急増加し始めました。測り続けているうちに、その強度は日数とともに減衰して行きました。科学技術庁は五月二十日に「減衰した」として測定を中止しましたが、その後から再び大幅に上昇したのです。地球を一廻りしてきた放射能が再び上昇したわけで、そのことを政府は国民に知らせたくはなかったので発表を中心したのでしょう。勿論、大気中の放射能が、約二五日間で地球一廻りすることは良く知られていることだからです。チェルノブイリ事故の環境異変に関しては、当初のソ連政府からは「大きな問題は無い」との話ばかりでした。

しかし、ゴルバチョフ大統領による「ペレストロイカ」「グラスノスチ」政策が始まったことで、三年後ぐらいから「異変報道」が出てきました。「六本足の小牛」の写真などは衝撃的でした。家畜の奇形は幾つも写真に掲載されたと思います。「巨大化」現象に関しても、「小牛の様に大きな鶏が発見された」との新聞報道もありましたが、写真が無くて信じることはできませんでした。

その中には「メタセコイヤの葉の巨大化」の問題もあり、その後の研究で「成長ホルモンと成長抑制ホルモンとの競合で大きさが決まっているのだが、そのバランスが被曝の影響で崩れている」との論文が発表されたことを覚えています。

(3) 福島原発事故の際の環境異変

この研究会で報告される方々が、研究をなさっておられる場所が携帯電話が使用できるような場所なのではないか……と感じたこともあり、もしそうであれば「交絡因子」として電磁波被曝も考慮しておいて欲しいと考えて、この研究会での発表を申し込んだのでした。勿論、一番に望ましいのは、携帯電話・基地局の無い（はず?の）高汚染地域での研究を進めて欲しいとの願いもあったからです。そんなこともあり私がその研究会で最後にお話ししたことを紹介することにします。故・市川定夫・埼玉大学教授がなされていた「ムラサキツユクサ」の研究が今なおなされていないことや、最近になって電磁波影響研究で増加してきている「マイクロRNAの研究」も「福島事故での影響研究では行われていないのではないか」と思って指摘させて頂きました。私はTMI原発とチェルノブイリ原発へ事故後に行きましたが、事故原発周辺での研究者の立ち入りを厳しく制限しているのは、残念なことですが日本だけのように感じています。事実を明らかにすることは、我々、日本の科学者の世界に対する責任ではないでしょうか？　皆さんが協力して「事故原発周辺での環境調査が出来る様にすること」を実現して欲しいと思いますと最後に話したのでした。

この研究会の直後の二〇一五年八月二十九日の新聞に「福島のモミ　生育異常」の見出しで、放射線医学総合研究所の論文のことが紹介されていました。早速、当日の各新聞を調べたのですが、『毎日新聞』『朝日新聞』『京都新聞』に掲載されていましたが、『読売新聞』『産経新聞』『日経新聞』には掲載されていませんでした。「朝日新聞の記事」には「原因究明　実験で」との見出しで、「中西友子・東京大教授」の談話が掲載されていたのですが、「……、モミの木の変化が本当に放射線の影響なのか、実験室で放射線を当ててどう変化が起きるのか確認する必要がある」のだそうです。しかし、原論文には「P＝二・一×一〇の五八乗」となっているのに驚いたのです。実に九九・九九九……と九が五八個も続くほどの確かさを示しているからでした。それとともに私は故・市川定夫さんのことを思い出したのでした。市川さんは「実験室レベルでのガンマ線照射でのムラサキツユクサの突然変異」を研究しておられたのですが、本当にしたかったのは汚染した現場での研究だったのです。実験室での外部照射では生物の全体としての本当の影響はわからないからです。中西教授のその談話を読んで「本末転倒ではないか」と思うとともに、「福島原発近くでの研究調査が急務である」と思ったことでした。

その後、研究会や論文などで、チョウや鳥などの異変報告はありましたが、何故か植物の調査結果はなかった様です。放射線医学研究所の「モミの生育異常」の論文発表以降は、その様な植物を対象とした原発周辺での研究が継続されてはいないように思えます。植物の異変は、自然を愛する人であれば素人でも気付くことなのですが、その例が「タンポポの葉の巨大化」でしょう。

二〇一七年末になって、松岡由香子さんの書かれた「福島へ出かけてきました　私が見た現地」とのルポ記事を『月刊　むすぶ』（二〇一七年十一月号）で読みました。日頃、滋賀県で接しておられる植物に比べると、それと異なる異変が福島で多いことを率直に書いておられました。それを読みながら、「福島の人々はその様な異変に気が付かないのだろうか」「異変に気付いても黙っておられるのだろうか」と複雑な気持ちになったことでした。

【第27章】電磁波被曝とホメオスタシス

「ホメオスタシス」とは「恒常性」という意味で、人の健康はバランス良く保持されていることが大切なのですが、それが崩れることで色々な症状や疾患などになって現れます。例えば「熱中症」のことを考えて見ましょう。外の温度に対応して変動している動物もいますが、人はそうではなくて「恒温動物」であり、体内の器官は一定の温度条件で働いているわけです。外温が高ければ、汗をかいて蒸発熱の作用で体温を下げるわけですが、そのような作用を指令しているのが視床下部の温度受容体を始めとする皮膚の血管・汗腺などの調整機能なわけです。汗をかくためには水を飲まなければなりません。その水の補給が出来ない時に「熱中症」にかかるわけです。この様なことや、免疫系などの防護システムも「ホメオスタシス」の重要な一つですし、この様な役割はアチコチに沢山あるといえましょう。

この本は「電磁波」被曝に注目していますから、ホメオスタシスにとって重要な問題である「イオン・チャンネル」の役割から紹介することにします。電磁波の生物影響が問題になり始めた一九八〇年頃から、「電磁波影響には窓効果がある」といわれてきました。「電磁波強度の窓」「電磁波の波形の窓」「周波数の窓」「被曝時間の窓」「他との相乗効果の窓」「細胞の種類の窓」などですが、その様な「特異な状況で影響が現れる」ような「窓・効果」がイオン・チャンネルとの関係で明らかになりつつあるといえるでしょう。「カルシウム・ホメオスタシス」という言葉も論文に良く登場するのは、この様な背景があるからなのです。このような生体への影響に関しては、『電磁波汚染と健康』（緑風出版・二〇一七年改訂版）でも詳しく紹介されていますので、参考にして欲しいと思います。

(1) イオン・チャンネルと電磁波問題

電磁波の影響問題に関連してイオン・チャンネルが良く登場するようになりました。すでに「一六Hz被曝によるカルシウム・イオンの漏洩」のことを書いていますが、この発見はイオン・チャンネルに関する研究上でも有名な発見でした。一九七六年の「ボーワン論文（米）」が最初ですが、「カルシウムの漏洩が六Hz及び一六Hzで起こり、その電位も一〇V／mでしたが、一九八二年に追試した「ブラックマン論文（米）」では外部への漏洩だけではなく流入もあり「その周波数が六〇Hzで三五V／m及び四三V／mの電位」でした。つまり、細胞内のカルシウム濃度をコントロールするカルシウムのイオン・チャンネルには周波数と電位で異なる作用をするチャンネルのあることが明らかになったのでした。

ここでは「イオン・チャンネル」の説明を最初にしておくことにします。イオン・チャンネルは「細胞膜」や「細胞内の小器官の膜」に存在する「膜のタンパク質」構造で、細胞の内外にイオンを透過させる重要な役割を担っています。イオン・チャンネルの存在を証明したのは「ネハーとサックマン（一九九一年・ノーベル医学生理学賞）」で、結晶構造解析でカリウム・チャンネルの構造が明らかになったのは一九九八年の「マッキノン（米、二〇〇三年・ノーベル化学賞）」らでした。同じ年に「水・チャンネル」を発見した「アグレ（米）」も同時受賞しています。カリウム・チャンネルはカリウムは通しますが、よりイオン径の小さなナトリウムは通さないのです。不思議なのですが、カリウムは裸のイオンになるのですが、ナトリウムは水和分子状態にしかならないために分子が大きすぎてチャンネルの穴を通過できないのです。「フグ毒」はナトリウム・チャンネルの強力な阻害物質ですし、多くの毒物はイオン・チャンネルと関係していて、この様なチャンネル構造を全ての生物は持っています。今では沢山のイオン・チャンネルが見つかっていて、ナトリウム・カリウム・塩素・カルシウム・水素・水・化合物などのチャンネルもあります。これらのイオン濃度の維持のために、摂取する酸素の約三分の一、食べ物の約三分の一が必要だともいわれていますから、重要な器官であることがわかります。この様なイオン・チャンネルの重要性は、すでにWHOの『環境保健クライテリア二三八：極低周波電磁界（二〇〇七年）』にも取り上げられていて、「神経行動」の章の中の「電気生理学的な検討」で説明されています。「中枢神経系（脳および脊髄）の電気生理学的特性の調査から、神経系は電磁界曝露に感受性がある可能性」「低磁界曝露が強ければ電位依存性イオン・チャンネルとの相互作用で神経組織を興奮させる」「この電気的興奮性細胞にはニューロン・グリア細胞・筋細胞があるが、他にも下垂体前葉・副腎髄質・膵臓の内分泌細胞・条件付きでの内皮細胞も含まれる」「電位依存性ナトリウムおよびカルシウム・チャンネルは電気信号に関係し、カルシウム・イオンは神経伝達物質の放出や筋細胞の興奮収縮結合、遺伝子発現などの多くの重要な細胞プロセスを活性化する」と紹介されています。最近になるほど「電位依存性カルシウム・チャンネル」のことが話題になっていますので、ここでは「カルシウム・チャンネル」を中心に説明することにします。

二〇一八年に発表された米国・ワシントン州立大学のポール教授の『マイクロ波電磁波の非熱効果に関するレビュー（環境研究一六四号・四〇五ページ〜）』には「非熱効果」として「細胞のDNA損傷」「精巣の構造変化・精子数／性質の劣化」「神経学的／神経精神医学的な効果」「アポトーシス／細胞死」「カルシウムの過負荷」「内分泌の効果」「酸化ストレス、フリーラジカル損傷」が取り上げられていて、多数の論文が紹介されています。これらは、全て「ホメオシスタス」に関係しているのですが、その中の「カルシウムの過負荷」がカルシウム・チャンネルを経由して細胞内のカルシウム・イオン濃度が変化する危険性を指摘しています。ポール教授の論文によれば、「マイクロ波／極低周波の電磁波」被曝で「電位依存型カルシウム・チャンネルが開口（閉口）」して「細胞内のカルシウム濃度が上昇（下降）」し、細胞内で影響を及ぼすのですが、そのようなメカニズムの論文が最近になって増えています。

細胞の内外は常に僅かな電位差（七〇〜八〇mV前後で内部が低い）になるようにコントロールされているのですが、その役割をイオン・チャンネルが担っています。他のイオンと異なり、カルシウム・イオン濃度だけは細胞の内外での濃度差が一万倍もあります。他のイオン濃度の差は多くても一〇〇倍以内ですから、特別なイオンだということがわかります。勿論、イオン・チャンネルには電位差（多くは電気パルスですが）で作動するものもあれば、化学物質・ホルモン・蛋白質・神経伝達物質などの物質でも作動しますが、電磁波との関係で重要なのはカルシウムの「電位依存性イオン・チャンネル」でしょう。そのようなチャンネルにも色々な種類のあることも明らかになっています。細胞内でのカルシウム濃度の異常なほどの少なさは、細胞膜のタンパク質構造にも関係するようですが、それ以上に細胞内のカルシウム・イオンが細胞内の働きを左右するメッセンジャー役のイオンだろうと考えられてきた理由でもあり、最近になるほど細胞内でのカルシウム・イオンに関する電磁波影響の研究が増加している背景でもあります。

イオン・チャンネルに影響を与える電磁波の周波数は低い場合が多く、それも短時間のパルス状電磁波が作用すると思われます。高周波だけの場合よりも「極低周波で変調された高周波」がより問題になるはずです。カルシウム・チャンネルには高電位で作動するのと低電位で作動するのとがありますが、高電位で作動するチャンネルに関しては多くの研究がありますが、低電位で作動する「Ｃａｖ３T型チャンネル」に関する影響研究が発表されたのは二〇一四年の「キュイ論文（中国）」が最初だと思います。

五〇Hzで二〇〇μTを人の細胞に照射したところが、チャンネルを流れる電流が減少したのです。このT型カルシウム・チャンネルは「てんかん」とも関係があるはずですし、二〇〇μTは二〇一一年の日本の規制値と同じ値ですから心配になります。このチャンネルがカルシウム・ホメオスタシスとどのような関係にあるのかは、今後の研究によりますが、大きな悪影響にならないことを祈っています。また、リニア新幹線の様な六Hzを中心とする極低周波の強い被曝がイオン・チャンネルにどのような悪影響を及ぼすのか……という研究は全く行われてはいません。日本に多くいる「イオン・チャンネル関連の研究者」はそのことに対してどのように感じているのかを私は不安な気持ちで見ています。原発問題でもそうでしたが、事故の後で登場するのではなく将来を見据えて早めに研究を進めて欲しいと願わざるを得ません。

(2) 酸化ストレスと電磁波問題

イオン・チャンネルに異常があれば、遺伝子・細胞レベルで異変が現れるはずで、その切っ掛けになって現れる一つが「酸化ストレスなど」と言えましょう。「酸化ストレス」の原因は、「フリーラジカル」と言われる「酸素ラジカル・イオン」が増加して悪さをするのです。生物は酸素がなければ生きてはいけないのですが、それが過剰になって「フリーラジカル」が多くなりすぎるのが問題なわけで、イオン・チャンネルとも関係が深いのです。そのバランスが大切であり、第28章のオートファジーも酸化ストレスと深く関係をしています。「酸化ストレス」は細胞内外の「ROS：活性酸素種」が回り回って身体に色々な「ストレス」となって現れます。

ROSの種類には「H_2O_2」「O^{2-}」「OH」「ROOH」などがありますし、実験条件にも「窓効果」があり「細胞タイプ」「電磁波強度」「波形」「周波数」「被曝時間」「被曝のタイミング」など複雑ですから、研究がとても困難な様です。放射線や電磁波影響に関する研究は、今や細胞レベルの段階になって来ていて、その中でも「酸化ストレス」「ROS」の研究はとても重要になってきています。

「電磁波（磁界）とROS」と題するレビュー論文「ワング論文（中国）」が二〇一七年十月に発表になっていて、それには二〇一七年前半までの一一七件もの論文が引用されていますので、それを参考にしながら紹介することにします。電磁波とROSに関する研究は、「静磁界」「交流磁界」「ラジオ周波数（高周波）」などに関して多数あるのですが、そのレビュー論文で引用されている日本の研究は静磁界に関する一件の「レビュー論文」だけですから、この問題に日本の研究寄与がいかに少ないかがわかるように思います。

静磁界・被曝に関する研究二二件の内、ROSの増加報告一三件で、減少報告三件、変化なし六件。

極低周波・被曝で「変化あり」二五件の内、ROS増加一九件、減少六件。「変化なし」一六件。

マウスとラットでの極低周波・被曝の研究二七件の内、ROS増加一三件、減少四件、変化なし一〇件。

ラジオ周波数・被曝での二三件の内、ROS増加一二件で、減少一件、変化なし一〇件。

この結果を受けて「ワング論文」の最後には「ROSに関する磁界の影響を更に完全に理解するには、更なるメカニズム研究が必要である」と書かれています。

(3) ミトコンドリアと電磁波問題

最近になって、細胞内外の小器官の働きが理解されるようになってきましたが、それに伴って「電磁波被曝・影響」とそれらの小器官との関係を調べる研究も増えてきました。ホルモンも含めて、免疫系に関連する多くの小器官が複雑に絡み合っていて、それらが「活性酸素種(ROS)」とも深く関連して悪影響を与えますので、まずこの「ミトコンドリア」を取り上げることにします。「ミトコンドリア」は真核生物(細胞の中に細胞核と呼ばれる細胞小器官を持つ生物)の細胞内にある小器官ですが、細胞に必要なエネルギーをATP(アデノシン三リン酸)として提供することが重要な役割ですが、それ以外にも色々な代謝機能、カルシウムや鉄成分の調節、アポトーシスや生命現象にも関係しています。進化過程で重要な役割を担っていたことは第9章でも紹介しましたが、「電磁波被曝」との関連の研究も色々と登場してきています。

欧米の論文よりも中国や韓国やイランなどの論文が多いのが特徴です。九〇〇MHzの携帯電話・周波数の実験も含まれていますが、まず極低周波・照射の研究を紹介します。

二〇一六年には二件の研究があり、一件は中国の「フェング論文」で「ミトコンドリアからのROS放出」を報告していますし、もう一件の韓国の「キム論文」では、三〇、五〇、六〇、七五、一〇〇Hzの三

mTの極低周波・磁界をメラノーマ細胞に照射して変化を観測していて、ミトコンドリアと関連するメラニンやチロシナーゼなどの酵素に関しては六〇、七五Hzで大きな変化のあることを報告しています。二〇一八年の「サンティニ論文（イタリア）」では、ミトコンドリアと関係する二五件もの電磁波論文をレビューしています。ミトコンドリアは精子や卵子に多く分布しているので、生殖関連の研究で取り上げられることが多いのです。二〇一六年の「ガアオ論文（中国）」は携帯電話の電磁波で「ラットの精子細胞中のミトコンドリア異変」を報告しています。二〇一八年の「ラサルビア論文（イタリア）」では、一・八GHzでSAR値、〇・二一w／kgで人の末梢血リンパ単核細胞に照射したのですが、ミトコンドリア組織のマーカ、酸化ストレスやDNA損傷などに大きな影響を見いだしています。このことから考えると安全性が確立しているとはいえないでしょう。

(4) サイトカインと電磁波問題

ホルモンなどの色々な蛋白質が生体に影響を与えているわけですが、「サイトカイン」もその一つです。細胞の信号伝達に関連するもので、サイトカインの種類は数百種類もあり、極微量で生理的活性を示し、細胞の表面にある受容体と反応します。インターフェロンやインターロイシンなどもサイトカインの仲間で、発ガンや生殖にも関係する重要な免疫作用蛋白質ですから、多くの疾病との関係があります。

極低周波・電磁波被曝に関して、一九九六年に発表された「城内論文（日本）」では、五〇／六〇Hzを一、三、一〇、三〇mTで人の血液の細胞に照射したところが、いずれもサイトカインに有意な変化を見出したと報告しています。この論文は、国立労働健康研究所の報告でしたが、すぐに電力会社一〇社の共同研究が行われて、「六〇Hzで五〇〇μTの被曝では、免疫細胞がサイトカインを産生する作用に磁界の有無は関係しない」との結果を発表したのですが、その論文が正式に英文などで発表されたことを私は知りません。追試するのなら、「五〇〇μT以外に、城内論文と同じ条件下でも行って欲しい」と思うのですが、異なる強度での実験だったのが残念です。その後もサイトカインに関する研究は幾つも行われており、影響を示唆する論文が多いのです。二〇一八年九月末に「PUBMED」を使用して「Cytokine + EMF」で検索してみましたが、一一〇件もヒットしたほどです。

二〇一五年の「ファン論文（中国）」では、ラットの骨髄間葉細胞に五〇Hzで一mTを一日に四時間照射したところが、二日後に多くのインターフェロン（ILF、IL-11、Ⅱ-7など）のmRNA発現が劇的に増加したと報告しています。日本の城内論文を支持したといえるでしょう。二〇一七年の「ザンク論文（中国）」では、電力施設に働く男性従業員の血液を調べたところが「刺激に関連するサイトカインが増加していた」とのことです。同じ二〇一七年の「キム論文（韓国）」は、六〇Hzで〇・八mTをマクロファージ細胞に照射した研究ですが、炎症関連のサイトカインやインターフェロンなどが増加していて、ホメオスタシスの点からも問題であると指摘しています。発ガンの原因と酸化還元過程とに関係が深いことが問題になっていて、二〇一八年の「ファローネ論文（イタリア）」のレビューでは、極低周波の研究論文六八件中で「影響なし」が一七件でした。この様に外国から相次いで発表されていることを知るたびに、城内論文に続くような日本の研究が現れないことを私は悲しい気持ちで見ています。

【第28章】オートファジーと電磁波問題

二〇一六年のノーベル医学生理学賞が大隅良典・東工大名誉教授に決まったことで、メディアにもその業績や意味などが多数報道されています。筆者も以前から「オートファジー」に関心を持っていたのですが、それは「電磁波問題」との関係からでした。

「オートファジー」とは「オートAuto＝自己」「ファジーPhagy＝食べる」の合成語で「自食作用」と呼ばれていて、細胞内にある色々な「細胞内の小器官（オルガネラといいます）」の中で「細胞内の蛋白質などを食べる作用」を持つ機能組織をいいます。オートファジーの歴史は古く、細胞内のゴミの様な廃棄細胞などを食べる機能のあることは一九六〇年代からわかっていたようですが、飛躍的な研究が発表されたのは一九九三年に大隅教授が「酵母中にオートファジー遺伝子を発見」したことでした。しかしその業績に世界中の注目が集まるようになったのは、二〇世紀末頃からです。酵母の研究が哺乳類にまで広がり、「二〇〇〇年：オートファゴゾーム（廃棄細胞などを包括する膜組織）蛋白質の発見」「二〇〇四年：オートファジーの細胞分解機能の解明」「二〇一一年：マウスのガンに対するオートファジーの抑制効果の実証」「二〇一三年：ヒト神経変性疾患でオートファジー遺伝子変異の発見」などの進展によって、二〇〇〇年頃までは年間数十件程度の研究論文数だったのが、急増して二〇一五年には年間五〇〇〇件にもなっているとのことです。

オートファジーは、いわば「細胞の品質管理を行う」機能を持っていると考えると良いでしょう。「オートファジー」は外部からのストレスにも反応することが知られていて、その代表例が「活性酸素」などの酸化ストレスであり、そのことから考えて「放射線や電磁波など」とも関連があることは容易に想像できます。カルシウム・イオンの漏洩などや、以前から電磁波被曝で問題になっている種々な症候群と関係があるように思われますし、放射線を含む電磁波全体でのオートファジーの遺伝子マーカを使用した研究が増えてきているわけです。

オートファジーに関連する遺伝子マーカを使用した電磁波関連研究の最初は、二〇一三年の「ジアング論文（中国）」です。この論文はアルツハイマー症状である認識力や記憶力がどのようになるかをラットを使用して調べた研究で、電磁波も一〇〇Hzの繰り返し高電圧パルス（五〇kV／m）を被曝させています。アルツハイマー病の前駆物質として知られている「アミロイドβ」の変化や、酸化ストレスの指標として知られる「超酸化デスミュターゼ（SOD）」や「グルタチオン（GSH）」の活性や変化を報告していて、オートファジーの遺伝子マーカである「LC3―II」の増加をも見出しています。「高電圧作業従事者にアルツハイマー病が多い」との疫学研究があることもあって研究されたのだと思います。その結果として「長期間の電磁波被曝はラットの認知能力に悪影響を与え、アルツハイマー病状を誘因する可能性を示す」というものでした。

二〇一六年には「ジアング論文（中国）」と「シェン論文（中国）」とが発表されています。前者は二〇一三年の研究の続報といえる論文で、五五匹のラットを八カ月間も照射しつづけて、アルツハイマー病と関連する「アミロイドβ」の蓄積や「認知機能障害」などが起きることを示唆しています。後者は五〇Hzで〇・四mTの磁界をハムスターに長期間照射すると、オートファジーの遺伝子マーカ「LC3―Ⅱ」が増加し、オートファジーの膜構造が形成されていることを見出しています。しかしDNA損傷は直接的には起きてはいないが、悪影響をもたらす細胞の恒常性に関してオートファジーとの関連を指摘しています。

これらの論文は、いずれも極低周波・電磁波被曝の論文ですが、携帯電話などの高周波被曝に関する論文も発表されてきています。最初に発表された「リウ論文（中国、二〇一四年）」は雄マウスを対象として、精子を作る精母細胞に一八〇〇MHzの携帯電話・電磁波をSAR値一、二、四W／kgで照射して変化を見た研究です。オートファジーの遺伝子マーカ「LC3―Ⅱ」が増加し、細胞内の活性酸素種（ROS）量も増加するのですが、SAR値が高いと「LC3―Ⅱ」が特に強くなることから、酸化ストレスで細胞死が進むのをオートファジーが緩和する役割の可能性をも示唆しています。

また、「ズオ論文（台湾、二〇一五年）」は、ラットの螺旋状の神経細胞を使用していて、酸化ストレスの原因になることが知られている「過酸化水素（H_2O_2）やリポ多糖体（LPS）」と、「SAR値二、四W／kgの携帯電話・電磁波」とを被曝させた研究です。LPSは少量ではDNA損傷などが起きないことを確かめた上で、その条件下で電磁波を追加被曝させると「悪影響が大きくなる」ことを報告しています。オートファジーの遺伝子マーカ「LC3―Ⅱ」と「Beclin1」を調べるとSAR値四W／kgの被曝で強くなり、また、LPS添加があろうとなかろうと、四W／kg被曝は過酸化水素被曝と同様に活性酸素種（ROS）を増加させていました。この事実はDNA損傷に直接的には影響していないとしても、細胞内オートファジーが電磁波被曝による影響を受けていることは間違いない様です。

また、マウスを使用した韓国の「キム論文（二〇一六年）」は、八三五MHz、SAR値四W／kgの高周波被曝で、オートファジーに関連する遺伝子マーカ三八種類を、「線条体や視床下部（いずれも脳組織）」の細胞を対象に調べているのですが、五時間／日で一二週間もの長期間被曝で色々な遺伝子マーカが「線条体ではAtg5が二・三四倍、LC3Aで二・〇九倍、LC3Bで一・七二倍に増加」「視床下部ではBeclin一が〇・二四に減少」との結果を報告しています。このグループは二〇一七年、二〇一八年にも類似の論文を発表しています。

その二〇一八年の「キム論文（韓国）」を紹介します。条件は二〇一六年の実験と同じですが、マウスの海馬に関連するオートファージ遺伝子マーカーである「Beclin 1.2」「Atg 4B.5.9A」「LC3A.3B」などが大幅に変化したことを報告しています。カルシウム・チャンネルなどのカルシウム・ホメオスタシスやアルツハイマー病のことまで言及しています。

オートファジーと関連する疾患には、表2に示した様な以前から電磁波で問題になっている疾患と多くが重なることが重要です。オートファジー研究で大隅教授がノーベル賞を受賞しましたが、この分野の研究は日本の方が進んでいるはずですが、残念なことですが放射線を含めて電磁波との関連研究は中国などの方が多いことがわかります。

この様なオートファジー研究が電磁波分野でも積極的に行われ始めていることを考えると、「メカニズムが明らかでない」として電磁波に関して緩い規制値にしているわけですから、メカニズムが明らかになることで規制が厳しくなる可能性もあり、この分野の研究進展に期待したいものです。

【第29章】国際非電離放射線防護委員会の「新ガイドライン」について

(1) 遅れる新ガイドライン発表

二〇一五年頃にはICNIRPの「高周波ガイドライン」に関する「ドラフト」が完成していたはずですから、「新ガイドライン」の発表も二〇一七年中だと思って期待していたのですが、何時になっても発表がなく「一体どうなっているのだろう」と思っていた矢先の二〇一七年十二月に「ICNIRP/News」で「二〇一八年の前半末に発表する」ことを知りました。

六月になってから毎日のように「ICNIRP/News」を見ていたのですが、発表になったのは七月十一日でした。それも意外だったのが「新ガイドライン」ではなく、「新ガイドラインの公開ドラフト」だったことでした。この「公開ドラフト」に対するコメントを十月初めまで受け付けをして、その上で最終的な「新ガイドライン」を決定することになったのです。ICNIRPは二〇一〇年に「極低周波のガイドライン」を発表し、以前の一九九八年のガイドラインよりも二倍も緩い規制値にしたことはすでに紹介していますが、その最大の理由は「疫学研究を考慮しない」ことにあったのでした。そのことから考えると、今回の高周波に関する「新ガイドライン」からも疫学研究などは除外されて、緩い規制値になる可能性を心配していたわけですが、予想通り「公開ドラフト」では「熱効果のみ」を対象としていて「今までの基準値を変える必要がない」という内容でした。委員会の中で「熱効果のみ派」と「非熱効果もある派」との論争があったはずですが、最終的に「熱効果派」が勝利したことを「公開ドラフト」は示しているといえましょう。

二〇一〇年に「極低周波のガイドライン」を発表してから、ICNIRPは「高周波のガイドライン」作成に集中することになりました。IARCが中心となった二〇一〇年の「インターフォン計画」や、二〇一一年の「IARCによる2B指定」も、「新ガイドライン」作成と深く関係していることはいうまでもありません。

(2) 今までの経過

携帯電話の大普及という問題もあり「高周波ガイドライン」で、疫学研究をどのように取り扱うかは重要な問題でした。すでに二〇一一年にはIARCが「高周波に対して2B指定」をしていましたから人々の関心も高かったからです。「2B」の上が「2A」で、更に上が「1」ですから、「熱効果派」は「2B」段階で留めておきたかったのではないでしょうか。

「2B」以上の段階になるには、第6章表4でも示しましたが、「動物実験・結果」か「メカニズム」がある程度明らかになる必要があります。第27章、第28章に紹介したのは、メカニズムに関する最近の話題なのですが、「電磁波被曝と発ガン」のメカニズムの解明はとても難しいので、どうしても「動物実験」が必要になります。今までもラットやマウスなどの「げっ歯類」の小型動物を使用しての実験が行われてきましたが、発ガンを明らかにすることはできませんでした。その最大の理由は「実験動物数を多くすることが困難」だったからです。数十匹の動物実験でも大変ですし、統計的に有意となる「発ガンの発生率」を見つけるには動物数が少なすぎたわけです。それでも「レパコリ論文（オーストラリア、一九九七年）」のように、携帯電話の電磁波でラットの発ガンが二倍に増加したことなどの動物実験があることも「2B指定」の理由になったのです。しかし、世界的に大普及している携帯電話の安全性に関わる問題ですから、大掛かりな動物実験の必要性が緊急課題になってきたのでした。そこで二〇〇五年頃から、米国とイタリアで大掛かりな動物実験が開始されることになりました。

最初にスタートしたのは米国の「NTP（国家・毒性・プログラム）」でした。NTPは米国連邦政府の省庁間プログラムで「NIEHS（国立環境衛生科学研究所）」に本部があります。今までも「化学物質の発ガンに関する動物実験・研究」などを手掛けており、二〇〇〇年頃から「FDA（米国食品医薬品局）」が、携帯電話に関する動物実験を行うように要求をしていたのですが、具体的な進展はありませんでした。ようやく「NTP」が動き出したのは二〇〇四年二月で、「RF - 動物・研究」をスタートさせることとし、一〇〇〇万ドル規模でプロポーザルを募集したのです。しかし、締め切り日の四月八日までに応募する研究所は一件もなく、この「RF - 動物・研究」は暗礁に乗り上げたのでした。

困った「NIEHS」は個別に研究所と交渉を開始し、結局「シカゴにあるITTRI（イリノイ技術研究所：ITT研究所）」と予備契約を結んだのでした。二〇一五年秋になって「二五〇〇万ドル」にも増額になっていることが報じられ、今までの「NTP」でも最高の費用になったのでした。最初の一〇〇〇万ドルは装置の建設費用で、残りの一五〇〇万ドルは動物実験の実施費用として支出されたようです。

二〇一四年頃から二年間にわたる動物実験が開始されているようなのですが、三年間ではなく「二年間の動物実験・期間だった」ことも費用決定の時期と関係があったのかもしれません。一方、同時にスタートしたのがイタリアのボローニアにある「ラマツィーニ研究所」の「動物・発ガン研究」でした。

この二つの研究所が実施した動物実験での有名な成果が「ベンゼンの発ガン問題」であることは良く知られています。ベンゼンを使用している労働者にガンが多いとの疫学研究があり、その危険性が問題になったのでした。ベンゼンはとても重要な化学物質だったこともあり、その使用に厳しい規制を加えることを産業界などが大反対したのでした。疫学研究を中心としてベンゼンはIARCの「2B指定」でしたが、動物実験で発ガンが確認されれば「2A」または「1」になるわけですから、動物実験への期待が大きくなったのでした。それに答えたのが、今回と同じ「NTP」と「ラマツィーニ研究所」でした。その結果が「動物実験でも発ガンが見られた」ことによって、IARCでも「2A」となり、規制が強まったのでした。

それにつけても、二〇〇二年五月に東京で開催された「電磁波問題国際フォーラム　in東京」で講演された故・チェリー博士（ニュージランド）が「電磁波もベンゼンと同じように、2Aか1にすべきであり、厳しい規制が必要だ」と力説されていたことを思い出します。その講演の直前に「ベンゼンが2Aに指定」されたからでもありますが、その一年後の二〇〇三年五月にチェリー博士はお亡くなりになり、二〇〇四年には「IARCがベンゼンを1に指定」したのでした。そのことを考えながら、私は高周波・被曝による二つの大掛かりな動物実験の結果に関心を寄せていたのでした。ICNIRPの「新ガイドライン」が長い間公表されないでいたのも「この動物実験の結果待ちなのかもしれない」とも思っていたからでした。

(3) 「NTP」の実験結果

今までの「NTP」での動物実験は動物の数が各条件下で約五〇匹程度ですが、それでも大掛かりな実験でした。今回の実験のことを「NTP研究」ということにしますが、それまでより更に規模が大きく、約一〇年計画で行われたことになります。総数三〇八〇匹（ラットが一五六八匹、マウスが一五一二匹）で、各条件下での九〇匹ずつのラット・マウスを対象に、「GSM」と「CDMA」型の携帯電話・電磁波を、胎児段階から二年間の一〇六週間（人間でいえば七〇歳に相当）も継続して調べるというものでした。

広い建物の中に「残響箱」と呼ばれた二一の大きなシールされた箱が設置されていて、一四箱がラット用で七箱がマウス用でした。GSMとCDMA型の携帯電話・電磁波の全身SAR値が「〇、一・五、三・〇、六・〇（W/kg）」となるようにコントロールされていました。照射する周波数はラットには九〇〇MHz、マウスには一九〇〇MHzで、日に九時間（ONを一〇分間、OFFを一〇分間の繰り返し）、週に七日間の被曝で行われました。対照群は同型の箱で飼育され、勿論、RF被曝は無いようにされています。

世界でも初めてといって良いような大規模研究で、二〇一六年五月にマウスに関する中間報告がなされました。ICNIRPのガイドライン作成を意識したのでしょうが、「NTP研究」の最初の報告では「雄ラットの脳や心臓のガンが増加していた」との内容に、米国のメディアで大きな話題になりました。雌ラットでは見られなかったのですが、雄ラットに脳腫瘍である悪性神経膠腫が二～三％に発生し、心臓の神経鞘腫が六~七%になっていたのでした。何れの場合も「比較群」での発ガンは全くありませんから、重要な傾向が得られたといえるでしょう。しかし、「NTP」での過去の対照群での悪性神経膠腫の発生率(「歴史的(対照群)発生率」というようです)は二%であり、それから考えるとより問題になるのは発生率の高かった「心臓神経鞘腫」の方でした。神経にあるシュワン細胞に発生するガンをシュワノーマ(神経鞘腫)というのですが、「NTP研究」では特に心臓神経鞘腫が統計的にも有意に発生したからでした。シュワン細胞は、脳は勿論のことアチコチに広く分布していますから、そこに発生する神経鞘腫が多いということに関心が集まったわけです。その結果を表14にしました。

「NTP研究」の発表には曖昧な点もあり、それを報じたメディアの内容も微妙に異なっていました。『ワシントン・ポスト』は「携帯電話はガンの原因か? 誇大宣伝を信じるな」との見出しでしたし、『ニューヨーク・タイムス』ではポラック記者が「この研究は論争を再燃させる可能性がある」と書き、『CNNニュース』は「この発表は混乱の中で問題が起きていることを示している」と報じました。『コンジユマー・レポート』は「政府の研究がラットのガンと携帯電話との間に関連を見出した」「この研究は画期的であり、被曝を制限するための予防措置を人々が取るように奨励している」と書いていました。

二〇一六年NTPの中間ドラフトに関して「米国放射線審議会(NCRP)は批判的なようで「統計が誤用では」「コントロールの比較は正しいのか」「もっと多くのラットで検証すべき」と指摘しています。

しかし、GSM型とCDMA型ともに「雄ラットの心臓神経鞘腫」に対しては「明白な発ガン」と分類されました。このドラフトには、査読者のコメントも掲載されているのですが、米国健康研究所(NIH)のラウエル博士が「私は著者らの結論を受け入れることはできない」として承認していません。NIHは

「NTP」の上部機関であり、その博士のコメントを読みながら、私は多くの点で博士に共感を覚えたのでした。例えば、この「NTP研究」では「雄ラットの被曝群に比べて、対照群の方が異常に短寿命」なのですが、博士は「母親ラットから生まれた仔の内からどの様に三匹のラットを選択したのかという根拠がハッキリしていない」ことなどを指摘しています。二〇一八年三月末に「NTP研究」に関する「レビュー・ミーティング」が開催されて「NTP研究」の報告書の内容の妥当性を評価することも行われています。指名された一一人の投票委員が投票した結果が示されているのですが、多くの項目で「賛成一一人、反対〇人」なのですが、発ガンに関してでは「明らかな証拠」「ある程度の証拠」とみなされた項目には反対票が多くなっていました。米国ではこのような場合には「ロビー活動」が盛んに行われるようですが、ラウエル博士の様な真剣な研究者がどれだけ投票に参加していたのでしょうか。

この「NTP研究」が話題になっていた二〇一八年三月に、「NTP研究」と同じような、約一〇年間の研究であるイタリアの「ラマツィーニ研究所」の大掛かりな動物実験の結果が発表されたのでした。

(4)「ラマツィーニ研究所（RI）」の実験結果

ラマツィーニ研究所はイタリアを代表する世界的にも有名な発ガン・毒性などを調べる研究所であり、「産業医学の父」と呼ばれるベルナルディーノ・ラマツィーニ（伊：一六三三〜一七一四）の名前を付けて四〇年ほど前にボローニアに設立され、「NTP」と良く比較される研究所です。

二〇〇五年から「ラマツィーニ研究所」も約一〇年間計画での「RF被曝と動物・発ガン実験」（以下「R

表14　NTP研究の結果（GSM及びCDMA変調高周波に被曝した雄ラットの神経鞘腫の発生率

	比較群	GSM	GSM	GSM	CDMA	CDMA	CDMA
全身SAR値	0W/kg	1.5W/kg	3W/kg	6W/kg	1.5W/kg	3W/kg	6W/kg
実験動物数	90	90	90	90	90	90	90
心臓***	0*	2（2.2%）	1（1.1%）	5（5.5%）	2（2.2%）	3（3.3%）	6（6.6%）**
他の場所****	3（3.3%）	1（1.1%）	4（4.4%）	2（2.2%）	2（2.2%）	1（1.1%）	2（2.2%）
全体（合計）	3（3.3%）	3（3.3%）	5（5.5%）	7（7.7%）	4（4.4%）	4（4.4%）	8（8.8%）

* GSMとCDMAに対する明白なSAR値レベルに対応する傾向、poly3テスト、（$p<0.05$）

** 比較群よりも明白に高い、poly3テスト、（$p<0.05$）

*** NTP研究における歴史的比較群の発生率：9/699（1.3%）、範囲0～6%

**** 縦隔、胸腺と脂肪

I研究」という）を開始しました。一・八GHzのGSM携帯電話と同じ様なRF電磁波を、ラット二四四八匹に照射するという「NTP研究」と張り合うような大規模な動物実験でした。この「RI研究」の成果である「ファルシオニ論文」は二〇一七年十月に『環境研究』雑誌に投稿、二〇一八年一月末に査読を受けて承認され、二〇一八年三月に発表されたのです。

照射強度は「グループⅠが〇V／m」「グループⅡが五V／m」「グループⅢが二五V／m」「グループⅣが五〇V／m」で、「グループⅠ」は照射しない比較群です。実験ラットは二二±二度C、湿度四〇～六〇%の四室に置かれていて、日に一二時間だけ明かりが点灯されていました。照射強度の反射や偏りを避けるために、部屋の内面には電磁波吸収材が張り巡らされているという用心深さでした。四室は照射強度に対応していますが、論文の写真によると、ドーナツ状の装置のドーナツ部に沢山の小部屋が周辺に配置されていて、それぞれに五匹程度のラットがいて、日に一九時間の電磁波が連続照射され、残りの五時間は装置などのメンテナンスにあてられました。

全てのラットは胎児段階から自然死まで追跡されて、死後に解剖されています。自然死までの最長は約三年間の一五二週間で、生存率や体重などのパラメータは対照群と被曝群とでは差がありませんでした。

二〇一八年三月末の「NTP研究」の「レビュー・ミーティング」で、「環境健康トラスト（米）」の代表であるデーヴィス博士がコメントに立ち、その「ファルニシオ論文」のことを紹介しています。その論文から、神経鞘腫（シュワン細胞腫）の結果を表15にしました。

統計的に有意だったのは、最後の欄にある「雄ラットの全・神経鞘腫」の場合で、他の神経膠腫や雌ラットの発ガンなどは増加傾向は示していましたが、統計的に有意だったわけではありません。

ラマツィーニ研究所が電磁波被曝の動物実験をしたのは、この「RI研究」が最初ではありません。以前に、極低周波・電磁波被曝と放射線やホルムアルデビトとの相乗効果を調べる実験もしていますので、それに関してもここで簡単に報告しておきます。ラットを使って放射線被曝と電磁波被曝での相乗効果を調べた「ソフリッチ論文」（イタリア、二〇一六年）では、雄のリンパ腫や白血病や悪性神経鞘腫（心臓）が増加しているのですが、雌ラットでの乳腺がんのケースを図20にしました。コントロール（比較群）に比べると、〇・一Gyの放射線被曝で僅かに増加しているのがわかりますが、五〇Hzで一〇〇〇μT極低周波被曝と〇・一GY＋二〇μTの被曝とでは更なる増加傾向を示していて、〇・一GY＋一〇〇〇μT被曝では異常に増加していることを示しています。同じ様な傾向は雄ラットの場合にホルムアルデビトと五〇Hz極低周波被曝との間でも見いだされているのですが、雌ラットでは観測されなかったそうです。このような相乗効果は極低周波に「プロモーション（促進）効果」のあることを示唆しているといえましょう。この様な相乗効果に関する研究が最近になるほど増えてきているのです。

表15　RI研究の結果（基地局の変調高周波に被曝したラットの長期間生物検定：心臓の神経鞘腫の発生率）

グループNo.	GSM高周波の強度 1.8GHz			動物 性別		心内膜神経鞘腫		心壁内神経鞘腫		全神経鞘腫	
	V/m	μW/cm²	W/kg	性別	数	数	%	数	%	数	%
I	0	0	0	雄	412	0	0.0	0	0.0	0	0.0
	0	0	0	雌	405	0	0.0	4	1.0	4	1.0
	0	0	0	合計	817	0	0.0	4	0.5	4	0.5
II	5	6.6	0.001	雄	401	2	0.5	1	0.2	3	0.7
	5	6.6	0.001	雌	410	2	0.5	7	1.7	9	2.2
	5	6.6	0.001	合計	811	4	0.5	8	1.0	12	1.5
III	25	165.7	0.03	雄	209	1	0.5	0	0.0	1	0.5
	25	165.7	0.03	雌	202	0	0.0	1	0.5	1	0.5
	25	165.7	0.03	合計	411	1	0.2	1	0.2	2	0.2
IV	50	663	0.1	雄	207	2	1.0	1	0.5	3	1.4
	50	663	0.1	雌	202	1	0.5	1	0.5	2	1.0
	50	663	0.1	合計	409	3	0.7	2	0.5	5	1.2

ファルシオニ論文（2018年）に追加（強度など）

(5) 二件の研究についての比較

「NTP研究」と「RI研究」とを比較すると、研究の方法や狙いに色々な相違があることに気付きます。二件の「研究」がスタートしたのは二〇〇五年頃ですから、対象とされた携帯電話は「第二世代」のタイプであり、今や、「第三世代」や「第四世代」になっているわけですし、そろそろ「第五世代」が登場しつつあります。古いタイプの携帯電話での研究結果が「現在の携帯電話に適応できるのか」という本質的な問題があるのですが、その様なことには触れないで二件の研究を比較することにします。

①何を目的としたのか

まず、最初に被曝強度の単位が異なっていることに気付くことでしょう。「NTP研究」は近傍の被曝を重視したSAR値の単位（W／kg）

で、「RI研究」の方は基地局などからの遠方の被曝を重視して電界強度（V／m）の単位になっています。その単位に関しては第2章で簡単に説明しましたが、高周波では「電力（束）密度の単位としてμW／㎠」のみを説明していましたが、「RI研究」では電界強度（V／m）の単位で示されていますので、それを電力（束）密度に変換する必要があります。つまり「五〇V／m＝六六三μW／㎠」「二五V／m＝一六五・七μW／㎠」「五V／m＝六・六μW／㎠」に対応しています。また、SAR値との比較も出来ますが、「RI研究」ではそれぞれが「〇・一W／kg」「〇・〇三W／kg」「〇・〇〇一W／kg」に対応しています。SAR値で比較すればわかりますが、「NTP研究」に比べると、「RI研究」はとても弱い被曝量の実験です。

②携帯電話の種類は？

「NTP研究」はGSM型とCDMA型の二種類の携帯電話を対象にしていますが、「RI研究」は「GSM型」のみです。「NTP研究」は米国で普及している二種類の携帯電話の影響を問題にしていて、ラットには九〇〇MHz、マウスには一九〇〇MHzを照射しました。「RI研究」の方はイタリアに多い「一・八GHzのGSM型基地局」のみを取り上げてラットでの実験をしたのでしょう。両者ともに一〇〇〇MHz前後の高周波ですが、問題なのは変調方式が異なることです。「RI研究」の方が弱い強度であるにも関わらず、悪影響が大きく出ているように思えるのは、GSM型の方が危険性が高いのかもしれませんが、「NTP研究」では、CDMA型の方が危険性が高くなっているのですが、それは今後の研究課題でしょう。

③実験動物の数など

実験動物の数は「NTP研究」では、ラット一五六八匹、マウス一五一二匹の合計三〇八〇匹で、「RI研究」はラットのみの二四四八匹です。「NTP研究」は二〇一八年一月段階でも「部分報告のドラフトが発表されているだけでしたが、最終的な報告書は十一月に発表されました。実験動物の総数がほぼ同じであっても、実際の発ガン研究に使用された動物数が重要な意味を持ちます。動物の数が少ない場合は、どうしても実験による発ガン発生数が少なくなり、誤差が大きくなります。

対象とする実験の研究項目が多くなれば、それと共に一つの項目で使用される動物数が少なくなってしまいます。例えば一〇の研究項目に対して、使用できるラットの数が一〇〇〇匹だとしますと、一項目あたりで一〇〇匹のラットを使用することが可能です。五項目であれば二倍の二〇〇匹で実験ができますから、発ガン数も多く得られることになります。「NTP研究」では、表14でも明らかですが、一項目あたり九〇匹を使用していることがわかります。逆に言えば、九〇匹を使用して項目数を増やしたともいえるかもしれません。「NTP研究」の過去の例を調べると、大体、一項目五〇匹で実験をすることが多かったようですから、九〇匹の動物実験は初めての大規模実験だったといえるでしょう。

一方の「RI研究」は表15にも示されていますが、「グループI」「グループII」では雄数と雌数とをほぼ同数で実験していて、その合計がそれぞれ八一七匹と八一一匹になっています。一方で「グループIII」「グループIV」は四一一匹と四〇九匹と少なくなっています。この様な配分を決めたのは、被曝量の少ない場合は発ガン数が少なくなる可能性があるからでしょう。それでも「NTP研究」に比べると、実験動物数は「グループI」「グループII」で四倍以上「グループIII」「グループIV」で二倍以上多いということになります。このことは「NTP研究」の方は実験項目数の多いことが原因でしょうが、一項目で「九〇匹」というのは誤差を大きくして有意な結果が出ないような数字をねらったともいえるように思います。

また「追跡期間」の問題も重要です。「NTP研究」では一〇六週までの二年間を追跡しているのです

図20　放射線（グレイ：Gy）と極低周波磁界（μT）被曝での相乗効果（ラマツィーニ研究所の研究）

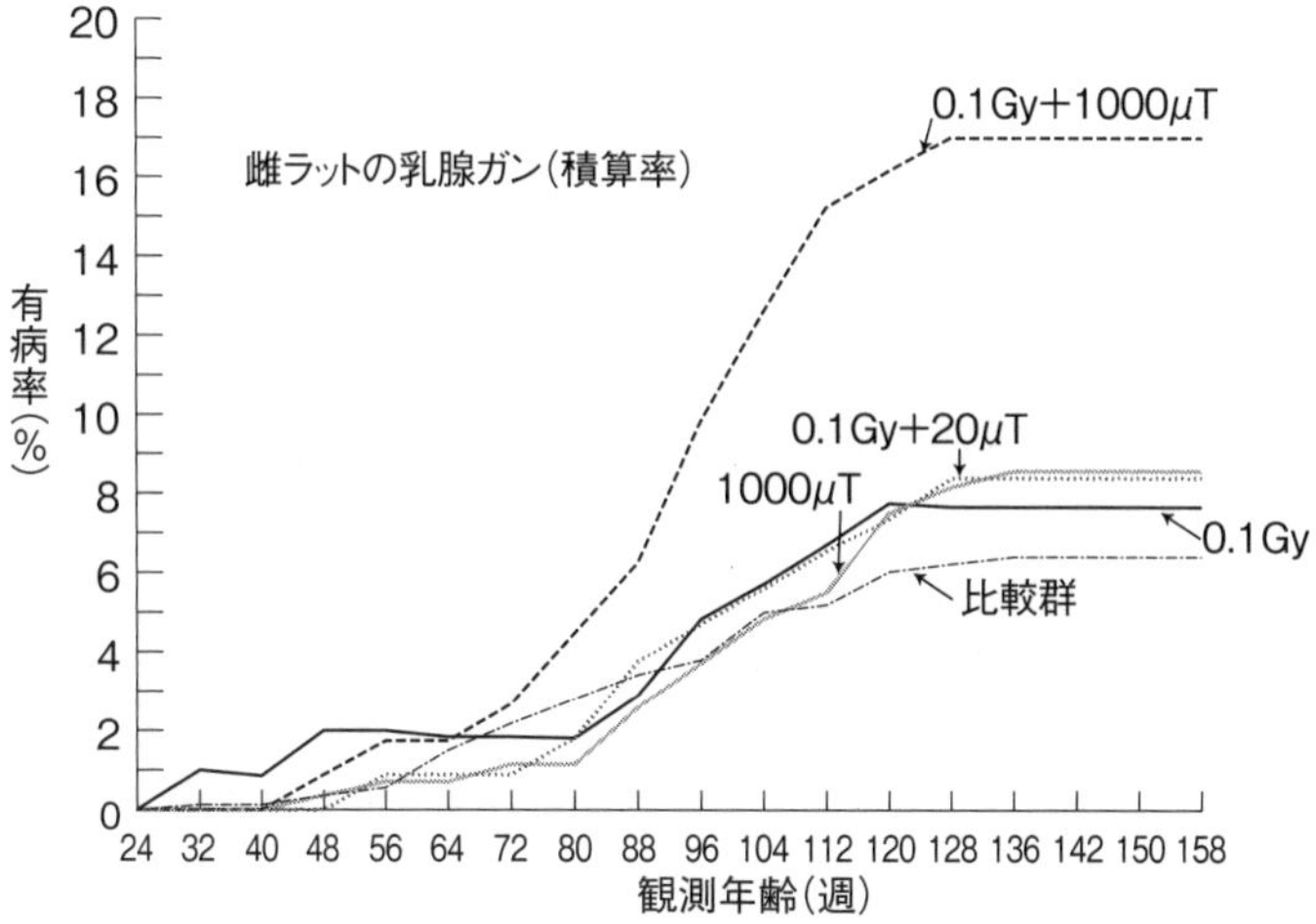

ソフリッチ論文（伊、2016年）より引用

が、「RI研究」は一五二週までの約三年間も追跡しています。また「NTP研究」では、雄ラットの対照群の寿命が異常に短く、そのことが「雄ラットの対照群の発ガン率の低下につながったのではないか」との指摘もありましたが、逆に言えば「NTP研究」は人間でいえば七〇歳相当までしか追跡していないわけですから、歳を取ってからの被曝群の発ガン増加が計測にかからなかった可能性もあります。「NTP研究」も「RI研究」の様に長期間追跡をして欲しかったと思います。この様な点から考えると「RI研究」の方が良い選択をしているといえるのではないでしょうか。

④「歴史的（対照群）発生率」とは？

すでに(3)でも説明していますが、「NTP研究」では「歴史的（対照群）発生率」が重要な役割を果たしています。過去の研究（つまり「歴史的」）で対照群にどれだけの影響が出たか（今の場合は「神経鞘腫」など）を意味するのですが、それが大きい場合は実験結果でもその効果を上回る大きな影響を見出せなければ、「影響あり」とはいえなくなります。「NTP研究」では、この「歴史的（対照群）発生率」のリストが「付属資料・D」に表で示されていいます。それによるとラットの「脳の神経膠腫など」に関しては二〇一〇年八月三十日から今回の「NTP研究」までに一〇件の研究があり、全体の対照群五五〇匹中での発ガン数は一一匹で二％に相当し、その幅は〇％から八％までに分布していることを示しています。また「心臓神経鞘腫」は二〇〇七年三月十四日から今回の高周波までに一三件あり、対照群六九九匹中での発ガン数は九匹で一・三％に相当し、その幅は〇％から六％に分布していました。

また、ここ一年間での「歴史的（対照群）発生率」の心臓神経鞘腫では五件の実験があるのですが、全ての発生率がゼロになっています。今回の高周波実験の装置は、以前のものと大きく異なっているようですから、古い装置での「歴史的（対照群）発生率」を使用するのは問題だと思います。また「八％」や「六％」などの高い発生率の実験は、何れも二〇一一年の「化学物質：パサレータ」の場合のみで「脳の神経膠腫で八％」「心臓の神経鞘腫で六％」にもなっていて、この場合の実験に問題があった可能性が高いように思います。ラウエル博士が「結論を受け入れることはできない」と指摘していることを私も色々な点で納得したことでした。この問題に関しては、デーヴィス博士も二〇一八年三月末の「NTP研究のレビュー・ミーティング」で「同じ実験で行った対照群を使用すべきだ」と同様な批判をしています。

二〇一六年の「NTP研究」報告を受けて、日本の『電磁界情報センター：二〇一六年六月二十日掲載』で「学術専門家グループ」の代表であるレパコリ教授（伊）が「八％の歴史的発生率」のことを重視して「現存の国際基準を変更する理由を提供していない」と書いていますが、前WHOの国際電磁界プロジェクトの責任者であったレパコリ教授は「熱効果派」の代表選手でもありますから、その発言には用心が必要です。一方、「ＲＩ研究」の「歴史的（対照群）発生率」はどうなっているのでしょうか。論文によれば、「神経鞘腫」の「歴史的（対照群）発生率」は雄ラットで過去の全ての対照群三一六〇匹中で一九匹で（発生率は〇・六％）、雌ラットでは三一六五匹中で一〇匹で（発生率は〇・三％）ですから、この数値を見る限りは「ＮＴＰ研究」よりも「ＲＩ研究」の方が経験豊富だといえましょう。

(6)「新ガイドラインのドラフト」について

①「公開ドラフト」の内容について

ドラフトは引用文献を除いて約三二ページで、「付属資料・Ａ」と「付属資料・Ｂ」とがあります。読んでまず驚いたのは、「一九九八年のガイドライン」の説明文との相違でした。以前のそのガイドラインは「〜一Hz」から「三〇〇GHz」までを対象としたもので、対象範囲が「ＵＰ ＴＯ 三〇〇GHz」となっていましたが、今回の「公開ドラフト」は「一〇〇kHz ＴＯ 三〇〇GHz」となっていて、二〇一〇年の「極低周波ガイドライン」よりも高い周波数を対象にしていることがわかります。一見すると、今回のガイドラインは「低周波」と「高周波」とを分けたものと言えますが、問題になるのは、両方にまたがるような電磁波である「変調された場合」なのです。このような分類では、一番影響の大きいはずの「変調」を対象外としていわゆる「搬送波」のみのガイドラインになってしまうと思われてしまいます。

とにかく、公開ドラフトを読み始めて驚いたのは、規制の根拠を「熱効果のみ」に徹していることでした。そして「以前の規制値を変更する必要がない」として、周波数の範囲が少し変更になっただけで大筋は「変更なし」といえるでしょう。

今回の改定案の最大の変更は、第5世代の通信技術を推進するために、六～三〇〇GHzの範囲の高周波に関する「アンテナ近傍における温度上昇」を導入したことでしょう。今までは携帯電話を頭の近くなどで使用する場合に「部分的SAR値」を決めていたのですが、今後の第5世代マイクロ波利用」に際しては、電力（束）密度値以外に「SAR値」相当の規制が必要になってきたわけです。

今までは「頭で一〇g当たり二W／kg」の部分SAR値でしたが、今回は6GHz以上では温度上昇を「皮膚表面に限定」「身体の近傍を六～三〇GHzまでは二〇cm、三〇～三〇〇GHzは一〇cm」「被曝面積を考慮して、頭・腹などの皮膚表面で二℃の温度上昇を想定」「六分間の温度上昇」などを想定するとして、結局は以前と同様な「熱効果のみ」「長期影響は考慮しない」に徹しています。勿論、搬送波のみで考えていて、変調効果は完全に無視しています。六～三〇〇GHz帯では、遺伝子などへの直接的な共鳴現象が起きるとのロシアなどの論文があることが知られているのですが、全く採用はされていません。この本で私が批判している「非熱効果は確立していない」との立場です。

②「公開ドラフト」の基本的な考え方とは？

一九九八年のガイドラインには、ある程度「曖昧さにも考慮しよう」という雰囲気が感じられたのですが、二〇一〇年の「極低周波ガイドライン」や今回のドラフトには「冷たさが感じられる」ように思います。そこで、ドラフトを丁寧に読んで見たのですが、「ラジオ周波数被曝を制限するための原則」の文章中にある次のような一文に「基本的な考え方」が現れているように思いましたので、その文章を紹介することにします。

この様な基準値を決めるに当たって、ＩＣＮＩＲＰはまずラジオ周波数電磁波の生物組織への被曝効果に関する出版された文献を確認し、それらが人の健康（注）に悪いかどうかを確かめ、そして科学的に実証します。後者が重要なのは、「証拠」として取り入れられる被曝規制の設定に利用されるためには、報告された効果が独立的に検証される必要があり、十分に科学的な質のものであり、科学的な文献の文脈の中でより一般的に説明できることをＩＣＮＩＲＰは考えているからです。ガイドラインの中で、「証拠」はこの様な背景で使用されるでしょうし、「実証された効果」はこの証拠の定義を満足するように報告された効果を記述するために使用されるでしょう。

と書かれています。（注）には、ＷＨＯの「健康の定義」が脚注に紹介しているので、その部分のある「世界保健機関憲章前文」（日本ＷＨＯ協会仮訳）を図21にしておきますが、「危険性が多く指摘されていて、社会的に大問題になっている」ことには全く触れないで、ＩＣＮＩＲＰは「基本的な考え方」に合致する証拠は「熱効果」だけであり、それも閾値があるので、それに「安全係数を考慮する」という立場に徹しています。その立場から一九九八年のガイドラインと同じ規制値になっているわけです。

すでに紹介した二件の大掛かりな動物実験・結果を「どのように取り扱っているのか」を探したのですが、ガイドライン本文は「熱上昇」などに関するものばかりで、その様な非熱効果に関連する記載は全くなく、「付属資料・Ｂ」に触れられているだけでした。一九九八年ガイドラインは本文中に「非熱効果」

のことも書かれていたのに対して、今回の本文には全く記載されていなかったことが、「冷たい書き方だ」と私が感じた理由だったのでしょう。

③「付属資料・B」の内容について

「付属資料・B：健康リスク・アセスメント文献」となっていて、「疫学研究」「神経関連研究」「動物実験研究」などを点検して、採用できない理由を述べています。「一：序文」「二：脳生理学と機能」「三：聴覚・内耳・視覚の組織」「四：神経内分泌系」「五：神経変性性疾患」「六：心臓血管系・自律神経系・体温調節」「七：免疫系・血液学」「八：生殖・繁殖と子供の成長」「九：ガン」「一〇：引用文献」となっています。この分類は、WHOが二〇一四年九月に公開した高周波に関する「環境保健クライテリア」（EHC）のドラフトとよく似ています。

「一：序文」には「ICNIRPは実証された（注）悪影響健康効果によるガイドラインに基づくということが重要である」と書かれていて、（注）として脚注が追加されているのですが、それには「用語〝実証される（substantiated）〟に関連する言葉が主ガイドライン文章に見出すことが出来る」と説明されています。（注）として追加説明がなされているのは、「この場所」と「健康の定義」だけですから、やはりICNIRPも少しは気になっているのでしょうか。

「二～九」の全てを紹介したいのですが、いずれも「最後の結論」として「実証されていない」との「no substantiated」「No…have been substantiated」「not been substantiated」のオンパレードですから、それらには触れないことにして、ICNIRPの新ガイドライン作成で一番私の関心が高かった「発ガン研究」や「NTP研究」「RI研究」のことを中心に紹介することにします。

「発ガンに関する疫学研究」が沢山あることは認めていますが、特に「インターフォン研究」や「ハーデル・グループ研究」に関してのみ言及していて、「他の研究との一貫性」に問題があり、「リコール・バイアスの可能性」を指摘して「実証されていない」としています。

特に、世界一三カ国が参加し、ＩＡＲＣの指導の下に行われた大掛かりな疫学研究である「インターフォン研究」は携帯電話を長期使用した場合の脳腫瘍の増加を認めたのですが、そのことに関しても「使用時間の少ないグループとの関連性がハッキリしない」「固有のリコール・バイアスがある可能性がある」

図 21　世界保健機関 WHO の憲章前文

この憲章の当事国は、国際連合憲章に従い、次の諸原則が全ての人々の幸福と平和な関係と安全保障の基礎であることを宣言します。

健康とは、病気ではないとか、弱っていないということではなく、肉体的にも、精神的にも、そして社会的にも、すべてが 満たされた状態にあることをいいます。

人種、宗教、政治信条や経済的・社会的条件によって差別されることなく、最高水準の健康に恵まれることは、あらゆる人々にとっての基本的人権のひとつです。

世界中すべての人々が健康であることは、平和と安全を達成するための基礎であり、その成否は、個人と国家の
全面的な協力が得られるかどうかにかかっています。

ひとつの国で健康の増進と保護を達成することができれば、その国のみならず世界全体にとっても有意義なこと
です。

健康増進や感染症対策の進み具合が国によって異なると、すべての国に共通して危険が及ぶことになります。

子供の健やかな成長は、基本的に大切なことです。
そして、変化の激しい種々の環境に順応しながら生きていける力を身につけることが、この成長のために不可欠です。
健康を完全に達成するためには、医学、心理学や関連する学問の恩恵をすべての人々に広げることが不可欠です。

一般の市民が確かな見解をもって積極的に協力することは、人々の健康を向上させていくうえで最も重要なことです。

各国政府には自国民の健康に対する責任があり、その責任を果たすためには、十分な健康対策と社会的施策を行わなければなりません。

これらの原則を受け入れ、すべての人々の健康を増進し保護するため互いに他の国々と協力する目的で、締約国はこの憲章に同意し、国際連合憲章第 57 条の条項の範囲内の専門機関として、ここに世界保健機関を設立します。

として「危険性の増加の証拠を提出していない」として認めようともしません。

面白いのは「インターフォン研究」の論文は引用文献として取り上げているのに、「ハーデル・グループの論文」は一切引用しないのです。何らかの理由があるのでしょうが、これでは研究として認めていないようで、「公平性に問題がある」ように思います。

「九：ガン」で最も注目されたことは「NTP研究」と「RI研究」での「雄ラットの心臓神経鞘腫の増加問題」なのですが、「RI研究」では低い被曝での神経鞘腫の増加を認めているが、「NTP研究」では認められてはいないとして、「ラジオ周波数・電磁波がガンの原因であると結論する十分な証拠を提供してはいない」として採用していません。同じことは「生殖や精子影響」に関してもいえることであり、一〇〇％の証拠がない限りは、ICNIRPは採用しないのであれば、どのような研究をすれば良いのでしょうか。ぜひ、ICNIRPの見解を知りたいものです。

④「引用文献」で気付いたこと

今回の「公開ドラフト」で気付いたことに「引用文献」のことがあります。この本でも良く引用している研究ですが、最近になって増加している中国・韓国・イラン・トルコ・インドなどからの危険性を示す論文がほとんど引用されていないことでした。また、一九九八年のガイドラインでの本文中の引用文献総数二〇八件中の日本の文献数は一件のみだったのですが、今回のドラフトでは付属資料を含めての引用文献総数一五二件中で実に四九件もあります。特に「付属資料・A」では八八件中三八件もあることです。しかも中には二〇一八年の「出版されていない論文」として「Kashiwa」「Kodera」の二件の日本人らしい文献が引用されていて、しかも二件とも「姓」しか記載されていないのですから、誰なのか私には調べようもありません。また、日本人だと思われる「Hirata A」が最初の著者である文献が一七件もあるのにも驚きました。このことは「公開ドラフト」作成の中心に日本からの委員が深くかかわっている証拠だといって良いでしょう。「Hirata A」は、名古屋工業大学の平田晃正教授だと思いますが、現在総務省が進めている「電波防護指針」の改訂でも重要な役割をしている人です。

引用文献のいい加減さは、他にもあります。「Teunissen LP」の同じ論文が同じページに二カ所もリストされていることです。「消し忘れ」だとは思いますが、この様な例を私は今までに経験したことがありません。よほど発表を急いだからなのでしょうか。今回の公開ドラフトを読みながら、今後、ＩＣＮＩＲＰのスキャンダルが明らかになるのではないか……とまで思ったことでした。ＩＣＮＩＲＰガイドラインをそのまま喜んで規制に取り入れている国の代表が日本ですが、欧米は国独自の規制に走る可能性もありうるように思います。今後の進展に関心を持ち続けたいものです。

⑤今後どうなるのか

「公開ドラフト」は、コメントの応募締め切りが十月初めでしたが、多数のコメントが集まったそうです。どの様にして最終決定するのかは私も知りませんが、最近では「委員の投票」で決める傾向があるようです。現在の委員は欧米と日本が中心ですから、最近になって危険性を示す論文を多く発表している国々の意見の反映が十分にできるのでしょうか。

この本では「イオン・チャンネル」や「酸化ストレス」や「ＢＢＢ」のことも取り上げていますが、「添付資料・Ｂ」では一回だけその言葉が出てくるだけで、そのような現象が「具体的にどのような疾患になるのかが明らかでない」というのがＩＣＮＩＲＰの立場の様です。「電磁波過敏症（ＥＨＳ）」は全く出てこなくて、「IEI－EMF」として取り扱っているのですが、まるで“Nocebo”効果だといわぬばかりで「証拠がない」と切り捨てています。たった一つ「影響を認めている」のは「SAR値が二W／kg以下でも睡眠時にEEG（脳波）が影響を受ける」ことなのですが、それに対しても「それが悪い健康効果に関連しているとの証拠はない」として無視しています。

米国の雑誌『ザ・ネーション』二〇一八年三月二十九日号でライ博士が「PUBMEDという検索ツールで高周波の酸化効果を調べると、二〇〇件もの論文の内で九〇％もが影響を認めている」とのことで、それが「発ガンや他の病気の要因になりうる」とコメントしていますし、「神経系研究では七二％が、DNA研究では六四％が高周波の被曝効果を認めている」と書いています。

その様な「非熱効果」論文が最近ほど増加しているのですが、ICNIRPは本当に「非熱効果はない」との立場を貫き通すつもりなのでしょうか。その一方で、更に周波数の高い第五世代の技術普及が始まっているのですから、とても心配です。

一度、「ガイドライン」は決まると、二〇年間も次の「ガイドライン」は決まらない可能性が高いのです。このような早い技術の進展に対して人間は対応できるのでしょうか。「後になって後悔する」ことのないように用心したいものです。

残念なことですが、今回の「公開ドラフト」を見ますと、日本が率先して「熱効果のみ」を推進しているように感じられます。日本では政府も産業界も学会もメディアも「電磁波問題には関わらない」方針の様ですが、そのことは一方で「危険性を考慮しない」様な「熱効果だけ派」を支援しているといえるのではないでしょうか。AIやIOTなどのことが報じられない日はないのですが、便利さ優先ではなく、長期的な観点からの危険性に思いを巡らすことも重要ではないでしょうか。

二〇一八年七月十一日にICNIRPは「公開ドラフト」を発表しましたが、その直後の七月二十五日から「総務省の電波利用環境委員会」の作成になる「高周波領域における電波防護指針の在り方」に関する意見募集が始まりました。日本の規制値の改訂をICNIRPの新ガイドライン作成と並行して行うようにしたことは明らかです。世界中で第5世代通信システムの利用が進んでいるのですが、ICNIRPの一九九八年のガイドラインでは対応できませんので、米国でも「IEEE／C九五・一」の改訂を急いでいますから、日米で歩調を合わせるのではないでしょうか。

一方、EU諸国がICNIRP新ガイドラインを採用するのかどうかはまだ明らかではありません。場合によれば、更に厳しい規制を「ISO規格」で行う可能性もあるように私は推察しています。すでに「予防原則」を考慮するような「ISO二六〇〇〇：社会的責任規格」を二〇一〇年に発行しているからです。

これらの一連の動きをWHOとICNIRPと日本の関係をフォローしながら、公開ドラフト後のことをも考えて見ることにします。二〇二〇年に予定されていた「第5世代の携帯通信システム」が予想より早くて二〇一九年になる様ですから、それ以前にICNIRP新ガイドラインが発表されるのではないでしょうか。

WHOは、今まではICNIRPと蜜月状態であり、すでに電磁波問題に関しても幾つもの「環境健康クライテリア：EHC」を発表していて、具体的な規制ガイドラインをICNIRPに任せていました。特に日本では「ICNIRPガイドラインはWHOと同じだ」と産経省・総務省・業界も大宣伝をしていました。その効果は絶大でしたから、日本は世界でも最も「電磁波の危険性」を知らない国になってしまったのです。特に、「日本の電磁波マフィア」の総本山といえるNGO法人である「電磁界情報センター」の役割も大きかったのではないでしょうか。センターの代表である大久保千代治氏は一九九六年から始まった「WHOの国際電磁界プロジェクト」の日本政府代表委員となって、そのプロジェクトの「国際諮問委員会の委員」にもなっていますから、日本の規制改定でも重要な役割を果たしているはずです。

ICNIRPの新ガイドラインが遅れている間に、WHOは「RF（高周波）－EHC」のドラフトの内容の多くを二〇一四年九月に公開して、コメントを同年十二月十五日に締め切りました。重要な結論などの章が公開されなかったのは、ICNIRPの作業待ちだったのだろうと思います。そのコメント数は何と六八六件もあったそうですが、その多くは研究者からの指摘だったと思われるのですが、その内容の焦点は「非熱効果の想定」「長期被曝の問題点」「予防原則・思想の取り扱い」だったことでしょう。

一方で、二〇一六年にはWHOでも大きな変化がありました。六月のWHO総会で「単なる民間組織（NGO）との関係を見直しして、それらを支持しない」ことを決めたのでした。当然のことですが、NGO組織であるICNIRPもWHOと委託・提携することが出来なくなったのです。今回の「RF－EHC作成」を巡って、両者間での対立もあったのでしょうが、ついにWHOとICNIRPとの蜜月時代は終了したのです。ところが日本では大久保千代治氏は今なお双方と関係を続けていて、産経省や総務省と業界との繋がりを指導する役割をしているはずで、今回の日本の規制値を改定するために努力しているように思われます。WHOとICNIRPとでは、組織形態が全く違います。WHOは世界中の国々が参加している国際機関ですが、ICNIRPはNGO組織であり、以前から通信業界・コンピュータ業界・電力業界・軍関係などの電磁波関連の大企業と関係が深かったからです。

二〇一七年夏になって、『国際腫瘍学・雑誌』にスウェーデンの「ハーデル論文」が発表されました。「世界保健機関、RF放射線と健康―くだけないナッツ」の見出しのレビュー論文で、WHOとICNIRPとの関係を問題視しています。論文には「ICNIRPのことを業界に忠実なNGO」と書いていることでもわかりますが、WHOの「RF―EHC」作成の中心になっている「コア・グループ六人中の五人がICNIRPメンバーである」ことを指摘しています。論文の表題にある「ナッツ」とは、そのような業界と癒着しているようなメンバーがRF―EHCを作成することにハーデル達は抗議していて「メンバーの変更を要求している」のですが、「変更しない」ことをナッツ（コア・グループのことか）といっているようです。このような批判に対してICNIRPも「企業からの寄付は一切受けてなく、国立又は国際機関（研究所）などからの基金で成り立っていて、独立した機関である」と反論しています。そういえば、この本で紹介しているような数多くの「非熱効果・論文」の多くはロシア・イラン・インド・トルコなどの国々なのであり、コア・グループは「熱効果派」で固められているといえるでしょう。

そもそも、WHOで「国際電磁界プロジェクト」が始まったのは、一九九六年からなのですが、オーストラリアのレパコリ博士が提唱して出来て、そのリーダーを博士はその後一〇年間も中心になってきたのでした。携帯電話の電磁波の危険性を一〇一匹の動物実験で世界でも最初に明らかにしたといって良い「レパコリ論文（一九九七年）」を読んで、「この様な人がリーダーであれば危険性を真剣に議論してもらえる」と私も期待したことを覚えています。しかし、リーダーになった博士は、その後では何と業界寄りの立場ばかりなのに驚いたのでした。リーダーを一〇年間もしていましたから、その間に携帯電話の危険性は放置されてきたといえるでしょう。

二〇一八年の「ICNIRP公開ガイドライン」と今後に発表されるはずの「新ガイドライン」、また同時に発表される可能性のある「WHOのRF—EHC」と「日本の法規制」など、高周波の電磁波規制を巡る動きは重要な局面に立っています。日本は勿論のこと、米国も「熱効果派」が中心でしょうが、EU諸国の「非熱効果派」に期待したいものです。

この様な段階で二件の動物実験結果が発表になったわけです。二〇一八年九月になって「NTP研究」のコンサルタントだったメルニック博士が論文を発表したのですが、その中で「NTP研究の専門家検討委員会の結論」として「NTP研究は良く計画されており、その結果はGSM型とCDMA型との変調高周波が雄ラットの心臓（神経鞘腫）と脳（神経膠腫）の発がんの原因だと証明している」と述べていました。最終的な報告書は、二〇一八年十一月一日に発表されたのですが、結論として「雄ラットの心臓の悪性神経鞘腫に明らかな証拠」「雄ラットの脳の悪性神経膠腫と副腎の褐色細胞腫に幾らかの証拠」と報告していますが、それ以前にあわてて「公開ドラフト」を公表したのではないでしょうか。

一方、「RI研究」の研究者一七人の連名の「ファルシオニ論文」も二〇一八年八月末に発表されていて、「二件の動物実験結果は人における高周波の発ガンの危険性におけるIARCの結論の再評価を行うに十分な証拠を提供している」と書かれています。「RF—EHC」と「ICNIRPガイドライン」の最終段階になっていますが、九月四日にはICNIRPの一二人のメンバーによって「二件の動物実験結果には納得できないので、今回のガイドラインには採用しない」との声明が発表されています。それを支援する形なのでしょうが、日本と韓国とで動物実験を行う予定らしいことを『マイクロウェーブ・ニュース誌』（二〇一八年十月二十三日号）が報じています。日本の来年度の予算案に計上されているのでしょうか？　いずれにしろ、日本で追試験を行うとすれば信用できる結果が得られるかどうかも心配ですし、当分は米・伊の二件の動物実験結果は無視されることになります。ＩＡＲＣはどのように判断するでしょうか？ 日本と韓国の実験結果を十年間も待つつもりなのでしょうか？

二〇一八年十月に締め切られた「ＩＣＮＩＲＰの公開ドラフト」へのコメント総数は一〇〇件を超えているそうですが、それらを検討して二〇一九年中には「新ガイドライン」が発表になることでしょう。この様な流れを見ると、「熱効果のみ」で新ガイドラインが作成される可能性が高くなっているようですが、この本で紹介しているような「非熱効果」の危険性を考えて、我々自らで被曝低減に努めたいものです。

【第30章】電磁波の影響から身を守るには

電磁波から身を守るには、何といっても「電磁波被曝」を少しでも減らすことが大切です。その為の基本的な方法は、まず、

① 発生源の場所と強度を知る
② 発生源を弱くする
③ 発生源から距離を取る
④ 途中で減少させる（遮蔽する）

ことが考えられます。この方法は、放射線（能）に対する防護方法と同じです。また発生源が極低周波か高周波かでも対策が異なります。極低周波の場合は、電界の遮蔽は容易ですが、磁界の遮蔽が困難なことです。また「被曝時間」や「定期的な被曝」か「被曝条件」なども重要です。

（1） 発生源の場所と強度を知る

電磁波も放射線も目には見えないですから、どこにあるのかを知るのはとても困難です。福島原発事故で放射能汚染したわけですが、どこに汚染が多いかを知るためには測定器が必要です。しかし、ある程度の知識があれば、どんな場所に放射性物質が多いのかがわかる場合もあります。

電磁波の方は何らかの発生源から放出されていますから、推定することが出来ます。極低周波・電磁波は五〇／六〇Hzの電線経由でやってきますから、その電線の位置がわかれば推定可能です。極低周波の磁界は電線に流れる電流に強度が比例して放射されるからです。電界の方は、電流とは無関係であり、そこに電気が来ておれば電界が発生します。つまり、その電気の経路に触れると感電するのが電界です。いずれにしろ、電気があり電流が流れておれば電界・磁界に被曝することになります。問題なのは「その強度がどれだけなのか」ということでしょう。それを知るためには、やはり測定器が必要です。数万円ぐらいで購入できるようですから、購入して自分で測定することをお薦めします。ベットの壁側が高い場合もありましたが、それは壁の中に配線がしてあったからです。今では、その様な配線は部屋の上隅にするようにしていることが多いのですが、電磁波問題に関心の低い業者はその様な注意をしないからです。

携帯電話などの高周波被曝の場合は、基地局があるかどうかを眼で確認できますから発生源はわかりやすいでしょう。強度を知るためには、測定するより他に方法がないと思います。

(2) 発生源を弱くする

発生源の電磁波強度が強ければ、当然のことですが近くでの被曝量が大きくなります。

極低周波・電磁波の発生源からの強度は、電界の場合は電圧が、磁界の場合は使用電力の大きさが目安になります。電界は、文字通り「空間での電圧変化」で単位は「V／m」ですから、電圧の大きな場所の近くであれば電界が大きくなります。一般の家庭で、電界が問題になるのは「床暖房」や壁の中に配線されている電線からの電界被曝ぐらいではないでしょうか?

やはり、問題になるのは「磁界」の方でしょう。「磁界」の大きさは、電線に流れる電流に比例しますから、大きな電流を使用する電化製品の方が「磁界強度」が高くなると思う方が良いでしょう。その中でも「電磁調理器」の様に、「磁界」を利用して熱を発生させる機器が問題になります。「磁界測定器」で測定してみるのが一番良い様に思います。極低周波の場合と異なり、高周波・電磁波の発生源は限定的で、身の回りにあるものでは「電子レンジ」「携帯電話・スマホ」「インバータ機器」「W・i・F・i」「コードレス電話」「スマートメーター」ぐらいでしょう。「電子レンジ」は大体「二・四五GHz」周辺のマイクロ波で加熱していますす。変調はされていませんが、とても強いのです。

(3) 発生源から距離を取る

被曝を少なくするには、発生源から距離を取ることが大切です。平均すれば、距離の二乗に反比例して弱くなると考えても良いからです。発生源がどこにあるのかを考えることも重要ですし、その発生源から体のどこを重点的に守るのかを考えることも大切です。

また、電磁波が発生源からどのように広がっているのかにも注意しましょう。前面よりも後面が強い機器もありますから、測定することが大切です。発生源から一様に広がっているのか、ある方向性を持っているのかも考えて対処する必要があります。以前の携帯電話には外部にアンテナが付いていましたから、そのアンテナから頭を離すように使用できたのですが、最近では内臓アンテナですから、その様な操作はできません。それでも出来る限りは離して話すか、イヤホーンの使用をお薦めします。携帯電話基地局に近い場合は、アンテナの上に幾つも設置されている細長い棒状の正面方向が特に電波が強く発信されていることを知っておいてください。

家電製品を使用する場合は、発生源の強いところを隅や壁側にするようにした方が良いでしょう。逆にマンションの場合などは、隣室のテレビや冷蔵庫が壁に密着して置いてある場合がありますから、その近くで寝起きしないようにしてほしいものです。

送電線ではなくても配電線からの電磁波が強い場合もあります。配電線からの漏洩電磁波強度は「変電所に近いかどうか」「地中から電信柱に上がっている所かどうか」などに注意しましょう。変電所はその地域の多くの家庭に電気を配電していますから、近くの配電線には大きな電流が流れることになります。磁界強度は流れる電流に比例しますから、変電所の周辺の配電線からの電磁波は強いのです。特に変電所から地上に持ち上がる場所では数百ミリガウス（数十μT）を超える場合があります。私の住む家は山の方にあり、私の家の配電線下の磁界強度は〇・二ミリガウス（〇・〇二μT）ですが、その配電線をたどって変電所まで測定したことがあるのですが、変電所周辺では一〇ミリガウス（一μT）を越えていました。最近は地下化配電線が増えていますが、地面の上で一〇〇ミリガウス（一〇μT）を越えているのに驚いたこともあります。地下の浅い場所に埋設設置されているからです。

(4) 途中で減少させる（遮蔽する）

住宅内で電磁波の強い場所は、①電源ブレーカー、②台所の電化製品、③電子レンジ、④電化製品の裏側、⑤電気毛布・電気カーペット・こたつ、⑥モーター部分、⑦電磁調理器や電気・床暖房、⑧壁の中の配線、⑨電力メーターなどです。磁界強度は電流に比例しますので、二〇〇ボルト中心の欧米と異なり、一〇〇ボルト中心の日本の方が問題です。最近になって電磁調理器・電気毛布・電気カーペットなどで、メーカーに対策強化・製品開発の動きが見られ始めています。また、LED照明も青色光の少ない赤色がかった照明も出てきています。電気を多く使用すれば確実に電磁波が強くなりますので、省エネ型の製品ほど低くなります。送電線からの電磁波低減も行われ始めていますが、大切なことは発生源を民家から離すことです。高周波は電子レンジの窓にあるような網目状金属でかなり遮蔽が出来ます。アルミ箔で携帯電話を包むと通信できません。放出する強度は、スマホ＞ガラケー＞PHS＞コードレスですが、①距離を離す（イアーホンを使用）、②使用時間を短く、③電波の弱い所では使用に注意、④使用しないときは電源を切る、⑤近くの反射物に注意する、⑥遮蔽するなどに加えて、「出来る限り使用しない」「購入する場合はSAR値の低いものを選ぶ」ことも大切です。

最近になって、家の中にまで高周波発生源が増えてきています。電子レンジは使用時にのみ距離をとる必要がありましたが、コードレス電話・ルーター・携帯電話（スマホ）などがあるからです。コードレス電話のマニュアルには「子機が使用できない場合」として「金属製のドアや雨戸」「アルミはく入りの断熱材が入った壁」「コンクリートやトタン製の壁」「壁を何枚もへだてた場所」などがあげてありました。逆に言えば、そのようにすれば遮蔽できるわけです。外部からやってくる場合は、窓が問題ですから、シールド・カーテンが必要でしょう。

(5) 電磁波・防護グッズは効果があるのか

コンピュータを使用して検索をしていると「電磁波対策グッズ」の宣伝があることに気付くことが多くなりました。それを見るたびに、私は「電磁波問題」に関心を持つ人が増えたのだろうな……と思うのですが、その様な「防護グッズ」が本当に効果があるかどうかは別の問題です。

私は「色々な防護グッズ」に関して、良く質問を受けるのですが、効果のあるのはとても少ないのですが、中には良いものもあります。全てを測定・チェックしたわけではありませんが、消費者が自ら学ぶ必要があると思います。それこそが、初歩的であれ物理学を学んだ意味だと思います。

(6) 心臓ペースメーカなどを使用している場合

携帯電話の普及と共に問題になってきたことに、「ペースメーカへの危険性」があります。今までのペースメーカでは、その様な電磁波による悪影響までは想定されていなかったからです。総務省なども色々なタイプのペースメーカを調査していて、ある種のペースメーカに関しては五〇cmほどに近づくと異常になるものもあったようで、電車の中などでの携帯電話の使用に警告がなされるようになったのですが、最近では「混雑時の使用」「優先座席での使用」のみの警告に代わっているようです。それでも、優先座席でスマホを操作している人は多いですし、携帯電話などの通話さえしなければ大丈夫だと思っている人が多いようです。スマホで調べたり、メールしたりするだけでも電波は発信されているのですが、そのことを知らない人が多すぎます。私も以前は使用している人に忠告をしていたのですが、今は諦めてしまいました。しかし、ペースメーカを装填している人にとっては心配でならないことだと思います。「自分さえよければ良い」という風潮をスマホは加速したのではないでしょうか。

今や「ペースメーカに対する危険性は無い」ように思われているのですが、本当でしょうか。私の友人にペースメーカをしている人がいて、「草刈り機を使うと調子が悪くなる」というので、その草刈り機の電磁波測定に行ったことがありましたが、昔は手にもって操作していたのだそうですが、重いので最近は胸に抱くようにして操作してから心臓の調子が悪くなったのだそうです。草刈り機のモータからの電磁波が強かったのだと思います。その様な電気機器や携帯電話の電磁波被曝で「ペースメーカに影響がない」のが本当だと良いのですが、私は今でも疑問に思っています。用心しながら使用して欲しいと思います。

(7) 子供の使用の問題点

米国の精神医学学会が二〇一三年に「DSM‐5」を発表し、「ゲーム障害」を病気に認定しました。

スマホなどを使用してゲームに興じる子どもたちが急増化したことで「ゲーム依存」による異常が無視できなくなったからです。特に韓国では社会問題化していて、死者まで出ているそうです。日本でも二〇一七年二月には「日本小児医学会」と「日本医師会」とが「過度のスマホ使用を警告するポスター」を作成して、病院や診療所などに掲示しました。そのポスターには中央に大きく「スマホの時間、わたしは何を失うか」と書かれていて「睡眠障害」「学力低下」「脳機能の遅れ」「体力の低下」「視力の低下」「コミュニケーション能力の低下」などを指摘し、「合計一日に二時間まで」「二歳まではテレビやビデオ視聴を控える」などを呼びかけました。更に、二〇一八年六月には世界保健機関WHOが「国際疾患：ICD-11」に新しく「ゲーム障害」を追加しました。これらの指摘は、「電磁波被曝」を問題にしているわけではありませんが、LEDの青色光線を含む電磁波の脳への悪影響も関連しているといって良いでしょう。二〇一八年になって、「スマホが学力を低下させる」ことを警告するような記事や出版物が急に増えたように感じますが、残念なことに「電磁波の危険性には触れない」ように書かれているように思います。スマホを頭の近くに置いて寝ているだけで、「頭痛やうつ傾向が増加する」との外国の疫学研究もあるのですが、日本ではそのような研究はなされないのです。子供の携帯電話使用、特にスマホの使用は短時間にすること、寝る前のスマホ使用は止めること、電源を入れたままで頭の近くに置かないことなどを心がけて欲しいものです。日本とは大きく異なり、フランスやイタリアなどでは基地局撤去の訴訟で住民が勝訴しています。二〇一八年九月にはフランスは幼稚園・小学校・中学校でのスマホの持ち込みを禁止しました。

大統領の選挙での公約だったそうですが、日本もそれを見習ってほしいものです。

【第31章】電磁波・利用との共存について

この本では「電磁波の危険性」を中心に書いていますが、うまく利用することも考えられていることをも指摘しておくことにしましょう。その点は「薬の利用」と良く似ていますし、結核を減少させるのに功績のあったレントゲン撮影のことも想定できるでしょう。車が便利さゆえに、今や手放せなくなっていることも同じことではないでしょうか。自動車公害や交通事故が問題になっていても「車をやめよう」という声が上がらないのも携帯電話問題と良く似ているのではないでしょうか。

また、エネルギーの有効利用を考えるときには、スマートメーターとスマートグリッドのことも考える必要があります。電磁波過敏症の人にとっては「玄関の電力メーターがスマートメーターになること」によって電磁波を被曝することには耐え難いことだろうと思いますが、どの被曝強度でなら「容認できるのか」を調整することも重要かもしれません。

二〇一七年八月に、米大陸横断の「皆既日食」がありました。カリフォルニア州などの太陽光発電の盛んな州では、急激に夜が来るわけですから、電力確保が心配されたのですが、「スマートグリッド」で詳細な対応が出来たことが話題になりました。その様なことも考えながら、「電磁波・利用との共存」を真剣に考える時期に来ているように私は思っています。

ある時、TVを見ていましたら、バンコクの路上風景が映り「街路樹にリスが遊んでいる」ことを紹介していました。平和な風景なのですが、それを見て私は驚いたのでした。街路樹と街路樹との間が離れているのですが、それを行き来するのにリスは配電線を利用していたのですが、その配電線が縄の様に捩じられていたからでした。そのようにすれば、配電線からの電磁波が大幅に弱くなるのですが、バンコクではそのように配電線を変更しているのでした。勿論、電磁波低減の為であることは間違いなくて、日本との相違に驚いたのでした。

今や「電気なし」では暮らせないのですから、電線や電化製品からの電磁波被曝を低減する生き方が大切になってきています。最近では「省エネ」の電化製品に人気がありますが、電気代が高くなっていることも理由でしょうが、それだけではなくて、その様な製品は「電磁波漏洩も少ない」のです。「社会との共存」を考えると、「電磁波被曝をどこまで低減すべきか」との問題に直面することになります。電磁波過敏症の方にとっては「ゼロ規制」が望ましいでしょうが、本当にその様な生活が出来るのかどうかは疑問でしょう。電気の来ない山奥に住んでおられる方もおいでですし、米国では電磁波使用禁止地域に住み始めておられる人も多いようですが、ここではその様な場合ではなくて一般的な「共存」問題を考えてみたいと思います。

この様な「問いかけ」は科学技術の発展と共に色々な分野で取り上げられてきました。化学物質や放射線（能）被曝などが最初の部類だと思います。危険性が明らかになった場合は「ゼロ規制」や「使用禁止」が選択される場合があると思いますが、場合によれば各々の国の状況が反映することもあります。一九九〇年のことですが、私は中米のニカラグアを訪れたことがあります。広大な農地が広がっていたのですが、何と「DDT」が使用されているのに気付きました。米国の大企業の経営する農地なのだそうですが、世界中で使用が禁止されているはずのDDTが、今なお使用されていることにショックを受けたのでした。経済問題と安全性問題は深く関連しているわけです。スウェーデンでは「代替品がある場合は低減化された製品を推奨する」という法律があるそうですが、残念ながら日本ではそのような健康を守る意識が少ないようです。ここでは「社会との共存」を考えるために、まず電磁波とも関係の深い放射線（能）に関する問題点を、電磁波と関連させながら考えることにします。

放射線（能）と電磁波（極低周波と高周波）とは大きく異なる点があります。まず「エネルギーで考えて、電離するか非電離か」という問題があり、「発ガン」に関しても「IARCでは1指定と2B指定」です。放射線（能）は半減期に従って物理的に減衰しますが、電磁波にはその様な半減期はありません。また、放射性物質（能）には濃縮効果や体内蓄積効果がありますが、電磁波ではその様な効果はなくて、影響が蓄積される効果があります。

放射線（能）の影響には「直接効果と間接効果」があり、直接効果は電離によって遺伝子などがバラバラになる効果ですが、間接効果はそうではなくて色々な過程を経由して悪影響が及ぶ効果であり、その間接効果が電磁波影響と類似していると想定されています。放射線（能）には、強い被曝の場合の早期効果と弱い被曝の場合の晩発効果とがありますが、電磁波でも同じことが言えるでしょう。

「社会との共存」を考えるとすれば、どの程度の被曝強度を考えるかが重要になります。私が電磁波問題で講演した一九九三年のことですが、会場から「先生は送電線などの電磁波はどれだけであれば良いと思っておられますか」との質問を受けました。その頃に私の考えていた「〇・一ミリガウス（〇・〇一μT）なら良いのではないですか」と答えたのです。

私は「数ミリガウスあたりが危険レベルと用心レベルの中間」で、「〇・一ミリガウスが用心レベルと我慢レベルとの中間」と考えていたのですが、その考えは「今でも妥当なのではないか」と思っています。人類が経験したことがないような極低周波被曝は「本来はゼロであるべき」でしょうが、私はそのようには考えてはいなかったわけです。「電磁波の危険性」に関する先駆者であるロベルト・ベッカー博士（米）に「日本で〇・一ミリガウスなら良いのではと言っている研究者がいる」ことを博士に問い合わせをした人の話では、博士も「私もそのように思っている」との回答だったそうです。

その頃、携帯電話などの高周波・被曝に関しては私はどのように考えていたのでしょうか。ある本の中で私は「マイクロ波」の強度レベルのことも書いています。しかし、「どのくらい微弱ならば安全なのかは未解明」としか書いていなくて「用心レベルと我慢レベルとを〇・〇二四〜〇・〇〇〇一μW／cm²」に設定していました。極低周波の場合と異なり、携帯電話に関する研究が少なかったからですが、今の段階であれば、ザルツブルク州（オーストリア）の屋外の場合の〇・〇〇一μW／cm²を採用したことでしょう。最近のベルギーの論文によれば、屋内は屋外の半分以下だそうですから、金属製のブラインドや遮蔽カーテンなどを使用すれば室内で一桁は下がることでしょう。

いずれにしろ、「人類の生存の危機」を考えると「自然界にある強度並み」が望ましいはずです。NTTドコモの電磁波測定データを見ますと、数GHz領域では日本の規制値一mW／cm²の約10^{-9}に電磁波の低い領域が広がっていることを示しています。その値は〇・〇〇〇〇〇一μW／cm²だと考えることが出来ますが、その値は一MHz幅での強度の様ですから、一〇〇〇MHz幅全体に広がっていると考えると約千倍になるわけです。つまり〇・〇〇一μW／cm²が自然界強度に相当すると考えることが出来るわけですから、現状ではその程度で我慢すべきなのではないかと私は考えています。

そのような「人類の生存」問題に直面した最初が「核の冬」と「放射性物質（能）の永久処分」問題ではないでしょうか。特に、核兵器製造や原発などから出る「放射性物質」を人類から隔離して処分するということは、とても困難な問題でした。人類が今後どれだけの間、被曝し続けても良いのかという生存と関連する大問題でもあるからです。その典型例が米国の放射性物質の永久処分をめぐる「ユッカ・マウンテン問題」でした。この問題に関心を寄せていた私は、「米国議会が決定したユッカ・マウンテンを最終処分場所にする」ことの経過に注目し続けていました。「先住民にとって聖なる山である」ユッカ・マウンテンですから訴訟も起き、僅かな住民しか住んでいない土地であっても、先住民にとっては「近代科学技術の負債」との闘いだったのです。最近になって二〇〇八年の米国の環境保護庁（ＥＰＡ）の法律（40CFR197）で、「一万年後までは年間〇・一五mSv」で「それ以降は年間一mSv」の規制になっていることがわかりました。いわば一万年後までは自然放射線被曝量の約一〇分の一に相当する被曝量に規制しているのです。福島原発事故でも同じような「汚染土壌」などの処分が問題になっているのですが、この米国の法律のことは原発関係者以外にはあまり知られていないのではないでしょうか。

この様な規制を電磁波被曝で考えるとどのようになるのでしょうか。自然界には微弱しか存在しないような電磁波なのですが、生物の進化過程で対応して来た強度が一体どれだけなのかは「まさに神のみぞ知る」だと思います。

まず強度に関してですが、すでに述べた様に「極低周波では〇・一ミリガウス（〇・〇一μT）」「高周波では室外で〇・〇〇一μW／㎠」を目標にしたいと思います。すでにEU議会は「短期で〇・一μW／㎠、最終的には〇・〇〇一μW／㎠」を目指していたはずです。「熱効果のみで良い」とするのではなく、子供・胎児や電磁波過敏症のことをも考えて「予防原則」思想を大切にしたいものです。その強度でも携帯電話は使用できるのであり、将来の技術革新で現在の強度が大幅に低減されていくことを期待したいと思います。送受信の感度を一〇〇〇倍に上げることが出来れば、電磁波被曝は一〇〇〇分の一に低減することが出来るからです。また配電線なども「捩じり配電線」にすれば、被曝量が大幅に低減するのですから、まずはその様な対策を強化して欲しいものです。

最近では「インターネット」を見るたびに「電磁波グッズ」の広告の多いのに驚くのですが、それだけ関心が高まっているのだと思います。それと対応して、企業も対策を取り始めていることを実感します。その良い例が「LED照明」です。電化製品は世界中に輸出しているわけですから、日本の企業も対策を強化せざるを得ないのでしょう。日本では知られてはいなくても、外国では関心の高い問題だからです。日本ではドイツの様なLEDの青色光線規制がなされていないのですが、規制されるようになることを期待しています。

一方で、この日本は極低周波・電磁波被曝が問題になるリニア中央新幹線の建設を進めていますし、第五世代のミリ波を使用する高周波利用も始めることでしょう。「共存」するには、何よりも安全性が第一だと思うのですが、欧州諸国と異なり日本では話題にもなりません。やはり、被曝量を少なくするような政策が大切だと思いますし、私たち自らが学ぶことも重要です。

【第32章】予防原則・思想の重要性

二〇世紀になって問題となった環境悪化に対処する思想として「アララ（道理にかなって達成可能なほど低く）」「慎重なる回避」「予防原則」がありますが、二一世紀のみならず今後一〇〇〇年間を考えた時のキーワードとして最も重要なのが「予防原則：Precaution」思想です。「科学的に不確実性が大きな場合のリスクに対応するため」の原則であり、「危険性が十分に証明されていなくても引き起こされる結果が取り返しがつかなくなるような場合に、予防的処置として対応する」考え方です。

一九九二年のブラジル「環境サミット」の「第一五宣言」にも盛り込まれ、ミレニアム年の二〇〇〇年二月にEU委員会は「環境問題は、今後、予防原則を基本とする」ことを決定しています。フランスは二〇〇五年三月「予防原則」を憲法に取り入れています。「危険な可能性がある限り、安全性が確認されるまでは排除しよう」の流れが世界中で広がっています。その典型例が「地球温暖化問題」なのです。

また環境ホルモンでも問題になっていることですが「女子出産」や「精子減」などは、以前から電磁波分野で話題になっています。日本の死産児の内、男児の割合が七〇年代から急増し、今では女児の二・二三倍にもなっています（『サンデー毎日』二〇〇二年四月十六日号など）。更に妊娠初期の一二～一五週の死産に限定すると一〇倍です（『朝日新聞』二〇〇四年六月四日付）。西ドイツや米国では大きな変化がなくて、「五〇／六〇ヘルツの併用が問題では」と私は心配しているのですが、生殖に取って重要な役割のあるカルシウム漏洩が問題だからです。スカイツリー・リニア・LED照明・原発事故と相次ぐ日本特有の電磁波問題に「日本は人体実験国なのか」と私は思ってしまいます。

「予防」という言葉の英語には「Prevention」と「Precaution」とがあるのですが、前者は「危険性が確立した場合の予防」です。地球温暖化問題に対処するためもあり、ユネスコが「環境とPrecaution思想」の報告作りを計画した際に、日本の環境省を中心にして「環境政策における予防的方策・予防原則のあり方に関する研究会」を作り検討したのですが、「Precautionを一部でも取り入れたい」との環境省に対して、他省庁の反対が強くて「Prevention」思想のみの結論になってしまったようです。

「この研究会の開催案内」を官庁入口の電光掲示板で知った私は、すぐに「環境省の公開室」へ行き「傍聴を希望」したのですが、「秘密の会議だ」として拒否されたことを思い出します。大学の教授や市民団体の代表も参加している研究会であるにもかかわらず、「秘密研究会」が開催されていることに驚いたのでした。力の強い官庁の主張で秘密会になったようですが、原発推進・電磁波推進・化学物質規制・地球温暖化対策停滞などの問題が、「Precaution思想」と深く関連しているのですが、日本の環境団体の多くが今なお「Precaution思想を軽視している」ように私には思えてなりません。「Precaution思想」が広がっていたなら、「福島原発事故も防げたのではないか」と考えると本当に残念な気持ちになります。予測出来ない様な自然災害の多い日本こそ「Precaution」思想が重要なのではないでしょうか。「技術には何らかの落とし穴があり、完全ではない可能性がある」のですが、日本では昔から「万々が一を考えて」

とか「祟りを恐れて」とかいわれていますが、それこそが「Precaution 思想の反映だ」ともいえるのではないでしょうか。

ここでは、私が知っている日本と関係の深い「Precaution」とその形容詞である「Precautional」の利用例三件を紹介することにします。どの様な場合に使用されていたかを知って欲しいからです。

① Precautional Fault: 日本で（活）断層（Fault）が地震の原因であると認定されたのは、一九七〇年代の後半以後でした。一九七三年から始まった「伊方原発訴訟」でも問題になったのですが、当時の地震学会などは「活断層説」ではなかったのです。米国は活断層説を採用していましたし、訴訟の原告住民側も「活断層説」で闘うことにしたのでした。その背景には、世界最大の活断層である「中央構造線」が伊方原発予定地の直前に横たわっていたからでもあります。その頃の「立地審査指針」では、「過去に発生した地震が、同じ場所で同じ規模で発生する」という考え方であり、いわば「Preventional 地震」を想定していたわけです。伊方原発の安全審査でも「中央構造線沿いに発生した過去の地震規模は小さい」と想定されていて、地震の空白地域であっても地震の規模は小さいと考えられたのです。その頃ですが、英文論文に「Precautional Fault」という日本の断層のことが登場してきたことを覚えています。地震の歴史は古いわけですから、大地震の可能性のありうる「Precautional Fault」を考慮する必要があったからだと思いますが、その様な考えはいつの間にか消えてしまったのです。「貞観地震」の様な巨大地震を真剣に考慮し、「Precautional Fault」を大切にしておれば、福島原発事故も避けられたのではないかと残念な気持ちになります。

② 米国の水爆実験：次に述べるのは「第五福竜丸の悲劇」です。水爆実験の威力が「想定外」に強力

だったことで、放射能が広範囲に撒き散らされたのでした。ビキニ・エニウエトック環礁で、米国は多数の原爆実験を行っていたのですが、その経験に基づいて水爆での「漁船の避難範囲」を推定していたのです。つまり「Preventional Areas 範囲」のみを想定したといえるでしょう。そのことに関連して、米国政府の報告書に「Precautional Areas を指定すべきだった」との反省が書かれたのでした。

③　福島原発事故の際の避難：福島原発事故の際の避難問題でも「Precaution」が問題になっています。その時の管直人・首相が早々に周辺住民の避難勧告を出したことは有名です。その後で「あの避難は早すぎた」という非難する声が財界やメディアなどでもあったように思います。一方、米国政府は福島原発事故に関して「米国科学アカデミー（NAS）」に報告書・作成を依頼したのですが、その報告書には「福島事故の避難」に関しても書かれています。その中には「菅首相が早期に避難命令を出した」ことを「Precautional 避難」として褒めているのですが、そのことを知っている人は少ないのではないでしょうか。

以上の様に日本と関係の深い「Precaution」の扱われた事例を紹介しました。最近の日本の自然災害で使用される言葉に、「想定外」という言葉が良く使用されているように思います。「想定外」とは、誰が「想定したのか」によると思いますが、多くは政府・官僚や科学者やメディアが使っているのではないでしょうか。「五〇年に一度の災害に対処するようにしていたのだが」と言われたりしていますが、それを一〇〇年に一度とか、一〇〇〇年に一度とか一万年に一度とかのスケールで考えておれば、「想定外」などと言わずに済んだかもしれません。結局は費用との対比で考えることになりますから「悪影響を小さく見積もる」ことになってしまいがちですが、やはり人命尊重の思想で対策することが重要であり、それこそが「Precaution 思想」の根底です。

米国のユッカ・マウンテンに放射性廃棄物を廃棄する施設に関する米国の法律である「Federal Register」のことを第31章で紹介しましたが、この法律もいわば「Precautional 基準値」だといえるでしょう。今、日本では福島原発事故の放射性廃棄物の処理を巡っての論争が続いていますが、原子力関係者は勿論のこと、政府もメディアもこの米国の法律のことは知っているはずですが、公表されません。その様な事実があることは国民にも知る権利があるのではないでしょうか。このように考えると、「Precaution 思想」の重要性が理解できると思います。

日本の公害事件を思い出すたびに、私は「Precaution」と「Prevention」とを比較して考えてしまいます。例えば「Precaution 思想があれば、水俣病はどの段階で留まっていただろうか」と想像するのです。現場での現実の被害を考えれば、拡大を防止するための「Prevention」思想も重要でしょうが、事前に大災害を防止するにはやはり「Precaution」思想が重要なのではないでしょうか。そのことが電磁波問題でも直面していることなのです。

二〇一六年八月に京大で開催されたリスクに関するシンポジウムで「国際リスク研究学会元会長のレン博士の基調講演」がありました。その博士の最後の結論としてのスライドには、「不確定性が高く解決していない場合は Precaution が必要である」と書かれていました。残念なことですが、この日本ではリニアやLEDやスマートメーター設置や地下送電線埋設を浅くするといった電磁波による悪影響被曝を強要する様な政策ばかりが行われています。少しでも「Precaution 思想」を広げたいものです。

【第33章】電磁波問題の動向

WHOは二〇〇七年六月に「環境健康クライテリア：EHC二三八」を発表しましたが、小児白血病の可能性を正式に認め、予防原則的対策を求めています（『毎日新聞』二〇〇七年六月二日付）。しかしWHOは基準値の決定を放棄し、国際非電離放射線防護委員会（ICNIRP）が決めることになってしまいました。純粋に健康問題として考えるべきことが、放射線（能）の場合の国際放射線防護委員会（ICRP）と同じように、政治的・経済的な問題になってしまったといえましょう。

電力線に関してスウェーデンは一九九三年から〇・三～〇・四μTと同程度の対策を実施していますし、電磁波過敏症も認知しています。スイス・イスラエルは一μT以下を法制化しており、イタリア環境省は学校・幼稚園に対しては〇・二μTの提言をしていて、実施している州もあるようです。オランダやアイルランドなどは小学校などには〇・四μT以下になるようにしています。

日本は長い間、三kV／mの電界規制があるだけでしたが、二〇〇七年六月から委員会を組織して規制を検討し（『朝日新聞』二〇〇七年四月二十六日付）、磁界・基準値を一九九八年の「ICNIRPのガイドライン」を取り入れて一〇〇μT（五〇Hz）で「省令」にするとのことでしたが、ICNIRPが「より緩い基準にしそうだ」と言うことで決定を見送りにして、二〇一〇年にICNIRPが二〇〇μTにゆるめましたので、その値での法制化を二〇一一年に行ったのです。

そのICNIRPの基準値は「疫学結果を考慮しない値」「長期影響を無視する値」であり、またICRPの放射線（能）規制と同様に「被曝限度値」であって「これ以下にしなさい」という値なのですが、日本では「これ以下は安全」と読み替えてしまうのです。この考えは福島原発事故での被曝規制値にもあらわれています。二〇〇μTが施行された直後に、前田・国土相がリニア中央新幹線の認可をしてしまいました。リニア新幹線では電磁波被曝が重要な問題点の一つだからでしょう。

高周波に関しては、国際がん研究機構（IARC）が二〇一一年五月三十一日に「発ガンの可能性を認めて「2B」に指定したことで（『朝日新聞』二〇一一年六月一日付）、すでに危険だと考えているEU諸国は携帯電話電磁波も含めて大幅に厳しくする可能性が強まっています。その作業を二〇〇八年十月からEU委員会は開始していますし、二〇〇九年四月のEU議会・決議文はそれを支援しています。またEU諸国が中心になって作成しているISO規格の「ISO二六〇〇〇：社会的責任ガイダンス」が二〇一〇年十一月に発効しましたが、その環境項目では「放射線も電磁波も予防原則の対象」になっています。日・米と異なり、EU諸国は電磁波に対してICRPやICNIRPよりも厳しい基準を作成する可能性が高まっています。すでにICRPとECRR（欧州放射線リスク委員会二〇一〇年勧告）との相違点が明らかになってきていますが、人類の将来を見すえて今後の動向に注目して行きたいものです。

電磁波の規制を担っているのが、ICNIRPですが、そのガイドラインでは、疫学研究に対して「確立していない」として無視することが行われています。それに対する論争が今後の動向の中心テーマになるのではないでしょうか。一九八九年のＩＣＮＩＲＰガイドラインは「極低周波から高周波まで」のガイドラインだったのですが、二〇一一年には「極低周波のみの改定ガイドライン」が発表され、「疫学研究を採用せず」「長期影響を考慮せず」という立場であり、一九八九年のガイドライン値の二倍も緩い基準値にしたのでした。その様なＩＣＮＩＲＰの「疫学研究の無視」思想は、二〇一八年七月の高周波に関する「公開ドラフト」に引き継がれていることは明白です。

私は「電磁波問題」と「地球温暖化問題」や「放射性廃棄物問題」とが良く似ている様に感じます。後者のことは第31章で触れましたので、ここでは「前者」との類似点を述べることにします。

「炭酸ガスの増加」が「地球温暖化の原因だ」とばかりいわれていますが、本当かどうかは未だに確立していません。「炭酸ガスは赤外線の吸収は少ない」「温暖化の歴史的認識に間違いがある」などの反論もありますし、トランプ大統領の登場で「米国の石炭産業が活気を取り戻している」そうですから、今後に暗雲が立ち込めていますが、欧州諸国を中心にして「温暖化対策」が進められています。「温暖化理論が一〇〇％確立している」わけではありませんが、もし将来に本当に直面するとすれば「地球上に住む人類に危機」が訪れることは明らかです。その時になって「温暖化否定論者」はどのような言い訳をするつもりなのでしょうか。「危険性が確定するまでは安全だ」と言い続けるつもりなのでしょうか。その点が原発問題や電磁波問題とも良く似ているように私には思われます。

最近の電磁波影響に関する欧米日の研究が少ないのに対して、イラン・インド・中国・韓国・トルコなどからの研究の多いことに驚きます。まるで「電磁波被曝は先進国から強要されている」と考えているのではないかとすら思うほどです。その研究内容も細胞レベルの詳細な研究が多いのですから無視できませ

図22　電磁波の被曝による細胞内の反応メカニズム

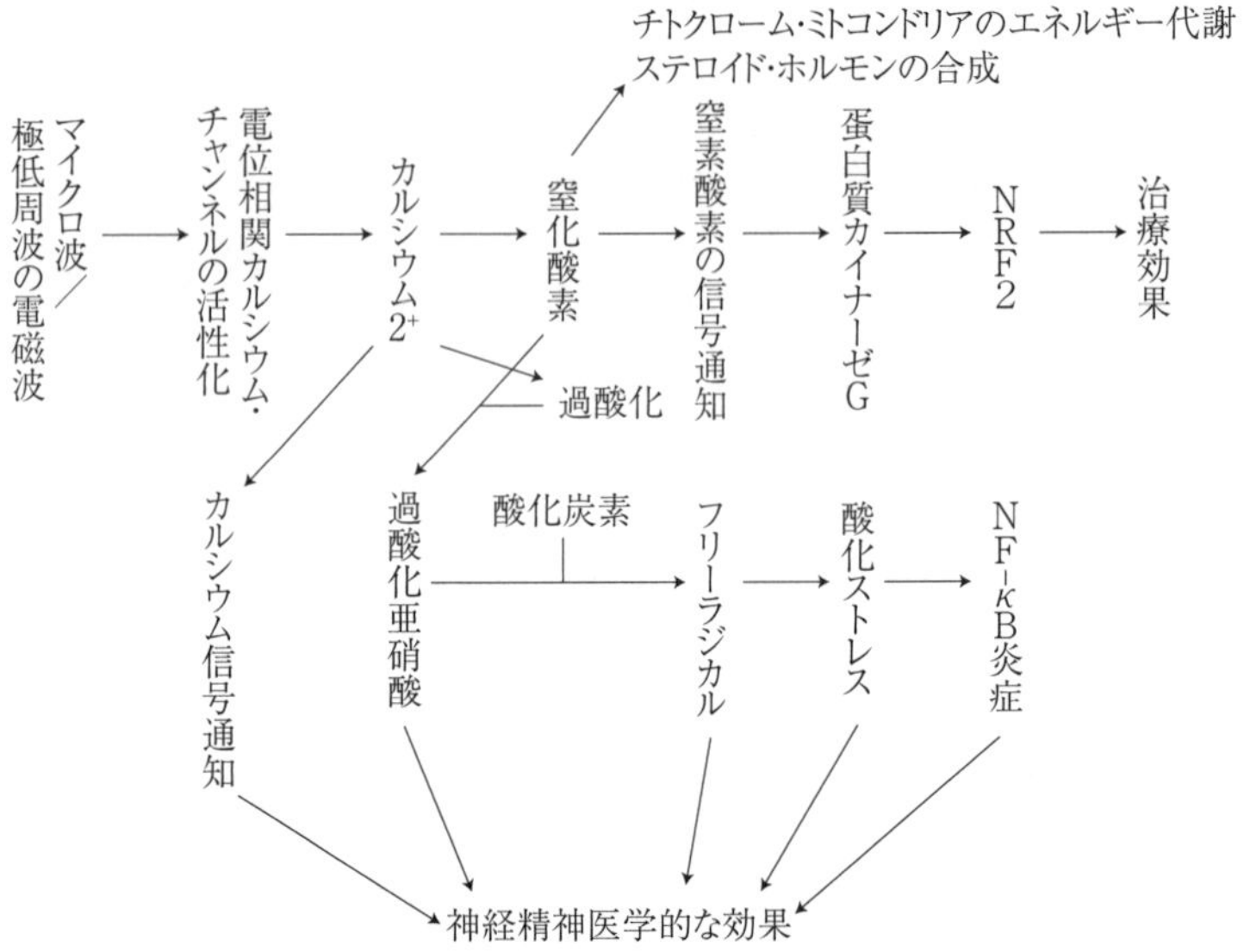

色々な経路で、電磁波の電位相関カルシウム・チャンネルは電磁波被曝の効果を作ることが出来る
ボール論文（米、2018年）より引用

ん。DNA損傷・イオンチャンネル・活性酸素種（ROS）・オートファジーなどの研究紹介もしていますが、その様な研究は欧米日では極めて少なく、「熱効果で十分だ」と考えているようにすら思われてなりません。この様な細胞レベルでの研究結果がICNIRPのガイドラインに反映することを期待していたのですが、二〇一八年七月の「公開ドラフト」では「熱効果のみ」であり、多くの疫学研究も細胞レベルの研究も、そして大掛かりな動物実験結果も完全に無視されていて、「電磁波ムラ」の力の強さを実感したことでした。

「熱効果のみ」ではなく、「非熱効果の重要性」を指摘する研究が増えてきていることは間違いないのですが、高周波・電磁波の影響に関しても「変調」「パルス化」の危険性以外に、「電波の偏極作用」まで指摘され始めています。この本では「偏極作用」には触れなかったのですが、今後どのような影響が報告されるかに私は関心を寄せています。いずれにしろ「熱効果のみ」と考えるような単純な影響だけではなく、細胞内での複雑なメカニズム効果を指摘する研究が多くなっています。その一例として米国の「ポール論文（二〇一八年）」から「細胞内での影響伝播メカニズム」を図22として紹介します。電磁波の影響が細胞内で色々な経路をたどりながら、最終的な症状となって現れることを説明しているわけです。最近になり電磁波関連症状に対して、このような細胞内メカニズム図を提示する論文が多いのですが、いずれもカルシュウム・チャンネルを重視しています。

欧米の学術雑誌に「子供を守れ」との表題の論文を見ることがあります。主に携帯電話の問題で、余りにも子供のゲームやスマホなどの使用が低年齢化していることと、普及率が高くなっていることを問題にしているわけです。韓国などでは「ゲーム障害」が社会問題になっていますが、日本も同じ状況だろうと思うのですが話題にもなりません。その様な中で今年になってＷＨＯが「ＩＣＤ‐11」でゲーム障害を病気に入れたことは良いことだと思います。しかし、ゲーム障害の問題点を書いている日本の本を読んでも、電磁波問題に触れる文章がないことに気付きます。「まだ危険性が確立していない」と考えているのでしょうが、電磁波被曝は「大人よりも子供の方が危ない」ことは常識であって多くの研究があるのですから、「地球温暖化問題」と同じように「予防原則」の立場を大切にして、「子供を電磁波から守る」ことを最優先にすることが大人の責任ではないでしょうか。後で後悔しないようにしたいものです。

【第34章】おわりに

残念なことですが、欧米と異なりこの日本では「電磁波問題」のことを知ってる人は多くはありません。それでも、インターネットを使用して「検索」をしたりしますと、「電磁波対策」の広告が多くなっていることに気付きました。宣伝している会社も「宣伝効果があるからしている」のでしょうから、電磁波問題が広がってきていることを実感することです。電磁波は「電気製品」「携帯電話」「電車」などから漏洩してきていますから、便利な生活と切り離すことはできません。それでも、被曝を少なくして暮らすことは出来るのですから、問題点を学ぶことが重要です。

「リニア中央新幹線」の建設に巨額の費用をかけて、国民の電磁波被曝を強要することが良いことでしょうか?「絶対に安全だ」「電力料金が一番安い」といっていた原発が、福島事故で数十兆円以上もの出費をしても、安全確保の困難な事実に悲しい思いになってしまいます。今なお一日に七〇〇〇人もの人たちが働いていて、その労働者被曝も心配ですし、ばらまかれた放射能からの放射線被曝にどれだけの人々が苦しむことになるのだろうか……と思うのです。そのしわ寄せは最終的には子供や子孫に引き継がれることになるはずです。そんな思いを込めながら、この本を書いたのですが、諸外国では「予防原則」の立場を大切にして、子どもを守るための規制や政策などの動きが進んでいますので、それを表16で紹介します。福島原発事故では「子供の甲状腺ガン」が問題になっています。ところが、二〇一六年にスウェーデンからひとつの疫学研究が発表になりました。「二〇〇五年頃から大人（特に女性）の甲状腺ガンが増加している」「携帯電話が原因ではないか」との内容でした。その論文を読みながら、「日本ほど子供の携帯電話使用に寛容な国は少ない」と思っている私ですので、子供の場合はどうなのだろうか……と心配になったのでした。

電磁波問題は「生物の進化と深く関連している」と私は考えて、そのことを基調にしながらこの本を書きました。極低周波・電磁波被曝は疫学研究である「小児白血病」から始まったといって良く、その「ワルトハイマー論文」のことを一九七九年にワシントンで知ったことは私にとっては衝撃でした。「まさか」と思ったのですが、それ以来、注目していたばかりに段々と深入りしてしまったのでした。「送電線の線下補償問題」で電力会社と闘っておられた方々と知り合ったことや、福島原発基地や柏崎原発基地から東京へ電力送電するための「一〇〇万ボルト送電線」に反対されている住民運動の方々と知り合ったことも大きかったのです。

一方で高周波・電磁波被曝問題は、まず「電子レンジ」が家庭に入り込んできたことから始まっているわけですが、その内に「携帯電話が大普及」し始めてから短期間に世界中に広がってしまいました。二〇一九年には五〇・七億台に達すると予測されているのですから大問題です。当初は「小型電子レンジを頬につけて歩いている」と揶揄していた私ですが、余りにも普及の早いことに驚きました。その安全性に関する懸念は当初からあったのですが、欧米と異なり日本ではメディアの取り扱いも少なかったのでした。

その中での私の一番の関心事は「発ガン問題」、「地球環境」や「生殖問題」でした。反原発運動にも関わっていて、放射能の長期影響に関心があったからでしょうか。

巻末に掲載した「生殖に関する研究論文リスト」を作成するために、この数年間は多くの時間と忍耐が必要でした。最初の頃は論文を調べるのに、米国の有名な検索ツールである「PUBMED」を使用していたのですが、その内に「PUBMED」に疑問を感じるようになりました。論文の採用にバイアスがかかっている可能性が高いように思えたからです。特に、米国では電磁波問題を採用したり取り上げたりしたくない様な研究者が多いからではないかとすら思うようになったほどです。

そこで、途中からは「Google Scholar」「Web of Science」などの他の検索ツールをも使用することに切り替えたのでした。確かに「PUBMED」は権威ある検索ツールであることは確かなのでしょうが、私の知りたいのは世界中で研究されている「生殖関連の論文」だったからです。多数の論文を集めたのですが、最初の頃は、第一著者の名前を日本語のカタカナ表示にしていましたが、途中からその巻末の論文リストにあるような英文に切り替え、更にファミリーネームの頭文字も追加しました。この様にすれば検索ツールで容易に検索が可能となるからです。本文中での論文表示名はカタカナになっていますが、巻末の資料のみが英文になっているのはその様な背景があるからです。この本では多くの論文を紹介していますが、それを「引用文献・参考資料」に掲載することはせず、日本語の本のみと主なホームページの紹介のみをリストすることにしました。この本は研究書ではありませんので、許してもらえると思ったからです。また、「資料」には「○：影響あり、×：影響なし」とされていますが、論文を読んだ上での私の判断で分類していますので、「○：影響あり」には「影響の可能性もある」場合も含まれています。

私は長い間、電磁波問題に関心を寄せてきましたが「悪影響が確定するまでは安全だ」との思想が、この日本では強すぎるように思います。その延長上で「福島原発事故が発生した」のではないでしょうか。それでも電磁波問題を取り上げて下さる人々もおられますし、電磁波の危険性を宣伝して下さるブログも増えてきているように思います。

私が「電磁波も放射線の仲間ですよ」と話したのは一九七五年頃で、本格的に取り組み始めたのが一九九二年ですから、相当な年月が経過しています。緑風出版から『健康を脅かす電磁波』を出版したのは二〇〇七年でした。その後で緑風出版から「増補版」の依頼もありましたが、色々と忙しくて断っていたのですが、以前と異なって全く違う感覚でこの本を書くことにした次第です。

まだまだ書きたいことがあるので、ゆっくりと仕上げようと思っていたのですが、二〇一八年七月に「ICNIRPガイドラインの公開ドラフト」が発表され、その内容が余りにも酷いこともあって、急遽、それに対する批判をも兼ねて出版する決心をしたのでした。

最終的なガイドラインがどの様になるのかはわかりませんが、その経過を今の段階で知っておいて欲しいと思いながら書きました。今年で創立十周年を迎える日本の「電磁界情報センター」が中心になって「電磁波の安全宣伝」をしていることは良く知られています。「日本ではICNIRPガイドラインを頼りにしていて、それを世界保健機関（WHO）も支持している」と盛んに「電磁波ムラ」は宣伝していたのですが、WHOは二〇一六年からICNIRPに対する支持を取りやめたはずです。今後、日本ではどのようにWHOを利用するつもりなのでしょうか。

「電磁界情報センター」は経済産業省委託産業事務局と一緒になって日本各地で講演会などを開催して

表16　子どもの為に規制や政策をしている世界の状況（高周波の場合）

(a)　子どもが過ごす場所に予防原則的規制をしている国など

年	国名など	最大値：μW/㎠* 900MHz	適応される地域
1980	ポーランド	10	
1996	ウクライナ	2.4	
2000	ザルツブルグ	1	0.001(室外) 0.0001（室内）**
	スイス	4.2	遊び場（運動場）などの敏感な場所
	カナダ THD	4.5	公衆に受け入れられる場所
2001	トルコ	60	
2003	イタリア	10	予防原則
2005	ペルー	240（2GHz)	学校を含む敏感な場所
	モナコ	10	
	リトアニア	1	作業・生活の場所（子どもの場所や学校のインターネット室は特別に制限）
2006	ギリシャ	600	「子ども」地域の周辺の300m以内
2008	スロバキア	10	学校・デイケア・遊び場・家などの敏感な場所
2009	ブラジル（地域）	10	
	イスラエル	4.2	
	スペイン（特別）	4.2	敏感／子どもの地域はアララ思想で
2010	ブルッセル（地域）	2.4	近づき易い場所
	ベルギー（ワロニア）	2.4	住民地域の全て
	（フランドル）	2.4	学校のような敏感な地域
	ベルギー	2.4	
2011	ブルガリア	10	地域
2012	インド	10	全ての基地局
	ルクセンブルグ	2.4	人の住む地域
	ギリシャ	450	学校周辺の300以内の基地局、学校周辺の新基地局の建設禁止

日本の規制値は1000μW/㎠

* 電界規制値も電力束密度で表示（荻野）　** 勧告値として有名なので記載した（荻野）

(b)　子どもの為の最も一般的な高周波・電磁波関連の勧告・政策

政策・勧告／法	国／市／機関／コミニュティー
高周波・電磁波被曝を最小にする方法を取ること	デンマーク、フィンランド、フランス、ドイツ、インド、イスラエル、スイス、トルコ、トロント、ICEMS、EEA、ヨーロッパ議会、バイオイニシアチブ・グループ
携帯電話の宣伝を禁止	ベルギー、フランス、ロシア、CEHAPE、ICEMS
SAR値のラベルを付けること（機器・箱・売場で）	ベルギー、フランス、インド、イスラエル、韓国、ロシア
子ども用携帯電話の販売禁止	ベルギー、フランス、イスラエル
学校・保育園はWi-Fi/WLANではなくて、有線が良い	オーストリア、ババリア、フランス、イスラエル、スイス、ドイツ、ロシア、フランクフルト、ザルツブルク、ヨーロッパ評議会
緊急時以外で子どもの携帯電話の使用を禁止	フランス、ロシア、サンフランシスコ、トロント
教育プログラムを持つこと（学校／専門家）	ロシア、チュニジア、トルコ、CEHAPE

ラドマイネ論文（2016年）より引用

いますが、私はこの本で書いたような問題には殆ど触れることはありません。その様な「日本の電磁波ムラ」の背景に関しても、私が知っていることの一部をこの本でも紹介しましたが、やはり問題なのは、情報公開がなされていないことです。特に省庁の官僚と繋がっている研究者が、研究費欲しさなどの利害関係を優先しているように私には思えてなりません。WHOやICNIRPなどで「日本からの委員がどの様な発言をしているのか」は全く秘密のままです。原発問題でも私は良く直面したのですが、「研究者やメディアなどは国民全体に責任がある」という当然のことが、電磁波問題でも無視されているのではないでしょうか。「国民の知る権利」が日本ほど無視されている先進国は珍しいと思います。

この本はその様なことに対する私の危機感の現れでもあります。最近になればなるほど多くの研究が発表されているのですから、「どこかで安全宣伝派に対して、間違いをハッキリと指摘する必要がある」と思っていた私ですが、ICNIRPガイドラインの「公開ドラフト」が発表された機会にこの本を書く決心をした次第です。

「ICNIRPのガイドライン」の発表を前にして、高周波の影響問題に関する数多くの論文が発表されてきています。正式なガイドラインが何時に発表になるのかわかりませんが、この本に書いた内容が「電磁波問題」に関心のある方々のお役に立てば幸いです。

63. 総務省・近畿総合通信局「電波の安全性に関する説明会」(奈良　　　　平成 28 年 12 月 9 日)
64. 自由国民社「現代用語の基礎知識」(　2018 年創刊 70 周年号)
65. 香山リカ・森健「ネット王子とケータイ姫」(中公新書ラクレ 04)
66. 川島隆太「スマホが学力を破壊する」(集英社新書 18)
67. 宮越順二・編著「電磁場生命科学」(京都大学学術出版会 05)
68. 原子力技術研究会・編「原発の安全上欠陥」(第三書館 79)
69. 荻野晃也「汚染水はコントロールされていない」(第三書館 14)
70. 中尾ハジメ「スリーマイル島」(野草社 81)
http://www.nakaoelekishack.net/ ? archives=three_mile_island
71. 弘中奈都子・小椋美恵子編「放射能の流れた町」(阿吽社 88)
72. 「水俣の教訓を福島へ②」(花伝社 11)
73. 東京海上火災保険株式会社・編「環境リスクと環境法」(有斐閣 92)
74. 国際保健機関・国際電磁界プロジェクト　http://who.int/peh-emf/en/
75. 国際ガン研究機関　　　　http://iarc.fr
76. 国際非電離放射線防護委員会　　　　http://www.icnirp.org
77. 総務省・電波利用ホームページ　　　http://www.tele.soumu.go.jp/
78. 環境省　　　　http://www.env.go.jp/
79. 経済産業省　　http://meti.go.jp/
80. 電気安全環境研究所　　　http://jet.or.jp/
81. 家電製品協会　http://aeha.or.jp/
82. 電気通信事業者協会　　　http://tca.or.jp/
83. 米国通信情報局 http://www.ntia.doc.gov/
84. 国際電磁場科学者会議 https://emfscientist.org/
85. セイジ報告（Sege・report）https://sagereports.com//
86. 環境健康トラスト（米国：代表デービス博士）　http://ehtrust.org/
87. 環境健康センター（ダラス）　　　https://www.ehcd.com/
88. 日本疫学会　　http://jeaweb.jp/
89. ビジネス・ジャーナル　　http:://biz-journal.jp/
90. メディカル・トリビューン https://medical-tribune.co.jp/
91. 電磁波からいのちを守る全国ネット　http://denjihanet.mods.jp/
92. ガウスネット（電磁波問題全国ネットワーク）　http://www.gsn.jp/
93. 電磁波研市民研究会　　　http://dennjiha.org/
94. いのち環境ネットワーク　https://www.ehs-mmcs-jp.com/
95. 市民科学研究室 https://www.shiminkagaku.org/
96. メディア黒書　http://www.kokusyo.jp/
97. フルモト商事　http://www.furumoto-jp.com/gauss.html/
98. 日本消費者連盟 http://nishoren.net/
99. 電磁界情報センター　http://www.jeic-emf.jp/

30. 大久保貞利「電磁波過敏症」(緑風出版 05)
31. 大久保貞利「電磁波の何が問題か」(緑風出版 16)
32. 電磁波市民研究会・編著「暮らしの中の電磁波測定」(緑風出版 06)
33. 日本消費者連盟「消費者リポート No.1591」(2016.11.20)
34. 矢部武「携帯電磁波の人体影響」(集英社新書 10)
35. 天笠啓祐「電磁波の恐怖」(晩聲社 95)
36. 船瀬俊介「あぶない電磁波!」(三一書房 96)
37. ベッカー著、船瀬俊介訳「クロス・カレント」(新森書房 93)
38. 船瀬俊介「電磁波被曝」(双葉社 03)
39. 船瀬俊介「ホットカーペットでガンになる」(五月書房 09)
40. 樫田秀樹「リニア新幹線が不可能な7つの理由」(岩波ブックレット No.975　17)
41. 堅田秀樹「悪夢の超特急・リニア中央新幹線」(旬報社 14)
42. ルイス著、宮永一郎訳「科学技術のリスク」(昭和堂 97)
43. 中川恭一「磁気と人間」(サン・エンタープライ 83)
44. 中川恭一・訳「電場・磁場と人体:WHO 編」(磁気と生体研究会 93)
45. 大森豊明・監修「バイオ電磁工学とその応用」(フジ・テクノシステム 92)
46. 大森豊明・編著「電磁波と食品」(光琳 93)
47. 岡村万春夫・他「電磁波障害」(産業図書 91)
48. 二間瀬敏史・麻生修「図解雑学:電磁波」(ナツメ社 00)
49. 後藤尚久「Blue Backs: 電磁波とはなにか」(講談社 84)
50. レーン著、斎藤隆央訳「ミトコンドリアが進化を決めた」(みすず書房 07)
51. アシュクロフト著、広瀬静訳「生命の閃光」(東京書籍 16)
52. ボストロム著、倉骨彰訳「スーパーインテリジェンス」(日本経済新聞出版社 17)
53. 汐見文隆「低周波公害のはなし」(晩聲社 94)
54. 東京大学農学部編・農学教養ライブラリー:2「生物多様性と進化」(朝倉書店 10)
55. 菊池久一「電磁波は<無害>なのか」(せりか書房　　　05)
56. 久保田博南「電気システムとしての人体」(講談社:ブルーバックス 01)
57. 久保田博南・五日市哲雄「磁力の科学」(日刊工業新聞社　14)
58. 中原英臣他「人類が滅びる 20 の兆候」(河出書房新社 98)
59. 中原英臣他「電磁波はやっぱり危ない」(KAWADE 夢新書 11)
60. ジーファス著、狩野博美訳「電磁波シンドローム」(人間と歴史社 04)
61. 俊成正樹「AWG は魔術か、医術か?」(五月書房　　　13)
62. 電気学会「電磁界の生体影響に関する現状評価と今後の課題」(電気学会 平成 10 年)

主な引用文献・参考資料（日本語のもの。ホームページ。英文論文は省略）

1. 荻野晃也「ガンと電磁波」（技術と人間 95）
2. 荻野晃也「あなたを脅かす電磁波」（法政出版 95）
3. 荻野晃也・他「高圧線と電磁波公害」（緑風出版 99）
4. 荻野晃也・他「ケイタイ天国・電磁波地獄」（週間金曜日 98）
5. 荻野晃也「携帯電話は安全か？」（日本消費者連盟 98）
6. ブローダー著、半谷尚子訳（荻野晃也監修）「死の電流」（緑風出版 99）
7. ブローダー著、ガウスネット訳（荻野晃也・監訳）「電力線電磁場被曝」（緑風出版 01）
8. カーロ他著、荻野晃也・監修「携帯電話」（カーロ他著・集英社 01）
9. シャリタ著、加藤やすこ訳（荻野晃也他・監修）「電磁波汚染と健康」（緑風出版 04）
10. チェリー著、荻野晃也・監修「電磁波の健康影響」（中継塔問題を考える九州ネット編 05）
11. 荻野晃也「健康を脅やかす電磁波」（緑風出版 07）
12. 荻野晃也「危ない携帯電話」（緑風出版 07）
13. 九州中継塔裁判の記録編集委員会「隠された携帯基地局公害」（緑風出版 13）
14. 「予防原則・リスク論に関する研究」（本の泉社 13）
15. 「危ないリニア新幹線」（緑風出版 13）
16. 吉永良正「電磁波が危ない」（カッパ・サイエンス新書 89）
17. 加藤やすこ「電磁波による健康被害」（緑風出版 15）
18. 加藤やすこ「電磁波過敏症を治すには」（緑風出版　　　　12）
19. 加藤やすこ「あぶないオール電化住宅」（緑風出版 07）
20. 加藤やすこ「ユビキタス社会と電磁波」（緑風出版 08）
21. 植田武智「IH 調理器を買う前に必ず読む本」（近代映画社 07）
22. 植田武智「しのびよる電磁波汚染」（コモンズ 07）
23. 植田武智・加藤やすこ「本当に怖い電磁波の話」（金曜日 12）
24. 植田武智・加藤やすこ「本当に怖い・電磁波の話」（金曜日 12）
25. 黒藪哲哉「あぶない！あなたのそばの携帯基地局」（花伝社 10）
26. 黒藪哲哉「電磁波に苦しむ人々」（花伝社 14）
27. 古庄弘枝「見えない汚染”電磁波“から身を守る」（講談社＋α新書 10）
28. 古庄弘枝「携帯電話亡国論」（藤原書店 13）
29. 懸樋哲夫ガウスネット「IH 調理器と電磁波被害」（三五館 05）

Ramadan LA	2002	エジプト	静磁界 20mT	マウス	○	精子数・運動や睾丸に損傷
Ozguunae IF	2002	トルコ	50Hz, 8.64mT 刺激	ラット	○	テストステロン・睾丸重量の増加
Elbetieha A	2002	ヨルダン	50Hz /250mG	マウス	×	重量変化、90日間の被曝
Al-Akhras MA	2001	ヨルダン	50Hz /250mG	ラット	○	死産増加、再吸収数の増加
Emura R	2001	日本	静磁界 0 ～ 1.7T	動物	○	強磁界で精子が整列する
Ramadan LA	2000	エジプト	50Hz /200G 磁界	マウス	○	強い被曝
Ryan BM	2000	米国	60, 180Hz 0.2mT	ラット	×	影響なし
Henrich PB	1999	デンマーク	疫学（溶接工）	人	×	高被曝者が少ない
Irgens A	1999	ノルウェー	電磁波被曝・疫学	人	○	精子の質が低下、3.22倍で有意
Robert E	1999	ハンガリー	電磁波全般	レビュー		
Brent RL	1999	米国	哺乳動物	レビュー		
Furuya H	1998	日本	50Hz /10G 磁界	マウス	○	長期被曝で精原細胞が変質
Tablado L	1998	スペイン	静磁界 0.7T	マウス	○	精子の頭の異常が有意
Ahmadi A	1997	シンガポール	電界	人	○	精子の先体反応を誘導
Stenlund C	1997	スウェーデン	被曝職業・疫学	人	○	磁界被曝で睾丸ガンが増加
Tablado L	1996	スペイン	静磁界 0.7T	マウス	×	精子形成に異常なし
Narra VR	1996	米国	静磁界 1.5T	マウス	○	精子形成に影響
Carnes KI	1996	米国	静磁界 4.7T	マウス	○	精子数などが低下
Lundsberg LS	1995	米国	不妊病院・調査	人	×	>3mG 被曝男性の精子異常なし
De Vita R	1995	イタリア	50Hz /17G 磁界	マウス	○	精芽細胞低下、4時間/日以上
Kowalczuk CI	1995	英国	50Hz /10mT 磁界	マウス	×	8週間の強い被曝で影響なし
Kato M	1994	日本	50Hz, 1 ～ 50mT	ラット	×	テステステロン分泌に差なし
Luchini L	1992	イタリア	VDT	レビュー		
Fiziol ZH	1991	ロシア	50Hz, 40kV/m	マウス	○	精巣に影響あり
Ivanova LA	1991	ロシア	50Hz, 40kV/m	マウス	○	精母細胞に影響、睾丸が不安定
Kowalczuk CI	1990	英国	50Hz, 20kV/m	マウス	×	精子に影響なし
Kokoreva LV	1990	ロシア	静磁界 0.4T	ラット	○	精母細胞に影響する
Tablado L	1986	スペイン	静磁界 0.7T	マウス	×	精子運動、睾丸重量に影響なし
Witlers HR	1985	米国	MRI 0.3T	マウス	×	精子形成に影響せず
Strand JA	1983	米国	静磁界 1T	紅マス	○	精子に影響あり
Margonato V	1982	イタリア	50Hz, 100kV/m	ラット	×	生殖機能に影響なし
Hinkle L	1981	米国	7mV/mm ～ 190mV/mm	カエル	○	高被曝で神経細胞などが変化
Diebolt JR	1978	米国	0.3kV, 0.16μT	ショウジョウバエ	×	奇形異常なし
Singewald JL	1973	米国	送電線作業員	人	×	精子数、形態にも異常なし
Ossenkopp KP	1972	カナダ	0.1 ～ 40Hz, 0.5 ～ 15G	ラット	×	胎児被曝で睾丸に変化があるか?
Persinger MA	1972	ポーランド	0.1 ～ 40Hz, 3 ～ 15G	ラット	×	睾丸重量に変化なし

○：影響あり（可能性も含む）、×：影響なし

Nishimura I	2012	日本	20kHz0.2mT, 60kHz0.1mT	ラット	×	精子・生殖・発育に無関係
Tenorio BM	2012	ブラジル	60Hz 1mT	ラット	○	ミトコンドリア・精子に影響
Tenorio BM	2012	ブラジル	60Hz, 1mT	ラット	○	精子管が細く、組織細胞は増加
Lee JH	2011	中国	50Hz 7.5G	ラット	○	FTIR手法で精巣の変化を観測
Milan PB	2011	イラン	50Hz 30G	マウス	○	精子の活動性の低下
Hatanaka T	2011	日本	50Hz, 357Hz <1μT	マウス	○	精子数大幅減、被曝時間に関連
Saadat I	2011	エジプト	50Hz, 1G	ラット	○	ストレスで睾丸に影響し不妊に
Hamdi BA	2011	イラン	50Hz, 3mT	マウス	○	精子管や精巣細胞発育に影響
Kumar S	2011	インド	100Hz鋸波	ラット	○	精子カスパーゼ活性の上昇
Saadeldin IM	2011	エジプト	50Hz, 1G	ラット	○	精巣に毒性、不妊の原因にも
Ebrahimi-Kalan A	2011	イラン	50Hz 30G	マウス	○	精巣の発育・精子形状の悪化
Tenorio BM	2011	ブラジル	60Hz 10G	ラット	○	機能の増加や減少など
Iorio R	2011	イタリア	50Hz, 5mT	人	○	ミトコンドリアのリン酸化が問題
Iorio R	2010	イタリア	50Hz /50G	人	○	ミトコンドリアの酸化効果
El-Halaly	2010	エジプト	職業調査・疫学	人	×	VDT・計算機作業で精子異常なし
De Bruyn L	2010	ベルギー	0.5と77μTで比較	マウス	○	長期被曝で精子の活動が低下
Bernabo N	2010	イタリア	50Hz /0～20G	ブタ	○	5～7.5Gあたりから精子減
Bernabo N	2010	イタリア	50Hz, 0～2mT	白鳥	○	>1mTで精子に影響あり
Li DK	2010	米国（中国）	1.6mG磁界	人	○	精子運動・形態に異常、2倍に
Roychoudhury S	2009	インド	50Hz磁界	ウサギ	○	精子運動と受精の劣化
Cao XW	2009	中国	1KHz弱磁界	ネズミ	○	精巣機能の劣化
Hatanaka T	2009	日本	50Hz, 357Hz	マウス	○	マウス駆除器、精子が半減
Nishimura I	2009	日本	20kHz, 1.1mT	鶏	×	奇形などなし
Kim YW	2009	韓国	60Hz /14μT, 200μT	マウス	○	14μTで精巣内細胞死の可能性
Dundar B	2009	トルコ	50Hz, 10kV/m	ラット	○	胎児被曝で血清IGF-1など変化
Zhang A	2009	中国	50Hz	ラット	○	精巣に影響あり
Khaki AA	2008	イラン	50Hz	ラット	○	精嚢を変化させ不妊の可能性
Sakhnini L	2008	バーレン	＜1T静磁界	人	○	精子に異常
Iorio R	2007	イタリア	50Hz /50G磁界	人	○	精子運動の活性低下
Bernabo N	2007	イタリア	50Hz /10G磁界	ブタ	○	精子の形態・機能への影響
Farkhad SA	2007	パキスタン?	5Hz 0.013μT, 50Hz 0.207μT	ブタ	○	日に4h, 2hでテストステロン低下
Akdag MZ	2006	トルコ	50Hz /1.35mT	ラット	×	精子数に変化なしMn濃度が増加
Al-Akhras MA	2006	アラブ連邦	50Hz /25μT	ラット	○	長期被曝で受精・生殖へ影響
Mastafa RM	2006	UAE	50Hz, 5mT	ラット	○	性ホルモンに変化
Amara S	2006	チュニジア	128mT静磁界	ラット	○	性ホルモンとDNAの酸化に異常
Khaki AA	2006	イラン	50Hz	ラット	○	精細管の変化で不妊の原因にも
Mostafa RM	2006	エジプト	50Hz, 5mT	ラット	○	血清ホルモンなどに影響
Hong R	2005	中国	50Hz /2G磁界	マウス	○	染色体の異常か
Shafik A	2005	エジプト	338.9V/m	人・犬	○	精子数・運動が低下
Chung MK	2005	韓国	60Hz /50mG～5G	ラット	×	精子・精巣のパラメーター
Lee JS	2004	韓国	60Hz /5G磁界	マウス	○	精巣内の細胞死
Heredia-Rojas JA	2004	メキシコ	60Hz /2mT	マウス	×	精子の形態に異常なし
Kumar S	2003	インド	溶接工・疫学	人	○	精子の活動性が低下
Hong R	2003	中国	50Hz /2G磁界	マウス	○	精子数の減少

資料3　極低周波・周辺電磁波の精子・精巣などへの影響

2019.1　荻野晃也・作成

論文名	発表年	国名	被曝条件	対象動物	影響	コメント
Yang M	2018	中国	200kV/m, 100, 200パルス	ラット	○	生殖ホルモン・精子量に影響
Park S	2018	韓国	60Hz, 2, 20, 200μT, 20週	ラット	○	200μTで精巣細胞死の増加、精子数の減少
Santini S	2018	イタリア	50～120Hz	レビュー		ミトコンドリア、ROSなどに注目
Darbandi M	2017	イラン	極低周波	レビュー		
Kuzay D	2017	トルコ	50Hz, 8.2mT	ラット	○	精巣のMDA/NOx上昇、GSH低下
Li JH	2017	中国	50Hz, 35kV/mパルス	マウス	○	性比変化は精子ホルモンが原因か
Solek P	2017	ポーランド	2, 50, 1 20Hz :2.5mT	マウス	○	精子形成細胞にアポトーシス
Yildiz-Gulay O	2017	トルコ	380kV送電線, <500m	ウサギ	○	直下で精子の活動性・濃度が悪化
Kumari K	2017	フィンランド	7.5kHz, 12, 120μT	マウス	×	精子関連に差なし、精子速度が増加
Lee JH	2017	中国	50Hz, 35kV/m, パルス	マウス	○	精子のホルモンが異常
Valader-Lira JA	2017	メキシコ	60Hz, 2mT, 24～72h	虫の幼虫	○	長時間被曝で繁殖力が減少
Park CJ	2016	韓国	60Hz, 20mT, 20週	マウス	○	アポトーシス細胞の増加
			100mT	マウス	○	精子数・運動性の減少
			60Hz, 50mT, 20週	ラット	○	生殖細胞死増加、精子影響なし
Lewis RC	2016	米国	電力周波数・磁界	レビュー		
Safaa M	2016	エジプト	20～25mT静磁界	ラット	○	ホルモン分泌に影響し生殖に悪
Asghari A	2016	イラン	極低周波・高周波	レビュー		影響論文多し、疫学研究を望む
Liu Y	2016	中国	50Hz, 1～3mT	マウス	○	miR26B5Pの発現が減少
Udroilu I	2015	イタリア	50Hz 65μT, X線	マウス	○	僅かな遺伝毒性、良い効果も
Liu Y	2015	中国	50Hz 1～3mT	マウス	○	精母細胞のDNAメチル化
Bahaodini A	2015	イラン	50Hz, 1mT	ラット	○	精管径の縮小、精子の運動低下
Park CJ	2015	韓国	60Hz 200μT	ラット	○	精巣胚細胞や精子数に影響
Duan W	2015	中国	50Hz 30G	マウス	○	精母細胞のDNA損傷の増加
Sang-Kon Lee	2014	韓国	50/60Hz	動物レビュー		メカニズムなどを考察
Tenorio Z	2014	ブラジル	60Hz, 1mT	ラット	○	熱損傷睾丸回復・精子形成阻害
Lee SK	2014	韓国	1～100kHz	レビュー		アポトーシスを考察
Ansari S	2014	イラン	50Hz, 3mT	マウス	○	睾丸の形態に異常、不妊にも
DuanW	2014	中国	50Hz, 500μT	ラット	×	精子形成に影響なし
Hafizi L	2014	イラン	4kHz, 1.3mTパルス	マウス	×	生殖能力に差なし
Hatanaka T	2014	日本	50Hz, 17G	マウス	○	麻酔で減少、更に電磁波で減少
Akdag MZ	2013	トルコ	50Hz, 100/500μT	ラット	×	睾丸の因子に影響なし
Luo Y	2013	米国	200kV/mパルス	マウス	○	睾丸組織のアポトーシスが増加
Xu XR	2012	中国	50Hz, 0.4mT	人	○	精子活動に影響、PHは無関係

Berman E	1980	米国	2.45GHz, 5.6W/kg	ラット	○	一時的に生殖能力が減少
Manikowska E	1979	ポーランド	9.4GHzパルス変調	マウス	○	0.1mW/㎠精原細胞分裂中期
Rugh R	1978	米国	2.45GHz	マウス	×	6.21 ～ 7.87Wを照射
Muraca Jr GL	1976	米国	2.45GHz, 80mW/㎠（10～80分）	ラット	○	睾丸に損傷
Verma MM	1975	米国	1.7GHz, 10, 50mW/㎠	マウス	○	10mW/㎠、100分で細胞異常
Langranjan I	1975	ルーマニア	マイクロ波	人	○	数100μW/㎠で精子の減少
Fahim MS	1975	米国	2.45GHz	ラット	○	精巣が39℃になると影響
Varma MM	1975	米国	1.7/3.0GHz	マウス	×	50mW/㎠以下では影響なし
Gorodetskaia SF	1974	ソ連	3GHz, 10mW/㎠	マウス	○	睾丸に変化
Haidt SJ	1973	米国	2.5GHz, 6.5mW/㎠	マウス	○	睾丸に損傷
Cieciura L	1966	ユーゴ	3GHz, 64mW/㎠	ラット	○	睾丸に組織病理学的な変化
Gorodetskaia SF	1964	ソ連	10GHz, 400mW/㎠:10分	人	○	睾丸に障害
Rosenthal DS	1968	米国	31歳のレーダ操作員	人	○	睾丸分泌機能減少症
Prausnitz S	1962	米国	9.27GHz, 100mW/㎠, 5～15分	人	○	睾丸の退化現象
Gunn SA	1961	米国	24GHz, 250mW/㎠	ラット	○	睾丸損傷、前立腺のZnが半減
Imig CJ	1948	米国	12cm波の高周波	ラット	○	35℃ 10分照射で睾丸機能が低下

○：影響あり（可能性も含む）×：影響なし

Derias EMB	2006	英国	携帯電話	人レビュー		大々的な研究が必要
Kilgallon SJ	2005	オーストラリア	携帯電話	人	○	ズボン・ポケット位置が問題
Savotina LN	2005	ロシア	30 ~ 300GHz	ラット	○	異常な形の精子が増加
Yu CH	2005	中国	マイクロ波	ラット	○	強い被曝。アポトーシスか
Forgacs Z	2005	ハンガリー	1.8GHz, 18 ~ 23mW/kg	マウス	○	血液・内分泌などに明らかな変化
Ozguner M	2005	トルコ	携帯電話	ラット	○	輸精管やホルモンに影響
Fejes I	2005	ハンガリー	携帯電話	人	○	371人を調査、精子の活動性低下
Aitken RJ	2005	オーストラリア	携帯電話	マウス	○	遺伝子への影響
Ding XP	2004	中国	レーダ波	人	○	レーダ操作員の精子が劣化
Ono T	2004	日本	2.45GHz, 0.71W/kg	マウス	×	突然変異の調査で影響なし
Wang SM	2003	中国	パルス電磁界	マウス	○	精巣内ライデッヒ細胞が変化
Dasdag S	2003	トルコ	携帯電話0.25W	ラット	×	睾丸の組織・機能に影響なし
Sheiner EK	2003	イスラエル	レーダ波	人レビュー		レーダ操作員、ストレスか?
Davoudi M	2002	ドイツ	携帯電話	ラット	○	活動低下?論文に問題か?
Cao Z	2001	カナダ	マイクロ波	人	×	精子数に変化なし
Jung A	2000	ドイツ	携帯電話による温度上昇と精子	レビュー		
Grajewski B	2000	米国	高周波ヒータ	人	○	精子の性質が劣化する
Afromeev VI	1999	ロシア	波長3cm高周波	ラット	○	睾丸の酵素に変化
James WH	1999	英国	マイクロ波	人レビュー		子供の性比研究が重要
Robert E	1999	ハンガリー	電磁波全般	レビュー		
Dasdag S	1999	トルコ	携帯電話	ラット	○	0.141W/kg、精巣細管が縮小
Schrader SM	1998	米国	レーダ操作軍人	人	×	精子に影響なし
Hallin A	1998	スウェーデン	マイクロ波	人	×	マイクロ波熱治療患者を調査
James A	1998	英国	マイクロ波	人レビュー		精子数と男性ホルモンの関係
Hjollund NHL	1997	デンマーク	レーダ <10μW/㎠	人	×	精子に影響なし
Magras IN	1997	ギリシャ	RFタワー周辺	人	○	胎児の数が減少、平均体重は増加
Weyandt TB	1996	米国	レーダ波、鉛被曝	人	○	レーダ操作と鉛被曝で精子数が減少
Akdag Z	1996	トルコ	9.45GHz, 1.8W/kg	ラット	○	長期被曝で精子数が減少、睾丸重量減
Lahdeie J	1995	フィンランド	マイクロ波	人	○	3.6 ~ 10GHz、1W/㎡の条件下
Cleary SF	1989	米国	27MHz2.45GHz >50W/kg	マウス	○	照射で精子の能力が低下
Sanders RD	1988	英国	2.45GHz	マウス	○	4W/kgの被曝で影響
Levovitz RM	1987	米国	1.3GHzパルス変調	ラット	○	1.3GHz、7.7W/kgで影響
Levovitz RM	1987	米国	1.3GHz	ラット	×	9W/kg影響なし, 熱効果か?
Beechey CV	1986	英国	2.45GHz, 100, 400W/㎡	マウス	○	10W/kgで精子数微増、温度効果?
Manikowska CE	1985	ポーランド	2.45GHz, 10・20mW/g	マウス	○	精子の分裂移動に変化
Johnson CC	1984	米国	1.3GHz	ラット	×	6.3W/kgの被曝で影響なし
Kowalczuk CI	1983	英国	2.45GHz	マウス	○	44W/kg:精子数の減少
McRee DI	1983	米国	2.45GHz, 4.03W/kg	日本ウズラ	○	5mW/㎠:精子数の減少と奇形
Saunders RD	1983	英国	2.45GHz	マウス	○	不妊率の増加、43W/kg
Levovitz RM	1983	米国	1.3GHz	ラット	×	6.3W/kg、温度上昇でも影響なし
Hall CA	1983	米国	2.45GHz	七面鳥	×	10, 50W/kgの被曝
Goud SN	1982	インド	2.45GHz	マウス	○	170mW/㎠、奇形精子の増加
Saunders RD	1981	英国	2.45GHz	マウス	○	20W/kgで半数死、温度効果か
Cairnie AB	1981	カナダ	2.45GHz	マウス	×	36mW/㎠、30日で変化なし
Saunders RD	1981	英国	2.45GHz	マウス	×	10W/kg 300MHz ~ 100GHzで影響なし
Grigoryev Y	1981	ソ連	マイクロ波	ウサギ	○	77匹のウサギを使用

Kesari KK	2011	インド	携帯電話	ラット	○	0.9W/kg，酸化ストレスで精子に影響
Falzone N	2011	南ア	携帯電話2W/kg	人	○	精子の受精力に悪影響
Falzone N	2010	南ア	携帯電話2/5.7W/kg	人	×	受胎不調原因はアポトーシスではない
Kumar S	2010	インド	10GHz 0.21mW/cm²，14mW/kg	ラット	○	酸化ストレスなどで雄の生殖機能に影響
Kang N	2010	中国	携帯電話	レビュー		精子に影響あり
Shahryar HA	2010	イラン	携帯電話0.66W/kg	ハムスタ	○	Y性染色体などに影響し、雄が減少
Meo SA	2010	サウジアラビア	携帯電話	ラット	○	テステストロンが減少、生殖に影響か
Lee HJ	2010	韓国	848.5MHz, 2W/kg	ラット	×	影響なし
Kesari KK	2010	インド	携帯電話0.9W/kg	ラット	○	精子数の減少、アポトーシス増加
Falzone N	2010	南ア	携帯電話	人	×	精子のアポトーシス誘導せず
El-Helaly M	2010	エジプト	職業調査・疫学	人	○	VDT・計算機で不妊が8倍で有意
Kesari KK	2010	インド	50GHz	ラット	○	8mW/kgでアポトーシス増
Otitoloju AA	2010	ナイジェリア	携帯基地局	マウス	○	基地局周辺で精子頭の奇形増加
Desai NR	2009	米国	携帯電話	人レビュー		酸化ストレスと発ガン関連
Aitoken RJ	2009	オーストラリア	携帯電話	人レビュー		ストレス対策の重要性指摘
Takahashi S	2009	日本	携帯電話2.14GHz	ラット	×	世代影響なしSAR=0.15W/kg
Makker K	2009	米国	携帯電話	人	○	酸化ストレス、DNA損傷など
Jurewicz J	2009	ポーランド	携帯電話	レビュー		化学物質・電磁波の影響紹介
De Iuliis GN	2009	オーストラリア	携帯電話	人	○	酸化ストレスとDNA損傷
Ogawa K	2009	日本	1.95GHz, 0.67/3W/kg	ラット	×	生殖関連因子に影響せず
Mailankot M	2009	インド	携帯電話	ラット	○	酸化ストレスによる影響
Agarwal A	2009	米国	携帯電話1.46W/kg	人	○	精子の活動低下、携帯電話のポケット保管が問題
Falzone N	2008	南ア	携帯電話	人	○	精子の動きなどの異常
Lerchl A	2008	ドイツ	携帯電話80mW/kg	ハムスター	×	精巣の重さに差なし
Baste V	2008	ノルウェー	レダー操作男	人	○	3m以内　20代で不妊5倍、男児小
Yilmaz F	2008	トルコ	携帯電話	ラット	×	タンパク質などの変化
Agarwal A	2008	米国	携帯電話	人	○	携帯電話から2.5cm位置
Djeridan Y	2008	フランス	携帯電話	人	×	ホルモンの変化なし
Agarwal A	2008	米国	携帯電話	人	○	携帯電話使用時間と相関
Dasdag S	2008	トルコ	携帯電話	ラット	×	睾丸の変化なし
Susa M	2007	クロアチア	携帯電話	哺乳類レビュー		
Yan JG	2007	米国	携帯電話	ラット	○	精子細胞の異常な凝集
Deepinder F	2007	米国	携帯電話	人レビュー		
Ribeiro EP	2007	ブラジル	携帯電話	ラット	×	睾丸の変化なし
Kim JY	2007	韓国	2.45GHz, 1.41W/kg	ラット	○	精子形成に影響する
Agarwal A	2007	米国	携帯電話	人	○	運動低下、携帯のポケット問題
Farzone N	2007	南ア	携帯電話2～5.7W/kg	人	○	5.7W/kgで一部に影響、温度上昇<0.3度
Hardell L	2007	スウェーデン	携帯電話疫学	人	×	睾丸腫はあるが携帯使用と無関係
Ye LL	2007	中国	レーダ波	人	○	運動低下、形の異常
Wdowiak A	2007	ポーランド	携帯電話	人	○	使用頻度と相関
Erogul O	2006	トルコ	携帯電話	人	○	精子活動の低下、磁界1.7～7.1μT
Forgacs Z	2006	ハンガリー	1.8GHz, 18～23mW/kg	マウス	○	睾丸などの血液・内分泌に変化
Erogul D	2006	トルコ	900MHz携帯電話	人	○	精子運動が低下、生殖細胞にも影響
Forgacs Z	2006	ハンガリー	1.8GHz, 18～23mW/kg	マウス	○	睾丸への照射で赤血球などに影響
Wang SM	2006	中国	マイクロ波	ラット	○	3～100mW/cm²の強い被曝で異常

Shahin S	2013	イラン	2.45GHz, 0.023W/kg	人	○	酸化ストレスやDNA損傷などの影響
Bhat MA	2013	インド	携帯電話	レビュー		
Dehal KP	2013	ネパール	携帯電話	レビュー		
Mortazavi S	2013	イラン	携帯ジャマ	人	○	携帯ジャマーで精子の運動性低下
Kumar S	2013	インド	10GHz, 14mW/kg	ラット	○	性ホルモンの減少、受精能力に影響
Tas M	2013	トルコ	携帯電話	ラット	○	0.0623W/kgで機能の低下
Rago R	2013	イタリア	携帯電話	人	○	>4h/dの使用でDNA損傷
Kesari KK	2013	インド	携帯電話	レビュー		酸化ストレスが重要
Naziroglu M	2013	トルコ	Wi-Fi, 携帯電話	人レビュー		
Ghanbari M	2013	イラン	携帯電話	ラット	○	活動力の低下、酸化ストレス
Nau JY	2012	フランス	携帯電話	レビュー		精子に影響あり
Lee HJ	2012	韓国	携帯電話4W/kg	ラット	×	精子形成に関して影響なし
La Vignera S	2012	イタリア	携帯電話	レビュー		
Mostafa RM	2012	エジプト	携帯電話	人	○	精子パラメータに変化
La Vignera S	2012	イタリア	携帯電話	人	○	精子劣化は携帯電話が原因
Ozlem N	2012	トルコ	携帯電話	ラット	○	精子の運動・ホルモンに異常
Oksay T	2012	トルコ	2.45GHz	ラット	○	酸化損傷が増加、メラトニンが予防
Celik S	2012	トルコ	携帯電話1.58W/kg	ラット	×	精巣の組織に影響なし
Jelodar G	2012	イラン	基地局アンテナ	屠殺・牛	○	精巣上皮の精子に異常、被曝に対応
Veerachai N	2012	タイ	携帯電話	人	○	精子の自動能力の明白な劣化
Al-Damegh MA	2012	サウジアラビア	携帯電話	ラット	○	睾丸に悪影響、Vitamin改善
Gye MC	2012	韓国	電磁波全般	動物レビュー		メカニズムなどの考察、用心すべき
Zalata A	2012	エジプト	携帯電話	人	○	1.46W/kg、活動低下、DNA損傷
Kumar S	2012	インド	10GHz, 14mW/kg	ラット	○	睾丸縮小、生殖能力に影響
Avendano C	2012	米国	Wi-Fi	人	○	2.45GHz, 4h, 運動低下, DNA損傷
Mouradi R	2012	米国	携帯電話	人	○	精子異常で睾丸から離せ（計算）
Dama MS	2012	インド	携帯電話	人	×	精子量も活動性も改善
Aldad PS	2012	米国	携帯電話1.6W/kg	マウス	○	行動に異常、ADHDに類似
Kesari KK	2012	インド	携帯電話	ラット	○	2h/d頭に異常、酸化ストレス
Merhi ZO	2012	米国	携帯電話	レビュー		研究条件を整理・指摘
Gutschi T	2011	カナダ	携帯電話	人	○	精子機能の低下
Agarwal A	2011	米国	携帯電話	人レビュー		精子に影響あり
Nisbet HO	2011	トルコ	0.9/1.8GHz携帯電話	ラット	○	テストステロン分泌や精子形態に異常
Meo SA	2011	サウジアラビア	携帯電話	ラット	○	精子の濃度・活動性が低下
Lee HJ	2011	韓国	携帯電話	ラット	×	4W/kg , 45m/dの被曝で影響なし
Kang N	2011	中国	携帯電話	人レビュー		精子に影響あり
Imai N	2011	日本	携帯電話	ラット	×	0.04W/kg 0.08W/kgで精子に影響なし
La Vignera SA	2011	イタリア	携帯電話	レビュー		精子に影響あり
Kumar S	2011	インド	2.45GHz, 14mW/kg	ラット	○	酸化ストレスなどで精子に影響大
Saygin M	2011	トルコ	2.45GHz, 3.21W/kg	ラット	○	精子形成に影響、アポトーシス
Redmayne M	2011	ニュージランド	学生の携帯調査	人	○	規則違反で使用増, 睾丸に不安感
Sajeda S	2011	イラク	携帯電話	人	○	4～6年使用で精子が劣化
Ahmad L	2011	パキスタン	携帯電話	人	○	1時間被曝で精子が劣化、ビタミンE改善
Dkhil MA	2011	サウジアラビア	携帯電話 <1.46W/kg	人	○	精子が劣化、抗酸化剤で復活
Sarookhani MR	2011	イラン	携帯電話950MHz	ウサギ	○	テストステロン変化で生殖に影響
Feijo C	2011	ブラジル	疫学	人	×	精子に影響なし

Nakatani-Enomoto S	2016	日本	1.95GHz WCDMA 様	人	×	1Hr 照射、精子関連因子に影響なし
Parsanezhad M	2015	イラン	携帯電話ジャマー	人	○	精子の活動低下とDNA 損傷の増加
Zalata A	2015	エジプト	携帯電話	人	○	照射比較で活動性低下・DNA 損傷
Duan W	2015	中国	携帯電話	マウス	○	SAR:4W/kg精母細胞のDNA 損傷増加
Agawal A	2015	米国	携帯電話	人レビュー		ポケット携帯は影響なし
Dasdag S	2015	トルコ	Wi-Fi, 2.42mW/kg	ラット	○	1年間、精子の劣化、精巣白膜が薄い
Wang D	2015	中国	1.95GHz, 3W/kg	人	○	精子の活動・生存力低下、頭の奇形
Yildirim ME	2015	トルコ	携帯電話, 1082 人調査	人	○	精子数・活動性が減少
Liu Q	2015	中国	900MHz, 0.66W/kg	ラット	○	精子のROSとアポトーシスの増加
Bin-Meferij M	2015	サウジアラビア	携帯電話	ラット	○	精子数・運動の低下
Mahmoudsi R	2015	イラン	Wi-fi	ラット	○	精子パラメータに影響
Farahani A	2015	イラン	携帯電話	人	○	精子の異常
Ma HR	2015	中国	携帯電話	ラット	○	生殖に影響, Pills 類に薬効あり
Zilberlicht A	2015	イスラエル	携帯電話	人	○	精子濃度が異常になる
Shokri S	2015	イラン	Wi-Fi	ラット	○	運動性やアポトーシスなどに影響
Odaci E	2015	トルコ	携帯電話	ラット	○	子のアポトーシス酸化増、精子異常
Sehitogle I	2015	トルコ	携帯電話	ラット	○	アポトーシスで睾丸重量などが低下
Sepehrimanesh M	2014	イラン	携帯電話	ラット	○	1 ~ 4h/d, 30d で色々なストレス
Vereshchako GG	2014	ロシア	携帯電話	ラット	○	精子数減少、活動低下
Tas M	2014	トルコ	携帯電話	ラット	○	生殖のパラメータに影響
Shahhbazi-Gahrouei D	2014	イラン	基地局	人	○	影響があるので300m 以内は避けよ
Karaman MI	2014	トルコ	携帯電話	ラット	○	20日間被曝、影響大、予防対策を
Almasiova V	2014	スロバキア	2.45GHz 2.8W/㎠	ラット	○	顕微鏡検査で睾丸組織に異変
Kumar S	2014	インド	携帯電話	ラット	○	精子数の減少、DNA 損傷
Pawlak K	2014	ポーランド	1.8GHz携帯電話	鶏	○	血液中のホルモンなどが変化
McGill JJ	2014	米国	携帯電話・電子レンジ	レビュー		
Gorpinchenko I	2014	ウクライナ	携帯電話	人	○	精子の活動低下、DNA 損傷
Dasdag S	2014	トルコ	2.4GHz WiFi2.42mW/kg	ラット	○	長期被曝で睾丸に影響、使用に用心
Meena R	2014	インド	マイクロ波	ラット	○	2.45GHz, 0.14W/kg、メラトニン効果
Shahin S	2014	インド	2.45GHz	マウス	○	精子数などの低下, フリーラジカル増
Adams JA	2014	英国	携帯電話	人メタアナリシス	○	精子の活動低下、メデアで話題に
Hatanaka T	2014	日本	0.5, 1, 3MHz	マウス	○	3MHzのみで精子減少、発熱効果か?
Liu K	2014	中国	携帯電話	動物メタアナリシス	○	人・動物で精子活動低下: 17.72%も
Liu K	2014	中国	携帯電話	マウス	○	4W/kgで酸化ストレス、アポトシス
Barazani Y	2014	米国	携帯電話	レビュー		問題点の指摘
Trosic I	2013	クロアチア	携帯電話	ラット	×	2.4W/㎡, 0.6W/kg影響なし
Dama MS	2013	インド	携帯電話	人	○	メタアナリシス多くのパラメータで劣化
Liu C	2013	中国	携帯電話	マウス	○	DNA 損傷、身体から離せ
Ozorak A	2013	トルコ	Wi-Fi	ラット	○	2.45GHz胎児に照射、酸化ストレス
Atosoy HI	2013	トルコ	Wi-Fi	ラット	○	2.44GHzグアノシン減DNA 損傷
Mortazavi S	2013	イラン	携帯電話, γ線	マウス	○	良い効果、両方照射で生存率が増加
Boulos V	2013	エジプト	携帯電話	人	○	使用時間と共に精子因子が悪化

資料２　携帯電話などの高周波・電磁波の精子・精巣などへの影響

2019.1　荻野晃也・作成

論文名	発表年	国名	被曝条件	対象動物	影響	コメント
Shahin S	2018	インド	携帯電話100日照射	マウス	○	ROS増、精巣細胞の劣化
Pandey N	2018	インド	携帯電話	マウス	○	精子に影響、メラトニンで改善
Narayanan SN	2018	インド	携帯電話146.6μW/㎠	ッマウス	○	生殖関連因子に悪影響
Gauyam R	2018	インド	3G携帯電話	ラット	○	ROS増、精子数などが低下
Santini,S	2018	イタリア	携帯電話	レビュー		ミトコンドリア/RoSを問題に
Hanci H	2018	トルコ	携帯電話	ラット	○	長期間被曝で精巣の携帯に変化
Houston BJ	2018	オーストラリア	0.15.1.5W/kgマウス	携帯電話	○	精子のDNA損傷増など
LiR	2018	中国	携帯電話1～4W/kg	マウス	○	精子細部のオートファージDNAに影響
Kesari KK	2018	フィンランド	携帯電話	レビュー		細胞内のメカニズム
OH JJ	2018	韓国	携帯電話4G世代	ラット	○	精原・精母・ライディヒ細胞の減少
Darbandi M	2018	イラン		レビュー		酸化ストレスROSと生殖ホルモン
Bilgici B	2018	トルコ	2.45GHz, 3.68V/m	ラット	○	IL-6, CRPに影響し炎症・損傷の増加
RoozBeh N	2018	イラン	高周波機器	レビュー		男性の生殖関係
Durairajanayagam D	2018	マレーシア		レビュー		生活スタイルと精子劣化
Yahyazadeh A	2018	ドイツ	携帯電話	レビュー		酸化ストレスROSの重要性を指摘
Sepehrimanesh M	2017	イラン	携帯電話900MHz	ラット	○	ガン・リスクや生殖損傷に関連する
Kuzay D	2017	トルコ	2.1GHz, 全身0.23W/kg	ラット	○	精巣のMDA/NOx上昇、GSH低下
AL-Bayyari N	2017	ヨルダン	不妊病院159男	人	○	精子因子が悪化、基地局周辺でも
Sepehrimanesh M	2017	トルコ	900MHz携帯電話	ラット	○	精巣のタンパク質などに影響
Gohari FA	2017	イラン	900MHz高温下	マウス	○	精子因子と遺伝子発現に異常
Kamali K	2017	イラン	Wi-Fi	人	○	精子の活動性が低下
Suzuki S	2017	日本	3G携帯電話2mW/g	マウス	×	精子に影響なし
Mortazavi S	2017	イラン	不妊病院の疫学	人レビュー		Lewis論文に対するコメント・レター
Yu C	2017	中国	短波領域	レビュー		
Pandey N	2017	インド	900MHz, 250mWパルス	マウス	○	酸化ストレスのDNA損傷で精子減
Cetkin M	2017	トルコ	携帯電話	ラット	○	睾丸の形態・組織に影響あり
Schauer I	2017	オーストリア	携帯電話	人	○	精子とホルモンに影響
Lewis RC	2017	米国	不妊病院の疫学	人	×	精子に影響なし、使用は自己申告
Houston BJ	2016	オーストラリア	携帯電話	レビュー		影響メカニズムを提唱
Mortazavi S	2016	イラン	大学生の調査	人レビュー	○	LapTop, Wi-fiなどは使用するな
Uskalova DV	2016	ロシア	1GHz, 50μW/㎠	原生動物	○	単細胞原生動物（精子も）運動低下
Gao XH	2016	中国	携帯電話	ラット	○	精子細胞のミトコンドリアに影響
Asghari	2016	イラン	高周波・極低周波	レビュー		影響論文多し、疫学研究を望む
Akdag MZ	2016	トルコ	2.45GHz, 50mWから50cm	ラット	○	睾丸にのみDNA損傷が起きる
Fakhri Y	2016	イラン	携帯電話	人	○	メタアナリシス：精子の劣化を示す
Zhang G	2016	中国	疫学：コホート	人	○	精子パラメータに影響
AL-Quzwini OF	2016	イラク	携帯基地局・疫学	人	○	50m以内では精子が3倍にも悪化
Radwan M	2016	イラン	携帯電話など	人	○	ストレスが精子DNA損傷の原因

ersinger MA	1972	カナダ	0.5Hz, 0.5 ~ 30G	ラット	○	出産・雄の抑制効果が大きい
arpenter RL	1971	米国	10GHz, 20/80mW	甲虫のサナギ	○	死亡・異常多し、熱効果ではない
mrie AH	1971	米国	27.12MHzジアテルミー	妊婦	○	流産が多いようだがHofmannほどではない
loayer M	1971	ドイツ?	27.12MHz短波	ラット	○	胎盤の損傷や子宮外胎児の増加
)ssenkopp KP	1971	カナダ	0.1 ~ 40Hz, 0.5 ~ 15G	ラット	○	甲状腺や睾丸の重量に僅かな変化
oate WB	1970	米国	AC, DC	ラット	○	受胎率が僅かに低下、授乳に変化
askey J	1970	米国	2.45GHz, 21W/kg	ラット	○	胎児の死亡増加や体重の減少など
)ietzel F	1970	ドイツ	短波、~ 42.7度	ラット	○	胎児に影響あり、ジアテルミー治療に注意
evengood W	1969	米国	静磁界約10000G	両生類	○	異常率が約5倍に増加
ersinger MA	1969	カナダ	0.5Hz, 3 ~ 30G	ラット	○	出生後の雌の行動が混乱するようだ
ereznitskaya AN	1968	ソ連	10cm波長短波	人	○	出産児に異常あり
leurath PW	1968	米国	強い傾斜磁界	カエル	○	正常な発育を妨害。フェリチン効果か?
nickerbocker G	1967	米国	60Hz, 160kV/m	雄マウス	○	子孫の雄マウスの成長が低下
linecki L	1967	ユーゴ	高周波:新しい環境障害	レビュー		
teen HB	1967	ノルウェー	1.6/5G静磁界	ショウジョウバエ	×	1.6G, 5G共に影響なし
iryushkin V	1966	ソ連	4 ~ 7Oe磁界	鳩	○	発育の低下
oroptsev IV	1966	ソ連	7000Oe磁界	カエル	○	発育に抑制
evengood WC	1966	米国	強い静磁界	ショウジョバエ	○	子孫の発育遅れや性比に変化
Iofmann D	1966	ドイツ	27.12MHzジアテルミー	ラット・ウサギ	○	温度上昇と共に流産などが増加
affe LF	1966	米国	電流6x10-11A	褐藻卵	×	発芽や伸長時に照射、発育に影響なし
igler AT	1965	米国	米軍のレーダ操作員	人	○	子供にダウン症が多い
liro L	1965	仏	5 ~ 11mW/㎠	ラット・マウス	×	内臓に変化なし
orodeckaya SF	1964	ソ連	パルス10GHz, 400mW/㎠(5分)	マウス	○	雌の性周期に変化
Minecki L	1964	ユーゴ	高周波	レビュー		
etowski A	1964	ポーランド	2.98GHz, 1/1.3mW/㎠	ラット	○	雌の性周期に変化
aff GH	1963	米国	24GHz, 74 ~ 478mW/㎠	鶏	○	鶏卵の心臓:温度上昇、74でECGに変化
ovzhitkov VA	1961	ソ連	10GHz, 0.344mW/㎠	マウス	×	出産・発育に影響なし
'an Everdingen WA	1940	ドイツ	1.875GHz	鶏	○	初期被曝で新陳代謝に影響、卵死の増加
oak RA	1932	米国	30m波長の短波	ウサギ	×	温度上昇あるが、出産には影響なし
Vindle B	1895	英国	磁界	鶏・他	○	発育に異常、卵死も
Vindle B	1893	英国	電界と磁界	鶏	○	発育に異常、卵死も

):影響あり(可能性も含む)、×:影響なし

|本:携帯電話領域で約1000μW(1mW)/㎠、頭のSAR値は2W/kg以下規制

亟低周波(50/60Hz)の磁界規制値は200μT、電界規制値は3kV/m

Lary JM	1980	米国	27.12MHz, 13.6W/kg	ラット	○	温度上昇と死亡・奇形の増加
Blevins RD	1980	米国	2.45GHz	サルモネラ菌	○	奇形の発生
Leach WM	1980	米国	高周波	レビュー		高周波と生殖問題のレビュー
Conover DL	1980	米国	27.121MHz, 11.7mW/kg	ラット	○	熱発生と奇形の関係は温度による
Knave B	1979	スウェーデン	電圧変電所の勤務男	人	○	出産性比：男12人、女22人p=0.2
Chernovetz ME	1979	米国	2.45GHz, 14/28W/kg	ラット	○	胎児の体重などに影響
Smialowicz RJ	1979	米国	2.45GHz, 5mW/㎠	ラット	○	新生仔のリンパ細胞などに影響あり
Rugh R	1978	米国	高周波	レビュー		
Iwasaki T	1978	日本	静磁界5000G	ツノガエル	×	僅かに影響差あるが統計的に差なし
Graves HB	1978	米国	60Hz, 40～89kV/m	鶏	○	成長に一時的な差
Berman E	1978	米国	2.45GHz, 3.4～28mW/㎠	マウス	○	3.4mW/㎠で胎児の体重減が有意な結果
Joshi MV	1978	インド	5000Oe磁界	鶏	○	組織に異常多し
Shore ML	1977	米国	マイクロ波10mW/㎠	ラット	○	体重が相対的に減少
Chernovetz ME	1977	米国	マイクロ波31mW/㎠	ラット	○	胎児の体重減
Guillet R	1977	米国	2.45GHz, 40mW/㎠	ラット	○	新生仔の腎臓重量が有意に肥大傾向
Hamrick PE	1977	米国	2.45GHz, 5mW/㎠	日本ウズラ	×	免疫系に影響せず
Rugh R	1977	米国	2.45GHz, 123mW/㎠	マウス	○	胎児の死亡・奇形の増加
Jensh RP	1977	米国	マイクロ波10mW/㎠	ラット	×	子宮照射で異常なし
Michaelson SM	1976	米国	10, 40mW/㎠（1日のみ）	ラット	×	影響なし
LeBars H	1976	仏	50Hz, 50kV/m	ラット	×	影響なし
Goodman EM	1976	米国	75Hz, 2G+0.7V/m	ミジホコリ	○	胞子の細胞分裂に遅れ
Doodman EM	1976	米国	0.4G+0.15V/m	ミジホコリ	×	影響は見られない
Rugh R	1976	米国	2.45GHz, 123mW/kg	マウス	○	胎児の損傷が大きい
Cerretelli P	1976	イタリア	50Hz, 100V/m	ラット	○	交配と妊娠の回数に変化
Marino AA	1976	米国	60Hz, 電界	マウス	○	3世代で調査、体重減と死亡率の増加
Krueger WF	1975	米国	高周波と60Hz電界磁界	鶏	○	1.2G磁界でのみ雄が少ない（32.3%）
Durfee WK	1975	米国	DC3.5kV/m	鶏	×	影響なし
Durfee WK	1975	米国	60Hz, 5G	鶏	×	卵の呼吸作用に変化なし
Yates V	1975	米国	60Hz, 1～8G, 10V/m	鶏	○	胚・腎の繊維細胞に成長阻害
Dietzel F	1975	ドイツ	27.12MHz, 70～100W	ラット	○	13.14日目の被曝で温度上昇と奇形増加
Liu LM	1975	米国	9GHz, 0.05～20mW	ゴミムシダマシ	○	強くなるとともに蛹が孵化しない
Pyle SD	1975	米国	2.7GHz, パルス20pps	ゼブラ魚	○	後の成長段階で僅かに差が生じる
McRee DI	1975	米国	2.45GHz, 14mW/g	日本ウズラ	×	ヘモグロビン減少が見られるが影響なし
Hamrick PE	1975	米国	2.45GHz, 30mW/㎠	ウズラ	×	影響なし
Chernovetz ME	1975	米国	2.45GHz, 38mW/㎠	マウス	○	胎児に異常
Rugh R	1975	米国	123mW/㎠（1回）	マウス	○	子宮に異常
Daetzel F	1975	ドイツ	55～100mW/㎠	ラット	○	子宮照射で子宮に異常
Bereznitskaya AN	1974	ソ連	マイクロ波	マウス	○	胎児の体重が減少
Chen JH	1974	米国	60Hz, 100μT	鶏卵	○	卵の細胞の成長が減少する
Novak B	1973	米国	AC, DC	藻の卵	○	8Hzのパルス被曝で影響が最大
Zervins A	1973	米国	26kHz, 16mT	鶏	×	19日間の被曝で孵化率が改善
Singewald JL	1973	米国	60Hz送電線作業男性	人	×	性比に影響なし
Kondra R	1972	カナダ	6GHz, ～425pW/㎠	鶏	×	産卵などに関して影響なし
Ossenkopp KP	1972	カナダ	回転磁界0.1～40Hz, 0.5～15G	ラット	○	甲状腺と睾丸に変化、他は影響なし

rupp K	1985	フィンランド	VDT	人	×	先天性異常なし、有意ではない
hernoff N	1985	米国	電磁波	レビュー		
erman E	1984	米国	2.45GHz, 11.5W/kg	マウス	○	出産後の脳の発育に影響
laffeo S	1984	米国	100Hz, 1kHz	鶏	×	1982年Delgado実験は再現されず
urdham J	1984	カナダ	電磁波	レビュー		
eto YJ	1984	米国	60Hz, 880kV/m	ラット	×	性比を含め影響なし
rimizu	1984	日本	磁界作業の男	人	○	女児が多い
ikov MR	1984	米国	60Hz, 100kV/m	ラット	×	生誕後の体重・身長・組織などに影響なし
lerritt JH	1984	米国	2.45GHz, 0.4W/kg	ラット	×	脳の重量・DNAなどに異常なし
ensh RP	1984	米国	6GHz, 35mW/㎠	ラット	○	胎児の体重減などの影響あり
ergqvist UO	1984	スウェーデン	VDT	レビュー		
uiatti E	1984	イタリア	ラジオ電器産業の男	人	○	不妊が5.9倍（不有意）
amirez E	1983	スペイン	50/100Hz, 静磁界	果物ハエ	○	生活力の低下、静磁界で蛹死亡増
hazan B	1983	ポーランド	2.45GHz, 10/40mW/㎠	ネズミ	×	胎児の体長に差なし
hazan B	1983	ポーランド	2.45GHz, 4～5W/kg	マウス	×	催奇性なし
hazan B	1983	ポーランド	2.45GHz, 40mW/㎠	ネズミ	○	胎児の体重が低下
hazan B	1983	ポーランド	2.45GHz, 16～18W/kg	マウス	○	ウィルスなどへの抵抗力の減少
trand JA	1983	米国	1T静磁界	紅マス	○	卵・精子に影響あり
aunders RD	1983	英国	2.45GHz, 43W/kg	ラット	○	妊娠率の低下
ary JM	1983	米国	100MHz, 0.4W/kg	ラット	×	催奇性に影響なし
ary JM	1983	米国	27.12MHz, 11W/kg	ラット	○	奇形などの影響は温度上昇
ensh RP	1983	米国	2.45GHz, 20mW/㎠	ラット	×	胎児に異常なし
andrigan PJ	1993	米国	VDT疫学	人	×	影響は見られない
ordstrom S	1983	スウェーデン	高電圧変電所の勤務男	人	○	先天異常が3.2倍で有意、死産が3.6倍
ordstrom S	1983	スウェーデン	高電圧変電所の勤務男	人	○	出産性比：男67人、女73人
beda A	1983	スペイン	パルス100Hz, 1μT	鶏	○	42μ立ち上り波形で異常増加。窓効果か?
elgado J	1982	スペイン	10Hz～1kHz	鶏	○	100Hz, 1.2μTで形態異常：窓効果?
ary JM	1982	米国	27.12MHz, 300V/m	ラット	○	胎児奇形の増加や体重減など
allen B	1982	スウェーデン	物理セラピスト	人	○	妊婦技師の子供に異常が多い
nouye M	1982	米国	2.45GHz, 9/19mW/㎠	マウス	×	温度ストレスはあるが、全体として影響なし
erman E	1982	米国	2.45GHz, 9W/kg	ハムスター	○	胎児死亡の増加、発達の遅れ
erman E	1982	米国	2.45GHz, ～28mW/㎠	マウス	○	胎児の体重・脳が減少
redmerszky IA	1982	ハンガリー	2.45GHz, 50W/kg	鶏	○	脳内蛋白質の増加と肝臓蛋白質の減少
aplan J	1982	米国	2.45GHz, 0.034～3.4W/kg	猿	○	3.4W/kgでは親・子ともに影響あり
ensh RP	1982	米国	915MHz, 10mW/㎠	ラット	×	異常なし
erman E	1981	米国	2.45GHz, 28mW/㎠	ラット	○	胎児の体重減
awrot PS	1981	米国	2.45GHz, 30mW/㎠	マウス	○	奇形胎児の増加
ansson M	1981	スウェーデン	50Hz, 14kV/m	ウサギ	○	小脳の細胞組織に異常
alvin MJ	1981	米国	2.45GHz, 4.03mW/kg	日本ウズラ	○	免疫系に影響する
inkle L	1981	米国	7～190mV/mm	蛙	○	神経や筋線維母細胞に異常
ackman RM	1981	米国	60Hz, 0～50kV/m	マウス	○	コルティコステロンが2～3倍に増加
am WZ	1980	カナダ	60Hz, 240kV/m	マウス	○	受精力は良いが、誕生・生存率が僅かに低下
larino AA	1980	米国	60Hz電磁界	マウス	○	第3世代まで死亡率が増加

Portet R	1988	仏	50Hz, 550kV/m	ラット	×	誕生仔のホルモン・甲状腺に変化なし
McDonald AD	1988	カナダ	VDT	人	○	腎尿細管の異常が1.84倍で有意
Stuchly MA	1988	カナダ	VDT, 5.7 ~ 66 μ T	ラット	○	66 μ Tでリンパ球が有意に減少（正常値?）
Bryan TE	1988	米国	電磁波被曝	鳥レビュー		卵が熱効果やCa漏洩で影響を受けるか
Goldhaber MK	1988	米国	VDT	人	○	流産の増加、1.8倍で有意な結果もある
Maffeo S	1988	米国	100Hz, 1 μ T	鶏	×	1983年Ubeda実験は再現されず
Juutilainen J	1987	フィンランド	50Hz, 0.4 ~ 1.35A/m	鶏	○	1.35A/mで異常あり。1A/m以下はOK
Falugi C	1987	イタリア	パルス20 μ s, ~ 2G, 2V/m	ウニ	×	Ca放出と成長促進があるが、異常はない
Tikkanen J	1987	フィンランド	VDT	人	○	流産が1.9倍だが有意ではない
Hansson M	1987	スウェーデン	50Hz, 14kV/m	ウサギなど	○	グリア細胞などに変化
McDonald AD	1987	英国	商業別の流産調査	人	×	電磁波関連の職業では差がみられない
Mikolajczyk	1987	ポーランド	航空会社員コホート	人	×	影響なし
Zimmerman S	1987	米国	60Hz, 100kV/m	ラット	○	出産数は差なし、雌が多いようだ
Lary JM	1987	米国	RFと奇形：疫学	レビュー		
Rommerein DN	1987	米国	60Hz, 100kV/m	ラット	○	影響ありなし、このあたりで影響の境目?
Bjerkedal T	1987	ノルウェー	VDT	人	×	先天性異常・死産が僅かに増加（不有意
Westerholm P	1987	スウェーデン	VDT	人	×	自然流産が僅かに増加（不有意）
Algers BO	1987	スウェーデン	送電線下4kV/m, 2 μ T	牛	×	発情や出産に影響は見られない
Sikov MR	1987	米国	60Hz, 30kV/m	白鳥	○	子孫の損傷で影響ありなしが混在
Sikov MR	1987	米国	60Hz, 30kV/m	豚	○	奇形の増加
Gildersleeve R	1987	米国	2.45GHz連続波	日本ウズラ	×	生殖過程に影響なし
McDonald AD	1986	カナダ	VDT	人	○	流産・先天性異常が増加（不有意）
McDonald AD	1986	カナダ	VDT	人	×	先天性異常が1倍以下
Ozil JP	1986	ポーランド	1 ~ 3kV/mパルス	ウサギ	○	全体として×だが、部分的に影響あり結果
Tribukait B	1986	スウェーデン	1 ~ 15 μ T鋸波	マウス	○	15 μ Tで臍ヘルニア増、奇形は不有意
Ericson A	1986	スウェーデン	VDT	人	○	先天性異常が20h/w使用で2.3倍（有意）
Ericson A	1986	スウェーデン	VDT	人	×	自然流産が僅かに増加（不有意）
Baroncelli P	1986	イタリア	鉄道用変電所・男	人	×	子供の数に差なし
Konerman G	1986	ドイツ	静磁界1T	ラット	×	胎児や脳の重量などに差なし
Lary JM	1986	米国	27.12MHz, 10.8W/kg	ラット	○	出産損傷と胎児死は体の温度と関連する
Juutilainen J	1986	フィンランド	50000e	鶏	○	脳や心臓に異常
Juutilainen J	1986	フィンランド	1Hz~ 100kHz	鶏	○	双極波形で形態に異常。閾値は1.26 μ Tか?
Juutilainen J	1986	フィンランド	100Hz, 1.25 μ T	鶏	○	2日目の被曝で奇形の増加
Tofani S	1986	米国	0.1mW/㎠, 0.1mW/kg	ラット	○	体重などに弱い変化、温度上昇以外の効果か
Butler BJ	1986	カナダ	VDT	人	○	自然流産が僅かに増加（不有意）
Soeradi L	1986	インドネシア	1 ~ 7kV電界	ラット	○	6/7kVで先天異常、性比差なし
Sisken BF	1986	米国	パルス3.8kHz, 4.4kHz	鶏	○	影響あり
Marcickiewicz J	1986	スウェーデン	2.45GHz, 0.5 ~ 5W/kg	マウス	○	5W/kgで胎児の体重が減少
Wertheimer N	1986	米国	電気毛布など	人	○	以前の流産1.8倍有意、成長遅れ2.2倍
Ueno S	1985	日本	10 ~ 15mT, 2 ~ 20KHz	蛙	○	催奇性の作用あり
Cameron IL	1985	米国	電界と60Hz, 1G磁界	メダカ	○	電界ではなく磁界被曝で発育の遅れ
Nawrot PS	1985	米国	2.45GHz, 30mW/㎠	マウス	○	胎児死亡率の増加、奇形なし
Spitz MR	1985	米国	職業被曝	人	○	父親被曝で子の神経細胞腫が2.13倍に増加

...benheim L	1991	カナダ	流産	レビュー		
...onde JPE	1991	デンマーク	父親が溶接工	人	○	流産が1.9倍で有意
...ary JM	1991	米国	RFと化学物質	ラット	○	相乗効果で奇形が増加
...yndall DA	1991	米国	MRI, 1.5T, 64MHz	マウス	○	目などに奇形
...oulton LA	1991	英国	パルス15Hz, 2.1mT	鶏	×	胚重・骨長に影響なし
...chnorr TM	1991	米国	VDT	人	×	自然流産の影響なし
...avet R	1991	米国	VDT	レビュー		
...och WE	1991	カナダ	0.1 ～ 30ms変動磁界	鶏	×	影響なし
...usman I	1990	イスラエル	パルス1 ～ 100Hz	マウス/ラット	○	病的影響なし。体重増と目の開始の遅れ
...alzinger K	1990	米国	60Hz, 30kV/m	ラット	×	誕生後の体重・行動・障害に差なし
...ommerein DN	1990	米国	60Hz, 10, 65, 130kV/m	ラット	○	10kV/mではなし、他で耳などに変色影響
...ommerein DN	1990	米国	60Hz, 10, 65.130kV/m	ラット	×	雄に体重減があったが、雌には影響なし
...amei	1990	日本	磁界使用の男	人	○	67:73で女児出産が多い
...ielsen CV	1990	デンマーク	VDT	人	×	流産の影響なし
...owalczuk CI	1990	英国	50Hz, 20kV/m	ラット	×	妊娠に差なし、1.5GyのX線では差あり
...Vindham GC	1990	米国	VDT使用女性	人	○	流産の増加、子宮内成長遅延1.6倍（不有意）
...rasad N	1990	米国	MRI	蛙	×	4.5Tまで影響なし
...avitz DA	1990	米国	電気毛布、妊婦	人	○	出産時の脳腫瘍が2.5倍で有意
...Marcus M	1990	米国	VDT使用女性	人	○	流産の増加
...ikkanen J	1990	フィンランド	VDT	人	○	先天性異常が増加、有意ではない
...ikkanen J	1990	フィンランド	VDT	人	×	懐胎期間・誕生重量とも影響なし
...McDonald A	1990	カナダ	VDTと流産	レビュー		
...randt LP	1990	デンマーク	VDT	人	×	先天性異常は1倍以下、有意ではない
...hacon L	1990	米国	30Hzパルス	鶏	○	発育損傷の原因となるCa, Naイオンが変化
...askinen H	1990	フィンランド	物理セラピスト	人	○	妊婦技師の流産が多い
...unin GR	1990	米国	父の職業と小児がん	人	○	網膜芽細胞腫が溶接機械工で4倍（有意）
...yndall DA	1990	米国	MRI：1.5T	マウス	×	目の奇形は見られない
...erman E	1990	スペイン	パルス磁界、1μT	鶏	○	カナダ・米国など6ケ所で異変確認。
...immerman S	1990	米国	60Hz, 1G	ウニ	○	発育の遅れ
...ommerein DN	1989	米国	60Hz, 112/150kV/m	ラット	×	出産数などに影響なし
...ryant HE	1989	カナダ	VDT	レビュー		
...Meyer RE	1989	米国	極低周波	レビュー		
...amada SH	1989	米国	静電界10V/cm	鶏	○	細胞の表面が変化
...rown-Woodman ...	1989	オーストラリア	27.12MHz	ラット	○	ジアテルミー技師の受胎減少可能性あり
...Vertheimer N	1989	米国	ケーブル熱源・家	人	×	流産は1.0倍で影響なし
...ohnson CC	1989	米国	父の職業と子供	人	○	死亡率が電磁波1.6倍、電気技師3.5倍
...ryant HE	1989	カナダ	VDT	人	×	自然流産が僅かに増加、有意ではない
...Martin AH	1988	オランダ	パルス～ 24, 24 ～ 48h	鶏	○	0 ～ 24時間の被曝でのみ鶏卵に異常
...ary JM	1988	米国	27.12MHz, ～ 11W/kg	ラット	○	胎児死亡や異常の増加
...aunders RD	1988	英国	2.45GHz, 5W/kg	ラット	×	雄の生殖力、雌の妊娠率に影響なし
...urminen T	1988	フィンランド	VDT	人	×	誕生体重の変化なし、流産なし
...lackwell R	1988	英国	VDTと流産	レビュー		
...endricks WL	1988	米国	MRI:3500G	マウス	○	胎児の身長に差、他は影響なし

Pafkova H	1994	チェコ	50Hz, 6μT/10mT	鶏	×	死亡率に変化なし
Guberan E	1994	スイス	物理治療士・女	人	×	出産性比：男262人、女246人で正常
Guberan E	1994	スイス	マイクロ波使用・女	人	○	出産性比：男67人、女79人
Kowalczuk CI	1994	英国	50Hz, 20mT	マウス	×	流産も先天性奇形も影響なし
Huuskonen H	1993	フィンランド	pulse15・35.6μT	ラット	○	骨奇形・着床の数が増加、発育異常あり
Tyndall DA	1993	米国	MRI:1.5T	マウス	○	頭部を中心とする奇形発生
Cox CF	1993	米国	パルス50Hz, 10μT	鶏	×	異常なし。Juutilainenn論文（1987）を否定
Ouellet-Hellstram R	1993	米国	女性テラピスト	人	○	0.5μW/㎠被曝で1.5倍の流産増加
Gona AG	1993	米国	1kV/m10G, 100kV/m1G	ラット	○	誕生後の雌の胎盤吸収などに有意な差
Brent RL	1993	米国	VDT, 極低周波	レビュー		
Yu MC	1993	米国	1kV/m100kV/m, 1G10G	ラット	×	身体・脳の成長に差なし
Predmerszky HA	1993	ハンガリー	2.45GHz, 50W/㎠	鶏	○	脳内タンパクと肝臓の活性が減少
Ma TH	1993	米国	50Hz, 50～400mG	果物ハエ	○	死亡率が高いようだ
Robert E	1993	フランス	送電線周辺・疫学	人	×	奇形発生が少ないようだ
Frolen H	1993	スウェーデン	20Hz, 15μTパルス	マウス	○	全体は×だが胎児死、胎盤再吸収などに差
Shaw GM	1993	米国	VDTなどの疫学研究	レビュー		
Milham S, Jr	1993	米国	アルミ工場労働者・男	人	○	出産性比：男53人、女86人
BramWell RS	1993	英国	VDT	人	×	流産・出産異常と関連なし
Cameron IL	1993	米国	60Hz, 10～100mG	マウス・ウニ	○	発育などの遅れ
Juutilainen J	1993	フィンランド	0.63μT以上	人	○	早期流産が5.1倍、有意
Handcock MS	1992	米国	パルス磁界	鶏	○	Berman（1990）の実験を再チェック
Piera V	1992	スペイン	18mT, 36mT	鶏	○	36mT、15日暴露で胚重・胚長が増加
Milunsky A	1992	米国	電気毛布	人	×	神経管に影響なし
Neilsen CV	1992	デンマーク	VDT	人	×	流産に影響なし
BramWell RS	1992	英国	VDT	人レビュー		生殖障害と関連ありそう
Lindbohm ML	1992	フィンランド	VDT	人	○	自然流産が>9mG, 10h/wで3.4倍で有意
Dlugosz L	1992	米国	電気毛布・ベッド	人	×	出産児に影響なし
Leal J	1992	ベルギー	10～1000Hz, 0.4～400μT	鶏	○	条件により色々な異常が出る
Wiley MJ	1992	カナダ	20kHz, 鋸波<200μT	マウス	×	VDTに使用される20kHzでは影響なし
Hatch M	1992	米国	50/60Hz磁界	レビュー		
Chernoff N	1992	米国	電界・磁界	レビュー		更なる研究が必要
Parazzini F	1992	イタリア	VDT	レビュー		データ不足を指摘
Roman E	1992	英国	VDT	人	×	流産影響なし、有意ではない
Ho MW	1992	英国	静磁界, 7mT以下	ショウジョウバエ	○	蛹に異常多し
Martin AH	1992	カナダ	60Hzの変動磁界	鶏	×	異常増加はなし
Saito K	1992	日本	428MHz, 6.8W	鶏	○	死亡率が60%、奇形発生あり：1996年に英文論文に
Saito K	1991	日本	428MHz, 55mW/㎠	鶏	○	熱効果ではなく催奇性を示す
Larsen AL	1991	米国	物理治療士・女	人	○	出産性比：男15人、女36人
Grandolfo M	1991	イタリア	50Hz, 1～10mT	鶏	○	胎生期の細胞に影響あり
Braithwaite L	1991	米国	マイクロ波	鶏	×	3.6mW/㎠, 2.88mW/gで影響なし

Magras IN	1997	ギリシャ	RF120～1053nW/㎠	マウス	○	胎児数が低下などの影響
Valberg PA	1997	米国	50/60Hz	レビュー		
Grasso P	1997	イタリア	VDT、疫学	人	×	流産が1.0倍で影響なし
Indulski JA	1997	ポーランド	送電線	人	×	はっきりした関連が得られない
Irgens A	1997	ノルウェー	男女の磁界被曝	人	○	出産男児：男親で僅か、女親で明白に減少
Youbicier-Simo B	1997	フランス	VDT/TV近傍被曝	鶏	○	死亡率が増加（47～68%）
Farrell JM	1997	米国	パルスと60Hz磁界	鶏	○	1μT、48時間曝露で形態異常が増加
Veicsteinas A	1996	イタリア	50Hz, 200μT	鶏	×	種々の長期被曝で発生異常なし
Robert E	1996	フランス	送電線周辺の妊婦	レビュー		
Pafkova H	1996	チェコ	50Hz磁界とX線	鶏	○	形態学変化の感受性が低下
Pafkova H	1996	チェコ	50Hz磁界	鶏	×	9日目の胚の奇形・死亡に異常なし
Wilkins JR	1996	米国	父の職業と小児脳腫瘍	人	○	溶接工で3.8倍（有意ではない）
Cooper WG	1996	米国	0.15～0.01G	人レビュー		p53遺伝子などの影響で流産増加
Greenebaum B	1996	米国	パルス15/25Hz磁界	鶏	○	神経突起細胞の成長
Mubarak AA	1996	イエーメン	電力労働者・男	人	○	出産性比：男8人、女54人
Kolodynski A	1996	ラトビア	ラジオ等周辺両親	人	○	出産性比：男254人、女355人
Ryan BM	1996	米国	60Hz, 0～1mT	ラット	×	生物学的な変化なし
Rommereim DN	1996	米国	60Hz, 0.61/1mT	ラット	○	腹中の胎児数が減少
Sienkiewics ZJ	1996	英国	50Hz, 5μ～5mT	マウス	×	学習能力・記憶力・行動に差なし
Narra VR	1996	米国	1.5T静磁界	マウス	○	胎児形成に影響あり
Saito K	1996	日本	428MHz, 6.8W	鶏	○	死亡数60%（対照群15.8%）:1992年論文と同
Trillo M	1995	ベルギ	50Hz, 1mT, ON/OFF	鶏	○	ON/OFFでは異常が有意に低下
Levin M	1995	米国	60Hz, DC, 2.5～8.8mT	ウニ	○	周波数・強度で細胞分裂の開始が遅れなど
Svedensal BM	1995	スウェーデン	20kHz, 15μT	マウス	○	胎児の体重と身長が減少
Terol FF	1995	スペイン	50/100Hz, 0.2～3.2μT	ウズラ	○	100Hzに異常死多し、頭部神経に異常
Rodriquez P	1995	ベルギー	VDT	人	×	先天性異常が1倍以下、誤差多し
Swan SH	1995	米国	半導体工場>0.9μT	人	×	流産増なし
Infante-Rivard C	1995	カナダ	ミシン作業女性	人	○	出産児の小児白血病が5.78倍に増加
Bracken MB	1995	米国	電気ベッド	人	×	妊娠中被曝での子供の体重減なし
Goldsmith JR	1995	米国	軍や放送局勤務者	人	○	生殖異常・流産の増加
Lundsberg LS	1995	米国	磁場被曝労働者・男	人	×	生殖関連に問題なし
Li DK	1995	米国	VDT	人	○	先天性異常が増加、有意ではない
Li DK	1995	米国	電気毛布	人	○	尿道管異常4.4倍、妊娠初期では10倍にも
Ubeda A	1994	スペイン	2種類のパルス磁界	鶏	○	初期の曝露で発達異常が増加
Sienkiewics Z	1994	英国	5Hz, 20mT	マウス	○	全体では差がないが部分的に差がある
Litovitz TA	1994	米国	パルス1μT、ノイズ	鶏	○	異常の増加、ノイズでは異常が減少
Nelson BK	1994	米国	10MHzと薬品2ME	ラット	○	受精後13日の胎児に大きな影響あり
Mevissen M	1994	スイス	50Hz, 30mT	ラット	○	腹中の胎児数が減少
Savitz DA	1994	米国	0.2μT以上	人	×	流産・誕生重量とも影響なし
Savitz DA	1994	米国	ワイヤー・コード	人	○	低重量誕生が2.6倍、有意
Savitz DA	1994	米国	電磁波一般	レビュー		電磁波被曝と流産
McDiamid MA	1994	米国	VDTなど	人	○	流産が多い
Pafkova H	1994	チェコ	50Hz磁界とX線	鶏	○	両者の照射で催奇性に変化

Lee GM	2000	米国	温水ベッド、電気毛布	人	×	温水ベッドは影響なし、電気毛布は関連か?
Feyching M	2000	スウェーデン	父の職業コホート	人	○	>0.3μTで小児白血病が2倍（有意）
Dasdag S	2000	トルコ	携帯電話0.155W/kg	ラット	○	出産仔の体重が有意に低下
Marcus M	2000	米国	VDT	レビュー		流産リスクは明らかではない
Cecconi S	2000	イタリア	パルス33Hz, 50Hz	マウス	○	33Hzで卵胞発育が低下、50Hzではなし
Di Carlo AL	2000	米国	60Hz, 繰り返し磁界	鶏	○	オルニチン脱炭素酵素などが増加
Jove M	1999	スペイン	静磁界18/36mT	鶏	○	長期間の静磁界被曝は胚の発達に影響する
Ryan BM	1999	米国	60Hz, 0.02～10G	人	×	生殖関係に影響なし
Smulevich M	1999	ロシア	父母の職業と小児がん	人	○	母：EMF5.2倍、神経母細胞腫はVDT13.8倍
Brent RL	1999	米国	極低周波	哺乳類レビュー		
Nelson BK	1999	米国	10MHz+サルチル酸	ラット	×	相乗作用的な効果はない
Galat W	1999	ロシア	54～78GHz, 60μW/cm²	ウニ	○	未分化胚芽細胞段階で影響しているようだ
Olshan AF	1999	米国	父母の職業と小児がん	人	○	父：放送関連職業で神経芽細胞腫が6.1倍
Robert E	1999	フランス	VDTなどの疫学	レビュー		データ不足を指摘、有害指摘は出来ない
Di Carlo AL	1999	米国	60Hz, 1μT磁界	鶏	○	生存率の増加（38%が58～69%に）
Huuskonen H	1998	フィンランド	20kHz, 15μT, VDT	マウス	×	懐妊中の被曝で影響なし
Huuskonen H	1998	フィンラン	50Hz, 20kHz, 13/130μT	マウス	○	骨格変化以外に影響なし
Belanger K	1998	カナダ	電気毛布・温水ベッド	人	○	電気毛布のみ流産が1.8倍で有意
Nelson BK	1998	米国	10MHzと薬品2ME	ラット	○	発育異常はSAR値よりも結腸温度が大
Lee G	1998	韓国	ワイヤー・コード	人	×	流産が1.2倍、有意ではない
Sienkiewicz Z	1998	英国	電磁波と放射線	レビュー		
Dawson BV	1998	米国	10kHz, 0.25/0.95mT	ラット	×	影響は見られない
Jauettem JR	1998	米国	RF全体	レビュー		
Tornqvust S	1998	スウェーデン	電気労働者・男	人	○	死産が1.3倍、出産：男86人、女92人
Simo Y	1998	フランス	携帯電話	鶏	○	卵60個が上の携帯電話の形で孵化せず
Barchard JF	1998	カナダ	60Hz :10kV/m, 30μT	牛	○	発情周期の長さに差、ホルモン変化なし
Farrell JM	1998	米国	60Hz正弦波, 4μT	鶏	○	14C使用、ODA活性が15時間後に増大
Ryan BM	1998	米国	60Hz, 0～1mT	ラット	×	生物学的な変化なし
Espinar A	1997	スペイン	20mTの静磁界	鶏	○	小脳皮質の細胞移動と分化に影響
Juutilainen J	1997	フィンランド	29kHz, 15μT	マウス	×	影響なし
Klug S	1997	ドイツ	色々な弱い電磁波	ラット	×	成長・発育に影響なし
Grasso P	1997	イタリア	VDT	人	×	子供に影響なし
Pastore LM	1997	米国	VDT	人	×	死産死が0.7倍で有意
Grajewski B	1997	米国	VDT	人	×	低重量出産が1.4倍、有意ではない
James WH	1997	英国	性比とホルモン分泌	レビュー		
Nelson BK	1997	米国	10MHzと薬品2ME	ラット	○	発育異常は薬品2MEで大だが、高周波も影響する
Jensh RP	1997	米国	0.915～6GHz	レビュー		
Farrell JM	1997	米国	60Hz, ～1μT	鶏	○	2500個で実験、異常が大幅に増加
Levin M	1997	米国	静磁界10～100mT	ウニ	○	30mTで原腸胚形成が8倍に増加
Mailhes JB	1997	米国	EMFと化学薬品	マウス	○	卵母細胞の化学作用染色体異常が更に増加

Saadat M	2005	イラン	疫学、～0.15mT	人	×	送電線作業男性の子の性比に異常なし
Nishimura I	2005	日本	中間周波数	鶏レビュー		(調査報告)
Fernie KJ	2005	英国	送電線と渡り鳥	レビュー		
Feychting M	2005	スウェーデン	電磁波全般	レビュー		技術の進歩に対応する研究が必要
Balmori A	2005	スペイン	携帯電話基地局	シュバシコウ	○	200m以内の巣の40%に雛がいない
Lahijani MS	2004	イラン	50Hz, 1.33～7.33mT	鶏	○	4.39/5.52mTで体重の減少
Blaasaas kg	2004	ノルウェー	送電線下の妊婦	人	○	有意ではないが子供の心臓欠陥が1.54倍
Bortkiewicz A	2004	ポーランド	基地局周辺	レビュー		
Czyz J	2004	ドイツ	携帯電話1.71GHz	ES細胞	×	胎児のES細胞に影響なし
Czyz J	2004	ドイツ	50Hz, 0.1～2.3mT	ES細胞	○	2.3mTで胎児の幹細胞に影響する
Fojt L	2004	チェコ	50Hz, 10mT	大腸菌など	○	活性化が低下する
Kim SH	2004	韓国	20kHz鋸波形6.5μT	マウス	×	胎児への悪影響なし
Chung MK	2004	韓国	60Hz, 0.5～500μT	ラット	×	第2世代胎児まで影響なし
Rajendra P	2004	インド	50Hz, 5～100μT	鶏	○	概日リズム変化、グルタミンと発達異常
Panagopoulos D	2004	ギリシャ	携帯電話	ショウジョウバエ	○	変調高周波で特に産卵率・サナギが急減
Weisbrot D	2003	米国	携帯電話, 1.4W/kg	ショウジョウバエ	○	Hsp70の急減など生殖に影響か
Blaasaas kg	2003	ノルウェー	送電線下の妊婦	人	○	16.2万人の児童、食道異常が2.5倍で有意
Beraldi R	2003	イタリア	50Hz, 60～2　20μT	マウス	○	高被曝で胎児の死亡率が増加
Wang SM	2003	中国	6x104V/mパルス	マウス	○	雄の子孫が減少
Chung MK	2003	韓国	60Hz, 5～500μT	ラット	×	胎児に影響なし
Infante-Rivard C	2003	カナダ	妊娠中の被曝0.4μT	人	○	子供の小児白血病が2.5倍で有意
Grigorev G	2003	ロシア	携帯電話	鶏	○	孵化中の死亡率75%（対照は16%）
Shallom JM	2002	米国	マイクロ波	鶏	○	熱蛋白質HSP70が増加
Lee GM	2002	米国	60Hz被曝	人	○	高い被曝は流産増加、平均2mGではなし
Elbetieha A	2002	ヨルダン	50Hz, 250mG	マウス	×	雄・雌ともに生殖能力に影響なし
Ohnishi Y	2002	日本	50Hz, 5mT	マウス	×	誕生後の生殖に関する影響なし
Li DK	2002	米国	60Hz被曝	人	○	16mG以上の被曝で早期流産が増加
Negishi T	2002	日本	50Hz, 7～350μT	ラット	×	一部に差はあるが性比を含めて影響なし
Blaasaas kg	2002	ノルウェー	50Hz, >0.1μT妊婦	人	○	129万人児童、脊椎異常など神経系と関連か
Elbetieha A	2002	ヨルダン	50Hz, 25μT	マウス	○	生殖機能には影響ないが卵巣が明白に増加
Toman R	2002	スロバキア	70mT	鶏	○	孵化率や体重の減少
Soeradi O	2002.	インドネシア	1, 2, 3kV/10cm	マウス	○	繁殖力の低下（特に3、4世代）性比なし
Veterany L	2002	スロバキア	50Hz, 70mT	鶏	○	孵化した子供の体重が低下
Veterany L	2002	スロバキア	白光・モノクロ光線	鶏	○	差は少ないが種類に敏感な反応
Bastide M	2001	フランス	携帯電話	鶏	○	5回の実験で孵化死が47～61%
Shaw GM	2001	米国	VDT	レビュー		悪影響報告があるが、データ不足を指摘
Nelson BK	2001	米国	10MHz, メタノール2ME	ラット	○	複雑な相乗効果がありそう
Huuskonen H	2001	フィンランド	50Hz, 13μT	マウス	○	全体の生存差なし、成長段階では有意差
Al-Akhras MA	2001	ヨルダン	50Hz, 25μT	ラット	○	受胎・着床の低下、死産の増加
De Roos AJ	2001	米国	被曝労働者	人	○	子供に神経母細胞腫が多い
Veterany L	2001	スロバキア	70mT	鶏	○	死亡率や体重の減少
Lahijani MS	2000	イラン	50Hz, 8～10.1mT	鶏	○	8～8.7mTのみ影響差、他は差なし
Tablado L	2000	スペイン	静磁界0.5～0.7T	マウス	○	睾丸などに悪影響
Fernie KJ	2000	カナダ	送電線近傍	アメリカ隼	○	卵の大きさが増加するが、孵化率は低下

Santini MT	2009	仏	携帯電話	レビュー		
Gul A	2009	パキスタン	携帯電話	ラット	○	出産後21日に調査、卵巣に影響
Takahashi S	2009	日本	2.14GHz, 0.066～0.146W/kg	ラット	×	妊娠も発育の世代影響なし
Bas O	2009	トルコ	900MHz携帯電話	ラット	○	出産 ラットの海馬の錐体細胞が減少
Lee HJ	2009	韓国	20kHz, 30μT	マウス	×	妊娠19日目の胎児を調査：影響なし
Balmori A	2009	スペイン	携帯基地局	動物レビュー		動物に悪影響
Zareen N	2009	パキスタン	携帯電話	鶏	○	胎児被曝で成長過程に影響する
Zareen N	2009	パキスタン	携帯電話	鶏	○	目の網膜成長や上皮の色素沈着の低下
Batellier F	2008	イラン	携帯電話	鶏	○	孵化器（9～12日）で死亡が最大
Genuis SJ	2008	カナダ	電磁波・全般	レビュー		
Al-Akhras MA	2008	ヨルダン	50Hz, 25μT	ラット	○	卵巣重量が半分、性ホルモンが有意に変化
Baste V	2008	ノルウエー	海軍レーダ操作男	人	○	3m以内の作業では20代で不妊5倍、男児少（有意）
Divan HA	2008	米国	携帯電話・コホート	妊婦	○	子の行動異常が1.8倍で有意
Odaci E	2008	トルコ	携帯電話	ラット	○	子の海馬組織に影響
Rezk AY	2008	エジプト	携帯使用妊婦	人	○	新生児の脈拍増と心臓送血流の低下
Anselmo CW	2008	ブラジル	60Hz, 3μT	ラット	○	妊娠中の食事も関連して体重が低下
Zareen N	2008	パキスタン	携帯電話	鶏	○	発育の遅れや死亡率が増加
Jauchem JR	2008	米国	高周波（～300GHz）	レビュー		弱い証拠の可能性。確立していない
Panagopoulps D	2007	ギリシャ	携帯電話	ショウジョウバエ	○	卵巣中の生殖細胞死が急増
Komazaki S	2007	日本	50Hz, 5～30mT	両生類	○	嚢胚形成細胞のCa2+イオンが増加
Alivandi FS	2007	パキスタン	50Hz, 0.207μT	ギニア豚	○	ホルモン分泌に異常
Balmori A	2007	スペイン	高周波基地局1MHz～3GHz	家スズメ	○	基地局周辺で大幅に減少
Everaert J	2007	ベルギー	携帯電話基地局	家スズメ	○	雄が特に少ない
Krewski D	2007	カナダ	携帯電話	レビュー		
Jung KA	2007	韓国	20kHz鋸波形6.25μT	マウス	○	妊娠内分泌生理機能で発情周期が変化
Roushanger L	2007	イラン	50Hz, 3mT	ラット	○	卵巣の卵胞細胞や顆粒膜細胞に影響
Shafey TM	2007	サウジアラビア	60Hz, 30kV/m	鶏	○	孵化率・体重が増加、他の物理的変化なし
Lahijani MS	2007	イラン	50Hz, 1.33～7.32mT	鶏	○	顕微鏡で脳や目への影響確認
Ferreira AR	2006	ブラジル	超高周波	ラット	○	遺伝毒性反応や造血組織に影響あり
Saito K	2006	日本	400mT静磁界1hr/日	マウス	○	胎児に何らかの影響
Cao YN	2006	中国	50Hz, 1.2mT	マウス	○	妊娠中に悪影響
Ingole IV	2006	インド	携帯電話0.37w/kg	鶏	○	死亡率の増加
Terasewicz Z	2006	ポーランド	0.5～4μTパルス	ウズラ	○	孵化中の重量減、孵化率の上昇
Luo Q	2006	中国	50Hz, 0.3mT, 0.5mT	マウス	○	胎児にDNA損傷あり
Ferreira AR	2006	ブラジル	834MHz, 0.2～0.4mW/㎠	ラット	○	赤血球小核が増加、胎児数には差なし
Swanson J	2006	米国	極低周波	レビュー		
Mjoen G	2006	ノルウエー	疫学・職業人	男	○	被曝が多いと子供の異常が増加
Aksen F	2006	トルコ	50Hz, 1mT	ラット	○	卵巣・子宮に影響あり
Mageroy N	2006	ノルウェー	海軍水雷艇・軍人	人	○	死産4.1倍、奇形4倍（原因不明）
Parivar K	2006	イラン	50Hz, 13.1mT, 2h	マウス	○	異常細胞数に変化なし、肢芽発育に影響
Shafey TM	2006	サウジアラビア	20～100kHz電界	鶏	○	60Hz, 30kV/mでヘモクロビンなどに影響
Juutilainen J	2005	フィンランド	電磁波全般	レビュー		確固たる証拠はないが更なる研究が必要

Baste V	2012	ノルウェー	ボート従事男コホート	人	○	父親の急性被曝で周産期死亡が増加
Nishimura I	2012	日本	20kHz 0.2mT, 60kHz 0.1mT	ラット	×	受胎率・交尾/発情に差なし
Tsybulin O	2012	ウクライナ	携帯電話	日本ウズラ	○	0.2μW/㎠ホルミシス良い効果
Divan HA	2012	米国	携帯電話	人	○	出産前後使用で子のADHDが1.5倍に
Divan HA	2012	米国	携帯電話	人	×	子供の発育段階での遅れはない
Poulletier DGF	2012	フランス	Wi-Fi, 4w/kg	ラット	×	胎児に影響なし
Merhi ZO	2012	米国	携帯電話	レビュー		
Lotfi A	2012	イラン	50Hz, 0.5mT	鶏	○	グルコース濃度の有意変化、他は影響なし
Tomas G	2012	スペイン	送電線	シジュウガラ	○	巣の雛の減少と足や卵のサイズが大
Al-Qudsi F	2012	サウジアラビア	携帯電話	鶏	○	目や脳への影響がある
Roda O	2011	スペイン	パルス50/100Hz野生	鶏	○	10μTで孵化中の体重が変化
Shafey TM	2011	サウジアラビア	50Hz, 1.8mT	鶏	○	被曝が長い場合に体重の減少効果
Auger N	2011	カナダ	送電線周辺	人	×	<400mで出産・性比に影響なし
Shahryar HA	2011	イラン	携帯電話0.66W/kg	ハムスター	○	胎児数の減少と雌の増加
Borhani N	2011	イラン	50Hz, 0, 5mT	マウス	○	胚盤胞の数が減少し、DNA断片化が増加
Li DK	2011	米国	疫学・妊婦	人	○	>2mGで子供の喘息が3.52倍で有意
El-Sayed A	2011	エジプト	携帯電話	ラット	○	流産が条件により約5～10倍に増加
Nishimura I	2011	日本	20kHz0.2mT, 60kHz0.1mT	ラット	×	胎児への影響なし
Ubeda A	2011	スペイン	5～2kHz	鶏	○	足や卵のサイズが大きくなる
Loft A	2011	イラン	50Hz, 0.5mT	鶏	○	孵化中の16～21週で影響あり
Lahijani MS	2011	イラン	50Hz, 1.33～7.32mT	鶏	○	脳のアポトーシス細胞死の増加など
Lahijani MS	2011	イラ	50Hz, 1.33～7.32mT	マウス	○	全身・肝臓に出血多くβカテニン発現低下
Rajaei F	2010	イラン	50Hz, 0.5mT	マウス	○	受胎・着床の低下現象
Takahashi S	2010	日本	2.14GHz, ～0.146W/kg	ラット	×	妊娠も発育も影響なし
Yamasita H	2010	日本	1439MHz短期間	ラット	×	発情効果なども影響なし
Shahryar HA	2010	イラン	携帯電話0.66W/kg	ハムスター	○	Y性染色体などに影響し、雄が減少
Parazzini F	2010	イタリア	女性のVDT操作	人	×	20hr/wのみ1.2倍だが関連はない
Balmori A	2010	スペイン	携帯電話基地局	カエル	○	1.8～3.5V/m、140m以内でオタマが激減
Guler G	2010	トルコ	1.8GHz, 14V/m	ウサギ	×	MDAレベルは増加するが、出産影響なし
Krylov VV	2010	ロシア	75μT, 45～500Hz	ミジンコ	○	胎児発育中に影響あり
Hug K	2010	ドイツ	疫学・妊婦	人	×	親の被曝と小児ガンは関連なし
Fesenko EE	2010	ロシア	ゼロ磁界	マウス	○	子宮内の卵子細胞などに影響あり
Tayafi H	2010	トルコ	50Hz, 3mT	ラット	○	酸化ストレスなどで子に影響あり
Sambucci M	2010	イタリア	Wi-Fi、4W/kg	マウス	×	ストレス反応はあるが出産に影響なし
Ogawa K	2009	日本	W-CDMA, 頭に照射	ラット	×	脳被曝0.67・2W/kg多くの因子で影響なし
Pourlis AF	2009	ギリシ	W-CDMA論文を調査	レビュー		強い影響はないが、研究が必要
Lahijani MS	2009	イラン	50Hz, 1.33～7.32mT	鶏	○	肝臓の細胞などの損傷が多い
Aydin M	2009	トルコ	170kV高圧線48.21μT	ラット	○	血漿カタラーゼ活性が減少、他は影響なし
Verschaeve L	2009	ベルギー	高周波	レビュー		遺伝影響
Desai NR	2009	米国	携帯電話	レビュー		生殖能力
Xu YQ	2009	中国	30MHz, 0～1600V/m	ラット	○	100V/m以上で卵巣の閉鎖卵胞数が増加など

Roshanger L	2014	イラン	50Hz, 3mT	マウス	○	卵母細胞に影響し、卵巣室が縮小
Shahbazi-Gahrouei D	2014	イラン	携帯基地局	人	○	色々と影響があるので300m以内は禁止に
Zhang Y	2014	中国	9.417MHz	マウス	○	子の記憶・学習に性差、雌に影響なし
Su XJ	2014	中国	40～1000Hz妊婦	人	○	>0.82mGで3半期胎児の芽長リスクが増大
Lee W	2014	台湾	3.2KHz, 15～60μT	メダカ	○	0.12μTを対照にして15～60μTで影響
Shah SGS	2014	英国	短波ジアテルミー技師人	レビュー		出産遅れ、男児が少ない
Tenorio BM	2014	ブラジル	60Hz, 1mT	ラット	○	受精能力の回復に悪影響
Roshanger L	2014	イラン	50Hz, 3mT, 4h/d	マウス	○	卵母細胞の分化と卵胞の発育に影響
Shirai T	2014	日本	2.14GHz, W-CDMA	人	×	3世代でも影響なし、誤差が大きい
Vijver MG	2014	オランダ	GSM基地局周辺	無脊椎動物	×	生殖機能に差はない
Manta AK	2014	ギリシャ	携帯基地局0.009W/kg	ハエ	○	卵巣のROS（活性酸素）レベルが増加
Jyoti	2014	インド	携帯電話	鶏	○	初期被曝で死亡率増加
Lahijani MS	2013	イラン	50Hz, 1.33～7.32mT	鶏	○	脾臓の細胞やアポトーシスに影響
Wang Q	2013	中国	50Hz, 平均0.099μT	人	○	コホート疫学で、高被曝で流産の増加
Pawlak K	2013	ポーランド	50Hz, 50/100μT	鶏	○	100μTで心臓筋肉系に悪影響
Nishimura I	2013	日本	20kHz1.1mT, 60kHz 0.11mT	鶏	×	影響なし：電中研の論文
Bas Q	2013	トルコ	900MHz携帯電話	ラット	○	雌・海馬の錐体細胞に異常
Turedi S	2013	トルコ	900MHz, 0.5W/㎡	ラット	○	子の心臓組織に酸化ストレスなどの影響
Ikinci A	2013	トルコ	900MHz携帯電話	ラット	○	子の海馬の形態に異常、行動とも関連か
Tsybulin O	2013	ウクライナ	携帯電話3μW/kg	日本ウズラ	○	条件によって妊娠初期にDNA損傷
Burlaka A	2013	ウクライナ	携帯電話0.25μW/㎠	日本ウズラ	○	ROS/DNA損傷が卵細胞に起きる
Hanci H	2013	トルコ	900MHz携帯電話	ラット	○	子のアポトーシス・DNA酸化が増加する
Dama MS	2013	インド	携帯電話	人	○	メタアナリシス：精子に影響
Costa EV	2013	ブラジル	60Hz, 1mT　日本	ウズラ	○	初期より47～72h被曝で影響：窓効果?
Yang MJ	2013	中国	パルス400kV/m	マウス	○	子の指過剰症の増加、足の発育異常
Amer FI	2013	エジプト	高周波1～1.6W/kg	マウス	○	子の目の網膜組織に影響
Panagopoulos D	2013	ギリシ	50Hz, 1～21G	ショウジョウバエ	○	DNA損傷などで卵母細胞に影響
De Gannes F	2013	フランス	Wi-Fi	ラット	×	4W/kg, 1h/d, 6d/w目視で胎児に異常なし
Mahmoudabadi S	2013	イラン	家庭の磁界：疫学	人	○	4.03mGで早期流産が1.85倍に有意に増加
Cucurachi S	2013	オランダ	10MHz～3.6GHz	レビュー		生物113論文を調査、悪影響論文が多い
Li SS	2013	中国	40～500Hz, 0.05～5mT	ハエ	○	雄の生殖能力と遺伝子に影響あり
Naziroglu M	2013	トルコ	Wi-Fi, 携帯電話	レビュー		最近の研究では生殖の酸化ストレス多い
Ozorak A	2013	トルコ	Wi-Fi, 携帯電話	ラット	○	妊娠中被曝で子孫の睾丸などに損傷
Balassa T	2013	ハンガリー	50Hz, 0.5/3mT	ラット	○	脳の神経組織やシナプス可塑性に影響
Ait-Aissa SF	2013	フランス	Wi-Fi	ラット	×	脳神経系やストレスに影響なし
Molleriokken OJ	2012	ノルウェー	MRIスキャナー男	人	×	生殖ホルモンに影響なし
Tsybulin O	2012	ウクライナ	携帯電話0.2μW/㎠	日本ウズラ	○	ROSによるホルメシス効果で発育低下
Ingole IV	2012	インド	携帯電話	鶏	○	孵化器から取出、神経系に異変
Malagori C	2012	イタリア	送電線周辺>0.1μT	人	×	誕生損傷はなし
Gye MC	2012	韓国	電磁波全般	動物レビュー		メカニズムなどの考察、用心すべき
Aldad TS	2012	米国	0.8～1.9GHz, 1.6W/kg	マウス	○	妊娠中の照射で、誕生後にADHD症状
Panagopoulos D	2012	ギリシャ	携帯電話	ショウジョウバエ	○	卵巣径の低下

Guler G	2016	トルコ	1.8GHz携帯電話	ウサギ	○	子宮照射後の子に8-OHdGやMDAなどが異常
Ye W	2016	中国	900MHz, 1.07W/kg	鶏	○	心筋異常やDNA損傷、死亡の増加
Panagopoulos D	2016	ギリシャ	100～400kV/m	ショウジョウバエ	○	高被曝値ほど繁殖力の影響大
Rostamzadeh A	2016	イラン	MRI:1.5T	マウス	○	受胎力・成長力に障害
Yuksel M	2016	トルコ	900, 1800MHz, Wi-Fi	ラット	○	妊娠・子孫ともに酸化ストレスなど
Shirai T	2016	日本	0.8～5.2GHz, 8種	ラット	×	妊娠・発育ともに影響なし
Bekhite MM	2016	エジプト	50Hz, 10mT	マウス	○	胚発生に影響・ROSなどに影響
Ye W	2016	中国	携帯電話	鶏	○	長期被曝でDNA損傷と死亡の増加
Safian F	2016	イラン	携帯電話	マウス	○	胎芽死増、胚胞細胞の活動低下
Kuybula AE	2016	トルコ	2.45GHz, 出産前後	ラット	○	雄の腎臓などの機能が低下
Baharara J	2016	イラン	50Hz, 200G	人	○	卵巣細胞やP35細胞などに影響
Odaci E	2016	トルコ	携帯電話	ラット	○	出産60日後に調査、睾丸・精子に影響
Asghari A	2016	イラン	極低周波・高周波	レビュー		影響あり論文多し、疫学研究を望む
Ahmadi SS	2016	イラン	50Hz, 13weeks	ラット	○	卵巣の濾胞の閉鎖が進む
Turedi S	2016	トルコ	900MHz連続波	ラット	○	卵巣の卵胞室が崩壊するようだ
Kahki AA	2016	イラン	50Hz, 8/10weeks	ラット	○	顕微鏡で観察、卵巣の卵胞に悪影響
Bakacak M	2015	トルコ	900MHz, 1.04mW/㎠	ラット	○	卵巣の濾胞の数が有意に半減
Nabi G	2015	パキスタン	変電所周辺住民	人	○	子供の性比：女3.68±1.74男2.06±1.58
Costa EV	2015	ブラジル	60Hz 1mT	ウズラ	○	卵黄嚢の脈管形成に影響
Mahmoudabadi S	2015	イラン	携帯電話	人	○	携帯電話使用者の早期流産が増加
Topal Z	2015	トルコ	900MHz携帯電話	ラット	○	酸化ストレスと肝臓に影響
Odaci E	2015	トルコ	900MHz期待電話	ラット	○	酸化ストレスなどで腎臓組織に影響
Qi G	2015	日本（中国）	50Hz, 500mG	マウス	○	子の体重低、雌多、受胎と発ガンに影響
Oliveira AB	2015	ブラジル	27.12MHz, 45Hz	ラット	×	胎児組織に影響なし、湿組織重に影響あり
Zarei S	2015	イラン	携帯電話使用妊婦	人	○	子の言語能力に問題、ADHD状態も
Bedir R	2015	トルコ	携帯電話	ラット	○	出産前の腎臓発育に影響
Zhang Y	2015	中国	XBand9.42GHz, 2W/kg	マウス	○	子の行動・能力などが低下
Panagopoulos DJ	2015	ギリシャ	携帯電話	レビュー		
Sehitogle I	2015	トルコ	携帯電話	ラット	○	誕生60日後の調査。睾丸ホルモンに異常
Bakacak M	2015	トルコ	900MHz, 0.018～4W/kg	ラット	○	胎児の数が有意に半減
Majidian E	2015	イラン	50Hz 200G	鶏	○	繊毛尿膜の血管長さに影響
Bayir E	2015	トルコ	種々の極低周波	菌類	○	20Hz /4mT/6hrでコロニー生成が低下
Faeghi F	2015	イラン	電磁波全般	鶏レビュー		影響あり
Sangun O	2015	トルコ	2.45GHz, 1h/d	ラット	○	卵巣/脳組織に酸化ストレスなどが増加
Mohamed GM	2015	サウジアラビア	50Hz, 0.75mT	鶏	○	雛のヘモクロビンや赤血球に影響
Shibkova DZ	2015	ロシア	高周波	マウス	○	繰り返し短期間被曝で妊娠に影響
Pawlak K	2014	ポーランド	1.8GHz, 0.1W/㎡	鶏	○	視床下垂体甲状腺軸に影響
Chan Y	2014	中国	50Hz, 2mT	マウス	○	胎児細胞のオートファジー関連の酸化
Cetin H	2014	トルコ	900, 1800MHz	ラット	○	妊娠被曝で子孫の脳肝臓に酸化ストレス
de Vocht F	2014	英国	送電線周辺コホート	人	○	<50mで女児体重251gr減、子宮内成長も?
de Vocht F	2014	英国	送電線周辺コホート	人	○	<50mで体重116gr減少、<100mで差なし
D' Silva MH	2014	インド	携帯電話	鶏	○	目の発生段階で異常

資料1　電磁波による卵（濾胞・胚胞・胎児）・出産・生殖組織などへの影響

2019.1　荻野晃也・作成

論文名	発表年	国名	被曝条件	対象動物	影響	コメント
Danse A	2018	トルコ	携帯電話	レビュー		ROSやイオン・チャンネルのレビュー
Manta A	2017	ギリシャ	携帯電話0.15W/kg	ショウジョウバエ	○	卵巣のROS増、生殖細胞の異変
Powlak K	2018	ポーランド	1.8GHz～10μW/㎠	鶏	○	孵化早期化、肝臓脂肪・心臓重量の減少
Saliev T	2018	カザフスタン	電磁波全般	レビュー		コインの裏表
DastAmooz S	2018	イラン	2.4GHz, Wi-Fi	ラット	○	妊娠中の被曝で子の認識運動機能に影響
Altun G	2018	トルコ	携帯電話	レビュー		男女の生殖機能のレビュー
Kumari K	2018	インド	7.5KHz, 12/120μT	マウス	○	出生前後被曝で影響なしだが行動表現に差
Roozbeh N	2018	イラン	高周波機器	レビュー		
Li DK	2017	米国	913人妊婦コホート	人	○	>2.5mG（以下と比較）流産2.72倍で有意
Lu X	2017	日本（中国）	携帯電話・疫学	人	○	子の体重減、乳幼児・緊急輸送の増加
Zmejkosky D	2017	セルビア	50Hz, 0.5mT, 48hhrr	ショウジョウバエ	○	発生時間の短縮、性比差なし
Sadeghi T	2017	イラン	電力線から600m以内	人	○	自然流産3.28倍、先天性異常5.05倍
Papadopoulou E	2017	ノルウェー	携帯電話 コホート疫学	人	×	子の言語能力・運動能力に影響なし
Birks L	2017	スペイン	5ケ国妊婦コホート	人	○	携帯使用で子のADHDが1.28倍増で有意
Alchalabi A	2017	マレーシア	1.8GHz, 0.974W/kg	ラット	○	子の血清80HdGが上昇
Panagopoulos DJ	2017	ギリシャ	携帯電話	ショウジョウバエ	○	卵巣細胞に影響、偏極波が問題では
Sudan M	2017	デンマーク	送電線周辺の妊婦	人	×	>0.2μTで生まれた子供の喘息と相関なし
Cetkin M	2017	トルコ	携帯電話	ラット	○	子の睾丸異常、上皮組織影響で形態異常
Li JH	2017	中国	50Hz, 35kV/mパルス	マウス	○	性比の変化は精子のホルモンが原因か
Shahin S	2017	インド	1.8GHz携帯電話	マウス	○	酸化・窒化ストレスが生殖機能に影響
Choi KH	2017	韓国	携帯電話と鉛・被曝	人	○	出生児の神経発達、鉛被曝と関連か
Shirai T	2017	日本	0.8～5.2GHz, ～0.4W/kg	ラット	○	妊娠・発育に影響なし、但し性比に差
Suzuki S	2017	日本	3G携帯電話2mW/g	マウス	×	胎児の成長に影響なし
Yu C	2017	中国	短波領域	レビュー		
D' Silva MH	2017	インド	2G/3G携帯電話	鶏	○	肝臓の変化、DNA損傷が明白に増加
Cetkin M	2017	トルコ	携帯電話	ラット	○	子の睾丸の大きさ・重量が有意に低下
Krylov VV	2016	ロシア	72.5/500Hz, 11.4/1.6μT	ローチ	○	骨に変化、周波数で形態的多様性
Ma Q	2016	中国	50Hz, 1mT	マウス	○	胚幹細胞神経に影響し脳に障害か
Lewis RC	2016	米国	電力周波数、磁界	レビュー		
Yakyimenko I	2016	ウクライナ	RF	レビュー		
Alchalabi A	2016	マレーシア	1.8GHz, 0.974W/kg	ラット	○	卵巣・子宮などに酸化ストレス増など
Celik O	2016	トルコ	2.45GHz WiFi	ラット	○	子の脳・肝臓に酸化ストレス、脳が大

[著者略歴]

荻野晃也（おぎの　こうや）

1940年富山県生まれ。元京都大学工学部講師。理学博士。原子核物理、原子核工学、放射線計測学などを専門とする一方で、原子力、核問題、環境問題などにも物理学者としてかかわっている。また、伊方原発訴訟では住民の特別弁護補佐人となり、1976年には地震活断層原因説による中央構造線の危険性を証言し、断層結果説の国側と対立するなど、住民・市民側に立つ科学者であることを心がけている。現在は「電磁波環境研究所」を主宰。

主な著書（共著を含む）『狭山事件と科学』（社会思想社）、『原発の安全上欠陥』（第三書館）、『昭和天皇新聞記事集成』（第三書館）、『ガンと電磁波』（技術と人間）、『ケイタイ天国・電磁波地獄』（週刊金曜日）、『携帯電話は安全か？』（日本消費者連盟）、『危ない携帯電話』（緑風出版）、『健康を脅かす電磁波』（緑風出版）、『予防原則・リスク論に関する研究』（本の泉社）、『危ないリニア新幹線』（緑風出版）、『汚染水はコントロールされていない』（第三書館）。

監訳書に『死の電流』、『電力線電磁場被曝』、『電磁波汚染と健康』（いずれも緑風出版）など。

身《み》の回《まわ》りの電磁波被曝《でんじはひばく》
――その危険性と対策――

2019年4月15日　初版第1刷発行　　定価2500円＋税

著　者　荻野晃也 ©
発行者　高須次郎
発行所　緑風出版
〒113-0033　東京都文京区本郷2-17-5　ツイン壱岐坂
［電話］03-3812-9420　［FAX］03-3812-7262［郵便振替］00100-9-30776
［E-mail］info@ryokufu.com［URL］http://www.ryokufu.com/

装　幀　斎藤あかね
制　作　R 企 画　　印　刷　中央精版印刷・巣鴨美術印刷
製　本　中央精版印刷　　用　紙　中央精版印刷・大宝紙業　　E1200

ISBN978-4-8461-1907-2　C0036

電力線電磁場被曝
隠蔽する電力会社と政府

ポール・ブローダー著／荻野晃也監訳

四六判上製
三五六頁
2400円

電力線の電磁場によるガンなどの多発が欧米で大問題になり、これを根拠がないとして抑え込もうとする電力会社・政府と市民の攻防が広がっている。本書は、米国の著名な科学ジャーナリストが、電力線電磁場被曝を告発した名著。

隠された携帯基地局公害
九州携帯電話中継塔裁判の記録

九州中継塔裁判の記録編集委員会著

四六判並製
三〇四頁
2200円

全国至る所に中継塔の設置が相次いでいる中、九州各地で携帯電話中継塔の撤去を求めて8つの裁判が提起された。その経過と特徴と到達点、今後の課題を、裁判を担当した弁護士らが報告。また当事者の思いをまとめた書である。

誰でもわかる電磁波問題

大久保貞利著

四六判並製
二四〇頁
1900円

政府や電力会社などがいくら安全と言っても、発がんや脳腫瘍など電磁波の危険性が社会問題化している。本書は、電磁波問題のABCから携帯タワー・高圧送電線反対の各地の住民運動、脳腫瘍から電磁波過敏症まで、易しく解説。

暮らしの中の電磁波測定

電磁波問題市民研究会編

四六判並製
二二四頁
1600円

デジタル家電、IH調理器、電子レンジ、携帯電話、地デジ、パソコン……そして林立する電波塔。私たちが日々浴びている、日常生活の中の様々な機器の電磁波を最新の測定器で実際に測定し、その影響と対策を検討する。

プロブレムQ&A
電磁波・化学物質過敏症対策
[克服するためのアドバイス] 増補改訂版

加藤やすこ著／出村　守監修

A5変並製
二〇四頁
1700円

近年、携帯電話や家電製品からの電磁波や、防虫剤・建材などからの化学物質の汚染によって電磁波過敏症や化学物質過敏症などの新しい病が急増している。本書は、そのメカニズムと対処法を、医者の監修のもと分かり易く解説。